J. R. Aernout

Arbeitstherapie

Eine praxisorientierte Einführung

Aus dem Holländischen
übersetzt von Ingeburg Sander

Deutsche Bearbeitung und Nachwort: Wolfgang Strehse

5. Auflage

Beltz Verlag · Weinheim und Basel

Titel des holländischen Originals:
Arbeidstherapie een agogische Actie;
Uitgeverij en Handelmaatschappij VUGA BV, 's-Gravenhage 1974.
© 1974 by VUGA BV, Den Haag, Holland

Jacqueline Rudolphine Aernout, geb. 1927 in Amsterdam. Sie studierte
Gesellschaftswissenschaften und spezialisierte sich auf Gruppenarbeit. Sie führte
in den Niederlanden die Ausbildung in Arbeitstherapie ein und leitete sie bis
1979. Dieses 1967 verfaßte Buch ist Ergebnis ihrer langjährigen Arbeit mit
psychiatrischen Patienten.

Wolfgang Strehse, geb. 1941, Dr. phil., Diplom-Psychologe. 1969–1980
arbeitete er in der Psychiatrie mit dem Schwerpunkt Beschäftigungs- und
Arbeitstherapie, Berufsberatung Behinderter und berufliche Rehabilitation.
Seit 1981 ist er Professor für berufliche Rehabilitation und soziale Integration
Behinderter am Fachbereich Sozialarbeit der Fachhochschule Frankfurt a. M.

Die Deutsche Bibliothek – CIP-Einheitsaufnahme

Aernout, J. R.:
Arbeitstherapie : eine praxisorientierte Einführung / J. R. Aernout.
Aus dem Holländ. übers. von Ingeburg Sander. Dt. Bearb.
und Nachw.: Wolfgang Strehse. – 5. Aufl., 7.–9. Tsd. – Weinheim ;
Basel : Beltz, 1992
  (Edition sozial)
  Einheitssacht.: Arbeidstherapie <dt.>
  ISBN 3-407-55605-5
NE: Strehse, Wolfgang [Bearb.]

1. Auflage 1981
5. Auflage mit aktualisiertem Nachwort 1992 (7.–9. Tsd.)

Lektorat: Richard Grübling

© 1981 Beltz Verlag · Weinheim und Basel
Gesamtherstellung: Druckhaus Beltz, Hemsbach
Umschlaggestaltung: Atelier Warminski, Büdingen
Printed in Germany
ISBN 3 407 55605 5

Inhaltsverzeichnis

Vorwort zur niederländischen Ausgabe

Dieses Buch ist geschrieben worden, weil ein Bedarf dafür vorlag. Es ist vor allem für Menschen bestimmt, die sich in der Ausbildung zum Arbeitstherapeuten befinden, als Einführung in ihr spezielles Fach, für das es bis heute keine Anleitung gibt.

Bei dem Begriff "Arbeitstherapie" kann man unter anderem an die Arbeitsrehabilitation von Körperbehinderten denken. Um diese, auf paramedizinische Ausgangspunkte gegründete Form der Arbeitstherapie geht es in diesem Buch jedoch nicht. Wie der Titel bereits anzugeben versucht, habe ich den Nachdruck auf verhaltensbeeinflussende Methoden im Rahmen der Arbeitstherapie für psychisch Gestörte und Mehrfach-Behinderte gelegt. Ich habe versucht, Tatsachen und Möglichkeiten einzuordnen, um von daher feststellen zu können, welchen Beitrag die Arbeitstherapie zur Entfaltung der oben genannten Bevölkerungsgruppe liefern kann.

Da Arbeit in unserer Gesellschaft einen bedeutenden Platz einnimmt, wird der Begriff "Arbeit" zum Ausgangspunkt genommen. In groben Zügen wird ihre Entwicklung geschildert; einige grundlegende Wertbegriffe werden besprochen, und auf das Verhältnis der Arbeit zu Spiel und Beschäftigung wird kurz eingegangen.

Kapitel 2 ist unter alleiniger Verantwortung meines Mitautors B. Wouters entstanden. Er hat sich darin mit dem "Verhalten" und verschiedenen Möglichkeiten der Verhaltensbeeinflussung näher befaßt. Auch für den Abschnitt Meßtechniken in Kapitel 5 ist er verantwortlich.

In Anschluß an Kapitel 2 werden sowohl der medizinische als auch der verhaltensbeeinflussende Therapiebegriff unter die Lupe genommen. Die Entwicklungen, die

"Therapie" innerhalb wie außerhalb der Institutionen
durchgemacht hat, werden dabei berücksichtigt.

Angesichts der Tatsache, daß Arbeitstherapie hauptsächlich und beinahe ausschließlich in Institutionen
angewandt wird, werden die administrativen und organisatorischen Aspekte und die sich daraus ergebenden
Zielsetzungen betrachtet. In Kapitel 5 werden die
theoretisch-"pädagogischen" Ausgangspunkte für das arbeitstherapeutische Vorgehen behandelt; dabei steht
der arbeitstherapeutische Prozeß im Mittelpunkt. Im
folgenden Kapitel werden einige Fälle aus der Praxis
mit Diskussionsanleitungen vorgestellt. Dabei bin ich
Kollegen und Schülern, die es ermöglicht haben, diese
Fälle aufzunehmen, zu großem Dank verpflichtet. Die
Gegebenheiten sind derart verändert worden, daß eine
Identifikation von Personen und Einrichtungen unmöglich ist. Die beiden letzten Kapitel haben die arbeitstherapeutische Aufgabenanalyse mit einem daraus zu
entnehmenden Berufsbild (für niederländische Verhältnisse) und einen Blick auf ein mögliches Zukunftsbild
der Arbeitstherapie zum Inhalt.

Dies Buch ist keine erschöpfende Anleitung. Ich habe
versucht, Lehrern und Schülern den Spielraum zu lassen, der es ihnen ermöglicht, Diskussion und Rollenspiel selbst anzuwenden.

Zum Schluß danke ich Freunden und Kollegen, die mir
mit Ermutigung, Ratschlägen und dem Lesen des Manus-
kriptes eine große Hilfe waren.

Juni 1974   J. R. Aernout

Vorwort zur deutschen Bearbeitung

Es ist nicht unproblematisch, einen Text, der vom Ansatz und Inhalt her die fortgeschrittene niederländische Situation der dort so genannten "geistigen
Gesundheitspflege" zum Ausgangspunkt nimmt und vor
diesem Hintergrund das Thema "Arbeitstherapie" als
pädagogisch psychologischen Bereich neben den gewohnten "medizinischen" Arbeitstherapiebegriff stellt,
für deutsche Verhältnisse zu übertragen.

Arbeitstherapie als Handlungsstrategie ist eingebettet
in eine praxisorientierte sozialpsychiatrische Kon-
zeption des Umgangs zwischen "Gesunden" und "Behinderten". Der Begriff "agogische" Aktion ist hier im
Sinne des in der holländischen Sozialarbeit gebräuch-
lich gewordenen Begriffs der Agogie eine soziale Ver-
änderungsstrategie, die bei den "natürlichen" Ressour-
cen der Gesellschaft ansetzt, sie mit einer pädagogischen, helfenden, therapeutischen etc. Zielrichtung
zu nutzen weiß. So jedenfalls hat der Psychiater Mark
Richartz aus Maastricht dies zu beschreiben versucht.

Das Buch richtet sich in erster Linie an Auszubildende und Berufspraktiker der Beschäftigungs- und Arbeitstherapie, eines in Deutschland seit 1977 bundesein-
heitlich geregelten Berufsbildes, das durch die Einbeziehung der Arbeitstherapie erweitert wurde. Das
Original erschien 1974 in den Niederlanden und obwohl
die Übertragung nicht unproblematisch schien, war
doch davon auszugehen, daß es ein vergleichbares
deutsches Werk auf absehbare Zeit nicht geben würde,
so daß hier ein Text vorliegt, der sich sowohl für
die arbeitstherapeutische Ausbildung von Beschäfti-
gungs- und Arbeitstherapeuten als auch für die Fortbildung der Berufspraktiker gleichermaßen eignet.

Gerade weil so viel Unkenntnis und so viele Mißverständnisse bezüglich des Begriffs Arbeitstherapie und

bezüglich des rehabilitativen Tätigkeitsfeldes des
Beschäftigungs- und Arbeitstherapeuten herrschen,
sollten gerade auch Ärzte, Psychologen, Sozialarbeiter und nicht zuletzt Verwaltungsleiter von Behinder-
ten-Einrichtungen oder Krankenhäusern diesen Text
sorgfältig lesen. Sie werden dann erkennen, warum es
der arbeitstherapeutisch-rehabilitativ Tätige so
schwer hat: weil er im Konflikt- und Überschneidungs-
bereich so verschiedener Wissenschaften und gegensätz-
licher Interessen wie Medizin, Pädagogik, Psychologie,
Arbeitswelt und Industrie tätig ist, weil immer noch
die Tendenz besteht, die Arbeitstherapie von der Beschäftigungstherapie herkömmlichen Zuschnitts zu unterscheiden und nicht den gemeinsamen Kern, den ge-
stuften rehabilitativen Anspruch beider Tätigkeits-
felder, wahrhaben zu wollen.

Die Probleme einer Übertragung ins Deutsche konzen-
trierten sich auf die Kapitel 1 und 4, hier waren die
stärksten Eingriffe in das niederländische Original
zwecks Adaptierung auf den deutschen Leserkreis nötig.
Zahlreiche Passagen haben wir gestrichen, umformuliert
und mit zusätzlichen Literaturangaben versehen. Bei
den anderen Kapiteln waren es im wesentlichen sprach-
liche und terminologische Aspekte, die überarbeitungs-
bedürftig waren.

In ihrem Vorwort zum niederländischen Original
schreibt die Autorin, dies Buch sei geschrieben worden, weil ein Bedarf dafür vorlag. Dem muß man auch
für deutsche Verhältnisse voll zustimmen, gerade wenn
man bedenkt, daß es für dieses Berufsfeld bislang
keinen vergleichbar systematischen, praxisbezogenen
und "pädagogisch" orientierten Text als Ausbildungs-
grundlage gibt. Als sinnvolle und nötige Ergänzung
zur Vertiefung des Einblicks in das schwierige Praxis-
feld Arbeitstherapie für Auszubildende, Dozenten und
Berufspraktiker empfehlen wir einige inzwischen er-
schienene Texte deutschen Ursprungs, von denen u.E.
die wichtigsten sind: Das Buch von Hartmut Hohm und
Mitarbeitern "Berufliche Rehabilitation von psychisch
Kranken" aus dem Beltz Verlag, 1977; das von Fritz
Reimer herausgegebene Buch "Arbeitstherapie - Praxis
und Probleme in der Psychiatrie", Thieme Verlag, 1977
(das auch einen Überblick über andere Länder liefert);
den von Dieter H. Frießem unter Mitarbeit der Deutschen
Gesellschaft für soziale Psychiatrie herausgegebenen
Band "Kritische Stichwörter zur Sozialpsychiatrie",

Fink Verlag, 1979, in dem besonders die Abschnitte
von Christiane Haerlin (S. 218-227) und H. Klätte
(S. 673-684) das vorliegende Buch ergänzen und in
seiner Aussage bestärken.

Diese Übertragung ins Deutsche war ein Gemeinschafts-
werk - mit allen Vor- und Nachteilen, die ein solcher
Arbeitsstil mit sich bringt. Danken möchte ich Frau
Ingeborg Sander, Hannover, die die Erstübersetzung
eines thematisch diffizilen Textes vornahm, und Ben
Gravenmaker, der sie überarbeitete. Danken möchte ich
auch meinem langjährigen sozialpsychiatrischen "Weg-
genossen" Prof. Dr. Mark Richartz, jetzt Maastricht,
der uns stimulierte. Mein besonderer Dank gilt einer
ehemaligen Patientin, die mit Sorgfalt und Verstand
lange Manuskriptteile schrieb. Dem Beltz Verlag möchte
ich ausdrücklich bescheinigen, daß er viel Geduld
hatte und sich bemüht hat, ein kostengünstiges Buch
vorzulegen, das hoffentlich schnell eine große Lücke
füllt.

Remscheid, im März 1980   Wolfgang Strehse

1 Was ist Arbeit und wie verhält sie sich zu Spiel und Beschäftigung?

1.1 Einleitung

Bevor wir uns mit einer Abhandlung über Arbeitstherapie beschäftigen können, müssen wir auf den Begriff Arbeit näher eingehen. Denn Arbeitstherapie für psychisch kranke Menschen, mit denen wir es Tag für Tag zu tun haben, ist ein Bereich, bei dem wir uns immer aufs neue darauf besinnen müssen, was Arbeit eigentlich für den Menschen, ob gesund oder nicht, bedeutet oder bedeuten kann.

Wenn wir nur an den Unterschied zwischen Arbeit und Beschäftigung denken, dann sind wir uns schon bewußt, Begriffe zu verwenden, die für den Außenstehenden vielleicht ungefähr dieselbe Bedeutung haben mögen, wir jedoch, die wir therapeutisch mit psychisch gestörten Menschen zu tun haben, sehen hier einen wirklichen und wesentlichen Unterschied, der für unser berufliches Handeln bestimmend ist.

In den Einrichtungen der psychiatrischen Versorgung hat der Begriff Arbeit manchmal eine etwas andere Bedeutung als in der Gesellschaft. Inwieweit diese andere Bedeutung zu Recht empfunden wird, hängt davon ab, was wir bei "Arbeit", wie sie in der Gesellschaft auf uns zukommt, erleben. Und gerade um die feinen Unterschiede gut beurteilen zu können, ist es erforderlich, Arbeit auf allgemeingültige Weise zu definieren.

1.2 Geschichte

Arbeit hat in der Entwicklung der Völker nicht immer denselben Platz eingenommen und dieselbe Bedeutung gehabt, ebensowenig werden Platz und Bedeutung für gegenwärtige und zukünftige Generationen unverändert bleiben. Anders ausgedrückt: Im Verlauf der Geschichte

erkennen wir, daß sich hinsichtlich des Begriffes Arbeit eine Entwicklung vollzieht.
Um näher definieren zu können, was Arbeit eigentlich ist, oder gewesen ist, wird es nötig sein, die folgenden Faktoren zu betrachten:

1 die Entwicklung der Menschheit;
2 Zeitalter und Kultur, in denen der Mensch lebt;
3 die Gesellschaftsformen, die er entwickelt;
4 Religion bzw. Weltanschauung;
5 die wirtschaftlichen und technischen Entwicklungen;
6 die sozialen und politischen Strukturen und die Entwicklung der Anthropologie;
7 für die Zukunft das Automatenzeitalter mit dem Zwang, ein Gleichgewicht zwischen Arbeit und Lebenserfüllung zu finden.

Auf diese sieben Faktoren soll hier kurz eingegangen werden.

Nach der christlichen Auffassung vom Menschen wurde Adam von Gott aus Erde erschaffen und Eva aus Adam. Die naturwissenschaftliche Auffassung besagt, daß der Mensch durch einen Millionen von Jahren währenden Evolutionsprozeß entstanden ist.
So beinhaltet Darwins Entwicklungstheorie, daß der Mensch sich von Säugetieren her entwickelt hat, denen schon eine Entwicklung von niederen zu höheren Tierarten voranging.
Im 1. Buch Mose 3 - 19 lesen wir, daß Adam und Eva nach dem Sündenfall aus dem Paradies vertrieben wurden und seitdem im Schweiße ihres Angesichtes ihr Brot verdienen mußten. Hier sehen wir die erste Form vom Arbeit entstehen. Die Menschheit pflanzte sich fort, und aus archäologischen Funden und Forschungen wissen wir, daß der Mensch prähistorisch als Wald- und Höhlenbewohner lebte.
Wälder und Höhlen boten dem Menschen, der im Gegensatz zu anderen Säugetieren eine große unbehaarte Hautoberfläche besitzt, Schutz. Auf Suche nach Nahrung zog er umher. Sobald ein Gebiet keine Früchte mehr lieferte, zog man weiter. Zu Anfang hatte der Mensch also kein festes Wohngebiet.
Allmählich entwickelte er primitive Geräte zum Jagen und Fischen. Auch Hilfsgeräte zur Bestellung des Bodens wurden hergestellt. Das hatte zur Folge, daß er nicht mehr umherziehen mußte, daß er sich länger in einem Gebiet niederlassen konnte.

Die bis dahin in Großgruppen lebenden Menschen gingen auseinander. Es entstanden große Familienverbände jeder mit eigenem Gebiet. Das geschah, weil der Mensch im Gegensatz zu anderen Säugetieren von Natur aus die Neigung hat, seine Umgebung nach seiner Vorstellung zu formen, wodurch er zum Erforschen und Erfinden von neuen Existenzmöglichkeiten angeregt wird (aktive Anpassung - Milikowski).

Eine ausführliche, wenn auch von manchen Wissenschaftlern angefochtene Beschreibung dieser Entwicklung ist in dem Buch "Der nackte Affe" von Desmond Morris zu finden.

Nach dem Fischer- und Jägerzeitalter entstand eine Agrarkultur, die jedoch weit davon entfernt war, vollkommen zu sein.

Zu Anfang trieb man Raubbau, das heißt, man baute auf einem Gebiet solange dieselben Erzeugnisse an, bis der Boden nichts mehr hergeben konnte.

Die Familiengruppen unter Leitung des Patriarchen in den westeuropäischen und der Matriarchin in den osteuropäischen Gebieten wurden immer größer, und es entstanden immer differenziertere Bedürfnisse, wie Kleidung, Schuhwerk und verschiedene Sorten an Nahrungsmitteln.

Hierdurch entwickelten sich die ersten Anfänge von Aufgabenverteilung. So entstand das Handwerk, dabei galt es, das eigene Erzeugnis einzutauschen gegen ein von einem anderen hergestelltes.

Das Handwerk brachte die Entwicklung der ersten öffentlich-rechtlichen Betriebsorganisationen mit sich, "Zünfte" genannt, in denen man als Lehrling anfing, zum Gesellen aufstieg und es schließlich bis zum Meister bringen konnte. Das Handwerk stellte allmählich mehr her, als man benötigte, um es dann gegen andere elementare Erwerbsgüter eintauschen zu können.

Dadurch entstand der Tauschhandel und die Warenanhäufung. Das Austauschen von Waren - später kamen Dienstleistungen hinzu - bildet eine der grundlegendsten Bestandteile aller Wirtschaftssysteme.

Auf die Dauer erwies sich der Warenaustausch allein als unzureichend. Man benötigte ein Konservierungsmittel für Waren und Dienstleistungen, eine Art Zwischentauschmittel. Das hatte der Mensch bereits viel früher erkannt. So entstand das Geld.

Auf der Suche nach immer neuen Reichtümern und Expansion breitete sich in der Periode der neueren Geschichte (1500 - 1700) der Handel, das heißt der Güteraustausch großen Stils, weiter aus. "Händler" wurde Berufsbezeichung. Man ging auf die Suche nach neuen Erzeugnissen und befuhr deshalb die Weltmeere[1].

Damit erhielten auch neue Existenzmöglichkeiten wie Militär, Schiffahrt und Handel mit allen damit verbundenen organisatorischen, verwaltungstechnischen und finanziellen Funktionen ihren festen Platz in der Gesellschaft.

Um den Bedarf decken zu können, wurde man immer abhängiger von anderen.

Auch die Bevölkerung nahm zu, und dadurch entstand erneut eine größere Nachfrage nach allerlei Erzeugnissen, was dazu beigetragen hat, daß der Mensch sich in noch schnellerem Tempo immer größere Produktionsmöglichkeiten ausdachte.

Folge: Um 1800 herum der Aufschwung der Industrie, in Gang gebracht von jenen, die über Kapital verfügten, unter dem Einfluß der neuen Erfindungen, vor allem der naturwissenschaftlichen.

Die Gegensätze zwischen Arm (Arbeiter) und Reich (Unternehmer) nahmen zu. Marxismus, Kommunismus und Sozialismus betraten die Weltbühne.

Seit Ende des 19. Jahrhunderts vergrößerte sich die Kluft zwischen den Besitzenden und den Besitzlosen dadurch, daß auf beiden Seiten Machterweiterungen eintraten.

Einerseits schlossen sich die kapitalistischen Industrien durch Fusionen und Kartelle wie auch durch Handelsgesellschaften zusammen, andererseits vereinigte sich die Arbeiterschaft in Gewerkschaften.

Die fortschreitende Technisierung der Gesellschaft und deren Folgen für die Lebensverhältnisse sowie die Vergrößerung des Gegensatzes zwischen armen und reichen Ländern im heutigen Weltgefüge, lassen die Menschen mehr und mehr eine kritische Haltung gegenüber den Gesellschaftssystemen in Ost und West einnehmen.

Durch die große Differenziertheit des Wissens und der Methoden kann niemand mehr alles überblicken. Man hat nur eine - manchmal allerdings sehr weitreichende - Kenntnis von einem sehr kleinen Teil unserer Berufswelt und Gesellschaft.

---

1 Ursache war die Geldgier der Höfe zur Finanzierung der Kriege. Der Kolonialismus entstand nicht aus dem Wunsch nach Gewürzen, sondern zum einen aus dem Zwang, kostenlos Silber und Gold zur Finanzierung der Kriegsflotten zu gewinnen, zum anderen aus dem Bedürfnis, den Markt global zu vergrößern. (Anm.d.Bearb.)

Wenn wir, vor einem stark automatisierten Zeitalter
stehend, die Gesellschaft lebenswert erhalten wollen,
dann zwingt uns das unter anderem zum Finden eines
Gleichgewichtes zwischen Arbeit und Lebenserfüllung.
Ebenso zwingt die zunehmende Umweltverschmutzung und
die vor der Tür stehende Erschöpfung elementarer Roh-
stoffe uns zu einer Neubesinnung in der Bewertung der
Wohlstandsforderungen einerseits und der Förderung
von Wohlergehen (Lebensqualität) andererseits.
Zu dem, was bis jetzt in groben Umrissen behandelt
worden ist, können folgende Fragen gestellt werden:
Ist Arbeit immer in den Formen bekannt gewesen,
die wir heute kennen?
War Arbeit immer notwendig?
Was ist das Wesentliche der Arbeit?
Bei der Beantwortung dieser Fragen fällt auf, daß
die Merkmale heutiger Arbeit sich sehr von den früheren unterscheiden. Diese Veränderung ist durch die
Entwicklung des Menschen selbst entstanden. Die Zielsetzung oder besser gesagt das Wesen der Arbeit ist
dasselbe geblieben. Denn die ursprüngliche Zielsetzung war und ist noch:

1 die Bekämpfung von Mangelerscheinungen, wie Hunger,
   Durst, Nässe und Kälte;
2 das Erwerben von Kleidung und Unterkunft, Beleuch-
   tung und Transport;
3 das Erlangen von Komfort verschiedenen Grades.

Hieraus ergibt sich, daß die erste Zielsetzung von
Arbeit noch immer ist: Befriedigung der natürlichen
und der sich aufgrund des gesellschaftlichen Fort-
schritts entwickelnden Bedürfnisse.
Der amerikanische Sozialpsychologe Maslow (1943)
entwickelte eine Theorie über die Hierarchie von Bedürfnissen. Er ist der Ansicht, daß sich diese in der
folgenden Reihenfolge von niederen zu höheren entwickelten:

1 physiologische Bedürfnisse wie: Hunger und Durst;
2 Sicherheitsbedürfnisse wie: ein Dach über dem Kopf
   haben, Kleidung zum Schutz gegen Nässe und Kälte;
3 Freundschaftsbedürfnisse wie: Liebe und Identifi-
   zierungsmöglichkeiten;
4 Anerkennungsbedürfnisse wie: Prestige, Erfolg und
   Selbstachtung;
5 Bedürfnis nach Selbstverwirklichung und Selbstent-
   faltung.

Maslow meint, daß erst ein niederes Bedürfnis befriedigt sein muß, ehe das Individuum sich dem nächst
höheren zuwenden kann.

Wenn die meisten Bedürfnisse eines Menschen dauernd
nur unzureichend befriedigt werden, wird die ständige
Befriedigung eines Bedürfnisses zu einer Fixierung darauf führen.
     Mit anderen Worten: wird das Bedürfnis nach Presti-
ge und Erfolg frustriert, materieller Bedarf aber befriedigt, dann wird materieller Vorteil von diesem Menschen als hauptsächliches Ziel angesehen werden. Andererseits wird jemand, dessen Bedürfnisse in vielfacher Hinsicht befriedigt werden, die Befriedigung
eines bestimmten Bedürfnisses weniger wichtig finden.
     Ein chronischer Mangel an Befriedigung von Bedürf-
nissen der "höheren Ordnung" wird beim Individuum zu
einer Reduktion der Zielsetzungen auf solche von
niedrigerem Rang führen.

1.3 Was ist Arbeit?

Im "Großen Wörterbuch der niederländischen Sprache"
von Van Dale finden wir bei dem Wort Arbeit als erste
Erklärung:
     "Bemühung, Anspannung körperlicher und/oder geistig-
er Kräfte, um etwas zu verrichten, zu erlangen oder
zustande zu bringen (also mit einer Zielsetzung oder
als Aufgabe, sei es von anderen oder selbst auferlegt, oder als Lebensnotwendigkeit)"
     Daß vor allem in der christlichen Lebensauffassung,
besonders in der reformatorischen Ausprägung, Arbeit
als Aufgabe an die Menschheit betrachtet wird, läßt
sich ebenfalls mit der oben erwähnten Zielsetzung in
Einklang bringen. Durch den Sündenfall ist die Erde
von einer "Gabe" zu einer "Aufgabe" geworden, wodurch
der Mensch sich vor ihre Bearbeitung gestellt sieht,
um sich in einer materiellen Umgebung behaupten zu
können.
     So bezeichnet z.B. Montesquieu Arbeit als: "den
Schöpfungsakt, durch den das menschliche Denken (das
Bewußtsein, der Geist) die Materie nach seinen Vorstellungen gestaltet."
     In diesem Fall wird nachdrücklich das *menschliche*
der Arbeit betont.
     Tiere und Pflanzen können in diesem Sinn nicht ar-
beiten; wohl können sie in physikalischem oder mechanischem Sinn arbeiten, womit die Auswirkung einer Kraft
bezweckt wird.
     Dadurch, daß der Mensch die Materie nach seinen
Vorstellungen gestaltet, mit anderen Worten "die Erde

als Aufgabe" bearbeitet, kann er seine Stellung als
Mensch verbessern, und damit wäre der Stellenwert
der Arbeit gegeben.

Daß der Mensch im Verlauf seiner Entwicklung immer
mehr nach der Verwirklichung des zweiten Teils unserer
Zielsetzung von Arbeit getrachtet hat, nämlich nach
Bequemlichkeit, liegt auf der Ebene seiner natürlichen
Neigung zur aktiven Anpassung. "Arbeit" gewann dadurch
immer andere Inhalte und erfuhr immer neue Umformun-
gen.

Mit der Weckung von neuen Bedürfnissen, nämlich
auf dem Bequemlichkeitssektor, entstanden auf dem
Wege über die Arbeit immer neue Möglichkeiten für den
Menschen.

Auch die größere Vielfalt an Ernährungsmöglich-
keiten ist teilweise neuen Bedürfnissen zuzurechnen,
nämlich dort, wo sie auf die Geschmacksverfeinerung
zugeschnitten ist.

Der Zweck der Arbeit liegt deshalb nicht in ihr
selbst begründet, sondern in dem Stellenwert, den der
Mensch ihr zuerkennt.

1.3.1 Wertbegriffe der Arbeit

Der wirtschaftliche Wert der Arbeit schlägt sich einerseits im Wert des hergestellten Produktes nieder,
andererseits im Wert der für die Gesellschaft ausge-
führten Dienstleistung.

Der individuelle wirtschaftliche Wert wird dadurch
erlangt, daß der Einzelne durch seine Arbeit instand
gesetzt wird, seinen Lebensunterhalt zu verdienen.

Aufgrund der oben genannten Einflüsse sind Erwei-
terungen und Wandlungen in den Auffassungen über Stellenwert und Bedeutung der Arbeit aufgetreten, die
vielleicht in der nachfolgenden Aufstellung dargelegt
werden können:

1 Arbeit und Spiel;
2 Arbeit als Strafe unter Einfluß des Christentums;
3 Arbeit als Pflicht; Arbeit als objektive Gegebenheit betrachtet, als Aufgabe;
4 Arbeit als Entfaltungsmöglichkeit;
5 Arbeit als Recht;
6 soziologische Aspekte: Arbeit als Status und als
   Brücke im zwischenmenschlichen Verkehr;
7 Arbeit als Beschäftigung nach neuerer Auffassung
   der Anthropologie.

1.3.2 *Arbeit und Spiel*

In Urzeiten, im prähistorischen Zeitalter und in der Steinzeit bis zum Beginn unserer christlichen Zeitrechnung beschäftigte man sich mit Jagen und Fischen und dem Ernten der Früchte. Das war Arbeit, bis der Hunger gestillt war und wurde zum Spiel (Sport), nachdem der erste Bedarf gedeckt war.

Mit der Einführung von Geräten zu dem Zweck, die benötigte Nahrung mit weniger körperlicher Anstrengung zu erlangen, konnten diese Formen von Arbeit zurückgedrängt werden, und andere Formen, zur Deckung anderer Bedürfnisse, wurden erweitert.

So beschäftigt sich heute einerseits nur noch ein kleiner Teil der Bevölkerung arbeitsmäßig mit Fischen und Jagen, während beides andererseits für viele zu einer entspannenden Beschäftigung (Sport) geworden ist.

1.3.3 *Arbeit als Strafe*

Unter dem Einfluß der christlichen Lebensauffassung konnte Arbeit als Strafe betrachtet werden (1. Mose 3 : 19). Gleichzeitig auch als eine dem Menschen auferlegte Aufgabe, nicht in freier Willensentscheidung gewählt. Bedingt durch diese Unfreiheit ist ein Unlustgefühl mit Arbeit verbunden. Sie ist das "heilige" Muß. Außerdem wurde Jahrhunderte hindurch Aufsässigen, Gefangenen und Sklaven Arbeit als Strafe zudiktiert, entweder zur "Besserung" oder zum Nutzen der Herren bzw. Machthaber.

1.3.4 *Arbeit als Pflicht*

In dem Maße, in dem sich kompliziertere Wirtschaftsstrukturen entwickelten, wurde Arbeit zu einer Verpflichtung, diese Gesellschaft zusammenzuhalten.

Unter dem Einfluß der Reformation[2] wurde Arbeit als Tugend angesehen, was u.a. in Sprichwörtern zum

---

2 Vgl. dazu Max Webers berühmte Aufsätze zur Religionssoziologie, hier: "Die protestantische Ethik und der Geist der Kapitalismus", in: Max Weber, Die protestantische Ethik I, Hrg. J. Winckelmann, Siebenstern-Verlag, Bd. 53/54, Hamburg, 1975[4]. (Arm.d.Bearb.)

Ausdruck kam wie: "Müßiggang ist aller Laster Anfang",
oder: "Wer nicht sät, soll auch nicht ernten"; und in
Redewendungen späterer Zeit: "Arbeit adelt", "Ohne
Fleiß kein Preis".

1.3.5 Arbeit als Entfaltungsmöglichkeit

Arbeit bringt dem Menschen einen täglichen Lebensrhythmus; die Faktoren Ordnung, Regelmäßigkeit und
Disziplin können ein Gleichgewicht in die körperliche
und seelische Gesundheit bringen, vorausgesetzt, daß
die Arbeit die Kräfte und Fähigkeiten des Einzelnen
nicht überfordert.
  Arbeit gibt die Möglichkeit, Fähigkeiten und Fertigkeiten zu entwickeln.
  Arbeit gibt ein Gefühl der Befriedigung, sei es
durch motorische Bewegung, sei es durch das erzielte
Ergebnis, oder durch beides, sie vermittelt ein
Leistungsfähigkeits- und Selbstwertgefühl.
  Auch ein Zugehörigkeitsgefühl, das Gefühl, ein
Glied der Gemeinschaft zu sein, sie bietet Gelegenheit zu Kontakten mit Menschen und Dingen.
  Nicht ohne Grund hat Freud einmal gesagt, daß Arbeit das vornehmste Bindeglied zur Wirklichkeit darstellt. Sie kann das Verantwortungsgefühl anregen,
gleichzeitig aber auch die Selbstständigkeit fördern.
  Nun wird man einwenden, daß die meisten Arbeitsplätze heute diese Entfaltungsmöglichkeiten nicht
bieten. In direkter Form nicht, in indirekter aber
vielleicht. Denn der Lohn, den der Einzelne für die
erbrachten Leistungen erhält, setzt ihn vielleicht in
die Lage, einen Teil der aufgeführten Möglichkeiten
indirekt verwirklichen zu können, oder wenn man will,
zu erleben.

1.3.6 Arbeit als Recht

Die Kritiker des Früh- und Spätkapitalismus haben auf
die mißliche Lage und die Ausbeutung des Arbeiters
hingewiesen, besonders in der Zeit, als Betriebseigen-
tümer und Industrielle sich allmächtig dünkten und
meinten, sich alle Rechte anmaßen zu können.
  Lange Arbeitszeit, oft 16 Stunden am Tag und mehr,
Kinder- und Frauenarbeit bei sehr niedrigen Löhnen,
wobei die Arbeit oft eine zu große körperliche Anstrengung erforderte, waren zu Beginn des industriellen
Zeitalters an der Tagesordnung.

Einige Kapitaleigner begriffen, daß ein herunter-
gekommenes und unterernährtes Arbeitspotential keine
ausreichende Arbeitsleistung erbringen kann.
Zu dieser rein profitorientierten Auffassung ge-
sellte sich der Kampf der Arbeiterbewegungen, denen
es um die Verbesserung der Arbeitsbedingungen, um die
Verbesserung der Rechtsstellung gegenüber dem Arbeitgeber ging.
Die Entwicklung in den Niederlanden: Unter dem
Druck u.a. der sozial-demokratischen Arbeiterpartei,
gegründet im August 1894 in Zwolle von J.H. Schaper,
W.H. Vliegen, H. van Kol, Frank v.d. Goes, unter Leitung von P.J. Troelstra und von protestantischer Seite
Abraham Kuyper sowie auch dem katholischen Volksbund
kamen Verfassungsänderungen, Erneuerung des Wahlrechts
und die Schulgesetzgebung (mit der die Kinderarbeit
eingeschränkt wurde) zustande.
So wurde unter dem Premier van Hall (1853 - 1856),
einem konservativen Kabinett zwischen den liberalen
Kabinetten Thorbecke, durch Donker Curtius 1854 das
erste Armengesetz zur Beratung vorgelegt.
In den darauf folgenden Jahrzehnten wurden viele
Sozialgesetze erlassen, die bis heute dem Arbeitnehmer
ein gewisses Maß an Sicherheit bieten:

- das Kindergesetz (van Houten 1874)
- das erste Arbeitsgesetz (1889)
- die Sicherheitsgesetzgebung und die Gewerbeaufsicht.

In der "Allgemeinen Erklärung der Menschenrechte" der
Vereinten Nationen am 10. Dez. 1948 finden wir bezüglich der Arbeit einen deutlichen Niederschlag gesetzlich anerkannter Errungenschaften in Artikel 23:

1 Jeder hat das Recht auf Arbeit, auf freie Berufs-
  wahl, auf gerechte und angemessene Arbeitsbedingungen und auf Schutz gegen Arbeitslosigkeit.
2 Jeder hat - ausnahmslos - das Recht auf gleichen
  Lohn für gleiche Arbeit.
3 Jeder, der arbeitet, hat das Recht auf eine gerechte und angemessene Vergütung, die ihm und seiner
  Familie ein menschenwürdiges Dasein ermöglicht,
  eine Vergütung, die nötigenfalls durch Mittel der
  Sozialfürsorge zu ergänzen ist.
4 Jeder hat das Recht, Gewerkschaften zu gründen und
  ihnen zur Wahrung seiner Interessen beizutreten.

1.3.7 Soziologische Aspekte

Soweit es die Arbeit betrifft, könnte man sagen, daß
der Mensch drei wichtige Lebensabschnitte kennt, nämlich:

Die Periode der Vorbereitung auf die Arbeit

Diese Periode ist gekennzeichnet durch eine umfassende
Vorbereitung auf die Gesellschaft als Ganzes, innerhalb derer Arbeit eines der wichtigsten Bindeglieder
darstellt.
Die Formung zum Mitglied der Gesellschaft (Sozialisation) findet in den ersten Lebensjahren größtenteils in der Familie (Primärgruppe) statt, später
werden durch das Spielen mit Freunden, den Besuch des
Kindergartens und der Grundschule (Sekundärgruppen)
die ersten, in der Zukunft zu spielenden Rollen gelernt. Danach werden in Schulen Kenntnisse und Fertigkeiten erworben, damit man den Anforderungen der zukünftigen Arbeitsaufgaben gewachsen ist.

Der Arbeitsteil des Lebens

Abhängig vom vorbereitenden Lernprozeß wird der Ar-
beitsteil des Lebens das 16. bis 65. Lebensjahr umfassen.
Die Dauer dieses Zeitabschnittes ist natürlich
nicht für jeden gleich, Veranlagung, Umgebung und
Erziehung haben großen Einfluß darauf. Auch fällt ins
Gewicht, inwieweit der Einzelne gelernt hat, von seinen Fähigkeiten Gebrauch zu machen und die Chancen,
die sich ihm bieten, zu nutzen.
Außerdem sind die körperliche und geistige Konstitution, mit der jemand ausgerüstet ist, das Risiko
gesundheitsgefährdender Einflüsse usw. zu berücksichtigen.
In dieser Lebensperiode nehmen wir vor allem über
die Arbeit am zwischenmenschlichen Verkehr teil, werden von den sozialen Verhältnissen beeinflußt, beeinflussen sie und erwerben durch unsere Arbeit einen
gewissen gesellschaftlichen Status.
Um dieses Ansehen zu heben, sucht man sich jedoch
gegenseitig Sand in die Augen zu streuen, indem man
einen Teil seines Verdienstes für den Erwerb von Sta-
tussymbolen ausgibt.
Schließlich trägt Arbeit zum Herstellen von Bezugs-
systemen bei, die zu einem beträchtlichen Teil bei
der Persönlichkeitsentwicklung mitbestimmend sind.

Der Ruheteil des Lebens

Wenn man sich während des Arbeitslebens auf ein Leben
ohne Pflicht zur Arbeit vorzubereiten wußte, indem
man neben der Arbeit Entspannung und Beschäftigung
gelernt hat, wird es möglich sein, dem Ruhestand mit
mehr Freude entgegenzusehen, als das heute für viele
der Fall ist.

Natürlich spielen auch andere Faktoren eine Rolle,
wenn es darum geht, im Ruheteil des Lebens ein Stück
Lebensfreude erfahren zu können, wie etwa körperlicher
und geistiger Gesundheitszustand, finanzielle Gesichtspunkte und Familienverhältnisse.

Viele Menschen haben jedoch nach Beendigung ihrer
Arbeitsperiode mit dem Gefühl zu kämpfen, von den bis
dahin erlebten "normalen" Gesellschaftsbeziehungen
ausgeschlossen zu sein. Man gehört nicht mehr dazu,
man hat ausgedient, man ist unnütz geworden.

Die bis dahin bestehenden Kontakte und Beziehungen
verschwimmen und verengen sich oft zu einem viel
kleineren und dadurch auch beschränkteren Kreis, nämlich dem der Altersgenossen und der eigenen Verwandtschaft.

Durch den Verlust von Kontakten entstehen in geringerem Umfang neue Impulse, was blickverengend wirkt
und dadurch den sozialen Abstand zu früheren Bekannten
vergrößern kann. Außerdem merkt man in diesem enger
werdenden Lebenskreis durch die größere Hinwendung zu
Altersgenossen, daß unter diesen eine hohe Sterblich-
keitsziffer besteht. Das kann eine sehr bedrohliche
und furchterregende Wirkung haben.

Es fällt dem älter werdenden Menschen häufig
schwer, neue Beziehungen einzugehen, was bei dem
Phänomen der Vereinsamung eine Rolle spielt.

Das Denken an das Lebensende liegt bei Älteren
denn auch auf der Hand. All diese Gesichtspunkte haben soziale, psychische und körperliche Folgen, die
die Gesundheit beeinflussen.

Daß Einsamkeit eine Erscheinung ist, die nicht nur
beim älteren Menschen, sondern in allen Altersgruppen
auftritt, läßt sich aus der Tatsache erklären, daß
die heutige Gesellschaftsstruktur das Herstellen von
vielen, gleichzeitig aber flüchtigen Kontakten be-
günstigt, die nicht dazu angetan sind, zu einer Ich-
Du-Beziehung zu kommen, um mit Martin Buber zu sprechen, sondern viel eher die Ich-Das-Beziehung betonen.

Mit anderen Worten: Es ist in unserer Gesellschaft
eine Versachlichung an der Tagesordnung, ein allgemei-

nes Jagen nach materiellem Gewinn, oder auch ein Teil-
habenwollen am Wohlstand, bei einer immer größer werdenden Vernachlässigung von beständigeren Werten, die
sich vielleicht mit dem Wort "Wohlergehen" beschreiben ließen.

1.4 Spiel, Beschäftigung und Arbeit

Zwischen Spiel, Beschäftigung und Arbeit können Übergänge, aber auch deutliche Verschiebungen wahrgenommen werden.
Um dies zu veranschaulichen, sollen nun die Kennzeichen von Spiel und Beschäftigung näher betrachtet
werden[3].

1.4.1 Spiel

Spiel ist eine nicht auf Gewinn gerichtete freiwillige Tätigkeit, die aus dem spontanen Drang entsteht,
einem inneren Lebensgefühl Ausdruck zu geben, verbunden damit, daß man sich dem Lebensernst entzieht
(Entwirklichung). Eine Analyse dieser Definition
scheint nützlich: Die Uneigennützigkeit der spieler-
ischen Aktivität liegt darin, daß sie nichts außerhalb ihrer selbst bezweckt, *sondern Selbstzweck ist*.
Spiel umfaßt sowohl Ernst wie auch Heiterkeit.
Man spielt, um zu spielen. Es geht in erster Linie
um das aktive Beschäftigtsein. Der Charakter des
Spiels wird jedoch verfälscht, sobald das Spiel sich
auf ein Ziel außerhalb richtet, wie z.B. auf das Aufstellen eines Rekordes, was ein Messen von Kräften
und Leistungen zum Inhalt hat, oder dadurch, daß man
durch das Spiel Geld verdienen will.
Spiel ist eine freiwillige Tätigkeit, mit andern
Worten, es wird nicht von außen oder durch andere auferlegt. Man kann ein Kind nicht zum Spielen zwingen.
Wohl kann man es dazu anleiten, so daß es selbst den
Weg zu Entfaltungsmöglichkeiten findet. Im Spiel zeigt
sich der spontane Ausdruck eines inneren Lebensgefühls.

---

3 In Ergänzung zu den folgenden Ausführungen empfehlen wir die
  Lektüre von E. Wiesenhütter, "Grundfragen unserer Existenz",
  Kindler, Bd. 2136, München 1974, besonders S. 9-39. (Anm.d.
  Bearb.)

Nach Buytendijk ist der Spieldrang biologisch bedingt und eine Äußerung des Lebenstriebs. Aus innerem Antrieb heraus spielt jedes normale Kind von selbst, ebenso das Tier.

Wird richtig gespielt, dann setzt man sich mit seiner ganzen Persönlichkeit, mit allen Kräften ein, sowohl körperlich wie auch geistig, unbeschwert, also frei von innerem oder äußerem Zwang. Bei vielen Spielen ist ein gutes Zusammenwirken von körperlichen und geistigen Fähigkeiten eine Voraussetzung. Dafür ist Übung erforderlich.

So sehen wir z.b., daß ein Kind, nachdem es mit viel Mühe und Anstrengung die ersten Schritte gehen kann, schon kurz danach aus lauter Vergnügen an der motorischen Bewegung umherläuft und dies als Spiel erlebt.

Beim Billardspiel z.b. werden beinah mathematisch abschätzbare Stöße mißlingen, wenn sinnliche Wahrnehmung und motorische Beherrschung nicht vorhanden oder untrainiert sind.

Daraus kann man ersehen, daß schon die geringste Form von Behinderung der natürlichsten Äußerungsform des Lebenstriebs Beschränkungen auferlegt.

Wo für den gesunden Menschen das Spiel eine Möglichkeit darstellt, sich dem Ernst des Lebens zu entziehen, kann gerade das Unvermögen des behinderten Menschen diesen Lebensernst betonen. Normalerweise bedeutet Spiel jedoch eine Unterbrechung der täglichen Sorgen. Es vermittelt ein Gefühl von Losgelöstsein, es ist sorglos und entspannend.

Und doch ist Spiel auch ernsthaft, es verlangt den Einsatz der Persönlichkeit, obwohl kein einziger Existenzwert auf dem Spiel steht. Die Entwirklichung wird dadurch erreicht, daß die Fantasie großen Einfluß übernehmen kann. Das Spiel ermöglicht die Erfüllung von Wünschen, die in der Alltagswirklichkeit unerfüllt bleiben oder blieben.

Das können wir häufig bis auf das Kinderspiel zurückverfolgen. So kann sich das Kind beim "Vater-Mutter-Kind-Spiel" den idealen Vater und die ideale Mutter vorstellen, unabhängig von der realen Situation.

Das an die körperlichen und geistigen Entwicklungsstadien des Kindes angepaßte Spielzeug liefert einen wichtigen Beitrag zu dessen Entwicklung. Die Auge-Hand-Koordination[4] zum Beispiel wird durch das Hüt-

---

4 Vgl. ergänzend Wiesenhütter, a.a.O., S. 29-32

chenspiel gefördert. Für das Kind bleibt Spielen aber
Zweck in sich selbst, ungeachtet des günstigen Neben-
ergebnisses. Erfahrungen sammeln mit Gegenständen und Dingen
und den ihnen innewohnenden Widerständen bilden eine
wesentliche Lernmöglichkeit beim Spielen.
Mit den hier aufgeführten Beispielen ist kurz dargelegt, daß das Spiel für Kinder eine der wichtigsten
Möglichkeiten darstellt, sich auf das spätere Leben
als Erwachsener vorzubereiten, und daß sie sich damit
gleichzeitig viele zukünfige Rollen zu eigen machen.
Für den Erwachsenen dagegen liegt die Bedeutung
des Spiels größtenteils im Sich-frei-machen-können
vom Ernst des Lebens, in der Entspannung.

1.4.2 Beschäftigung

Beschäftigung ist das aktive oder passive Verbringen
der Freizeit, losgelöst von äußeren Verpflichtungen,
auf das Erlangen innerer Befriedigung gerichtet, wobei die eigene Kreativität auf das Gebiet der Liebhaberei gelenkt wird. Dabei ist anzumerken, daß Beschäftigung, in Abgrenzung zum Spiel, näher an der
Wirklichkeit orientiert bleibt.
Es kann sogar sein, daß man sich für eine Beschäftigung entscheidet, die andere als Arbeit gewählt haben, wie Gartenarbeit, Fotografieren, Tierhaltung usw.
Diese Beschäftigungen werden aus Liebhaberei betrieben, frei von äußerem wirtschaftlichem Zwang, nur weil
man sich beschäftigen möchte, ohne daß man Experte
ist oder sein will.
Es ist das persönliche Interesse, das nach mehr
Wissen und Können auf dem selbstgewählten Gebiet der
Liebhaberei trachtet. Eine solche Beschäftigung
schafft meist auch keine Verpflichtungen. Man kann anfangen und aufhören, wann man will, ohne Spielverder-
ber zu sein oder Verträge zu brechen. Man ist auch
nicht an feste Regeln gebunden, es sei denn, man geht
davon aus, daß jedes zu erreichende Ergebnis an sich
an Regeln gebunden ist.
Auch dient der Mensch mit seiner Beschäftigung
primär nicht anderen, sondern sich selbst. Sie braucht
kein nützliches Resultat für die Gesellschaft liefern
und nicht dazu dienen, den Lebensunterhalt zu erwerben, zwei Punkte, die gerade kennzeichnend sind für
Arbeit.

Aktivität bei der Beschäftigung ist ein Ventil für
unseren Drang nach Kreativität, und da Beschäftigung
eng mit Freizeit verbunden ist, vermittelt sie ebenfalls ein Gefühl von Freiheit, ein Losgelöstsein, ein
Entspanntsein, wie wir es auch beim Spiel erleben.

Je nachdem, wie das Produkt ausfällt, erwirbt man
ein Stück innerer Befriedigung, oder es ist Anlaß zu
Erneuerung und Verbesserung. Beschäftigung schafft
keine Fantasiewelt, sondern schließt immer ein wirkliches Eingehen auf das Material, ein Formen und Gestalten und Überlegen in sich ein. In diesem Sinne
ist Beschäftigung konstruktiv. Beschäftigung kann auch
zur Erfüllung von Wünschen auf materieller Ebene
dienen.

Aus dem Vorhergesagten ergibt sich, daß zwischen
Spiel, Beschäftigung und Arbeit keine scharfen Grenzen gezogen werden können.

Dabei können wir voraussetzen, daß Beschäftigung
den deutlichsten Übergang zwischen Spiel und Arbeit
darstellt, da sie sowohl mit dem Spiel wie mit der
Arbeit Gemeinsamkeiten aufweist. In Beschäftigung und
Spiel findet sich jedoch, im Gegensatz zur Arbeit,
keine Spur von Lebensernst.

Durch die Fähigkeit des Menschen, der Materie seinen Willen aufzuzwingen, kommen Arbeit und Beschäftigung nur und spezifisch beim Menschen vor. Im Gegensatz zur Arbeit jedoch sind Spiel und Beschäftigung
vielleicht weniger spannungserzeugend und bieten der
Kreativität, der Fantasie und dem Improvisationsvermögen des Einzelnen mehr Spielraum.

Wir haben bereits gesehen, daß Arbeit, nachdem
Elementarbedürfnisse befriedigt sind, in Spiel übergehen kann, wie z.B. beim Jagen und Fischen, doch
kann Arbeit auch sehr gut in Beschäftigung übergehen
und umgekehrt.

In dem Maße, in dem die Arbeitszeit verkürzt wurde,
der wirtschaftliche Wert der Facharbeit steigt, die
Knappheit an qualifizierten Fachkräften zunimmt, wird
man in Zukunft mehr darauf angewiesen sein, etwas
selber zu machen, sich selbst mit etwas zu beschäftigen. Das mag bedeuten, daß wir in einer Zukunft mit
mehr Freizeit immer mehr "Beschäftigungen" antreffen,
die heute noch beinah ausschliesslich als Arbeit ausgeübt werden.

Und wir können uns fragen, inwieweit das jetzige
Lernen zu arbeiten nicht eine Vorbereitung für eine
zukünftige sinnvolle Beschäftigung darstellen kann.
Diese Zukunft wird sich ja nach Mustern gestalten,
die durch Bildung und Unterricht vermittelt werden.

Abschließend wird aufgrund dieser Ausführungen als brauchbare Definition für Arbeit gelten können: "Eine körperliche und/oder geistige Anstrengung, die im Rahmen einer gesellschaftlich geregelten Bedarfsbefriedigung vorgenommen wird, aus der Rechte und Pflichten erwachsen, und die gleichzeitig die notwendigen Geldmittel einbringt, und wenn möglich, mehr."

2 Verhaltensbeeinflussung (B. J. Wouters)

2.1 Das zu beeinflussende Verhalten

Wir "verhalten" uns immer und werden in unserem Verhalten dauernd von anderen beeinflußt. Einerseits verhalten wir uns in dem Sinne, daß wir unserem individuellen Dasein als Mensch selbständig einen Inhalt geben (was dem Tier nicht gegeben ist), andererseits sind wir zu einem nicht geringen Teil das Produkt unserer Umgebung, weil niemand ohne andere um sich herum zu existieren vermag. "Die anderen" haben einen großen Einfluß auf unser Verhalten.

Aus der gegenseitigen Beeinflussung haben sich im Lauf der Menschheitsgeschichte Formen entwickelt, dem Leben einen Sinn zu geben, die vielen Menschen gemeinsam sind und mit dem Begriff "Kultur" belegt werden. Kultur ist kaum etwas anderes als eine ständige Beeinflussung des Verhaltens des Einzelen seitens der Gemeinschaft. Diese Beeinflussung ist erforderlich, um den Fortbestand der Gesellschaft, ihrer Kultur und des Einzelnen zu gewährleisten.

2.1.1 Anpassung

Die systematische, von der Gemeinschaft ausgeübte Verhaltensbeeinflussung steht grundsätzlich im Dienste der *Anpassung* des Einzelnen an die Forderungen, die die Gemeinschaft an das individuelle Verhalten meint stellen zu müssen.

Der Begriff "Anpassung" kann auf vielerlei Arten aufgefaßt werden, unter anderem als Konformismus, d.h. sich den Forderungen anderer willenlos zu unterwerfen. In diesem Buch verstehen wir unter "Anpassung", daß der Einzelne als selbständige Persönlichkeit sich auf eine Weise entfaltet, die für ihn selbst und die Gesellschaft akzeptabel ist. In diesem Sinne ist es also gut möglich, daß jemand, der sich den von der Gesell-

schaft konkret gestellten Forderungen nicht fügt, sich
im nachhinein im entscheidenden Augenblick besser angepaßt hat als die fügsamen Konformisten.
Zu den Möglichkeiten der menschlichen Anpassung
gehört, daß der Mensch sich in Umstände, die außerhalb seiner Kontrolle liegen, fügen kann und manchmal
muß, daß grundsätzlich aber immer die Möglichkeit und
mitunter sogar die Pflicht besteht, die Umstände seinen Vorstellungen entsprechend zu verändern.
Es gehört zu den fundamentalen Möglichkeiten des
Menschen, sich bewußt einer Situation nicht zu unterwerfen, sondern diese an sich anzupassen. Im Laufe der
Geschichte ist daraus der gesamte kulturelle Fortschritt entstanden, oder wie es Milikowski (1971)
nennt: der gesellschaftliche Emanzipationsprozeß.
Somit sollte der Maßstab, nach dem Verhalten als
angepaßt oder unangepaßt zu beurteilen ist, auch in
der Bedeutung liegen, die das betreffende Verhalten
für den einzelnen und die Gesellschaft besitzt.

2.1.2 *Verhaltensnormen*

Jene Bestandteile der Kultur, an die der Einzelne
sich anzupassen hat, bezeichnen wir als *Verhaltensnormen*.
Diese Normen dienen dem Schutz der Interessen des
Einzelnen, zur Verhütung von zwischenmenschlicher
Reibung, zur Markierung der Positionen, die Menschen
gegenseitig einnehmen, und dem zweckmäßigen Ablauf
des sozialen Verkehrs. Diese Normen erscheinen nicht
einfach aus dem Nichts, sondern sind deutlich orientiert an den in der Gesellschaft bestehenden Erwartungsmustern. Diese dienen vor allem dazu, ein Gefühl
von Sicherheit zu geben, ein Gefühl, das man bekommt,
wenn alle Verhaltensweisen im sozialen Verkehr vor-
hersehbar werden. Ohne diese Sicherheit fühlen sich
viele Menschen.in ein Vakuum versetzt, was als bedroh-
lich und beängstigend empfunden werden kann. Darum
erhebt eine Gemeinschaft, um Schwierigkeiten zu verhüten, bestehende Erwartungsmuster zu Normen.
Nun gibt es in jeder Gemeinschaft Menschen, die den
Verhaltensnormen nicht entsprechen können, weil es
ihnen (noch) nicht möglich gewesen ist, sich diese
Normen zu eigen zu machen und sich entsprechend anzupassen. Die Gemeinschaft füllt diese Lücke durch die
Erziehung.
Einerseits verläuft die Entwicklung von Kindern
nach in der menschlichen Natur begründeten Gesetzen,

andererseits ist eine harmonische Entfaltung der Persönlichkeit ohne die Anleitung von Erziehern undenk-
bar. Das Verhältnis zwischen der erziehenden und der zu
erziehenden Person (im folgenden der Einfachheit halber Kind genannt, wobei aber angemerkt werden muß,
daß nicht nur Kinder zu den zu Erziehenden gehören),
ist ein *Abhängigkeitsverhältnis*. Wenn ein Kind gerade
erst geboren ist, kann von einer beinah totalen Abhängigkeit von den Erziehern gesprochen werden. Nach
und nach entwickelt das Kind jedoch Selbständigkeit,
so daß die Abhängigkeit weniger ausgeprägt wird.
Während dieses grundsätzlich vorhandenen Abhängig-
keitsverhältnisses, das in jeder Situation der Verhaltensbeeinflussung wiedergefunden werden kann, übertragen die Erzieher die gesellschaftlichen Normen und
Werte auf die Kinder. Diese Normen zu übernehmen und
mit ihnen umgehen zu lernen, nennen wir *Sozialisation*.
Ein weiterer, für die Erziehungssituation typischer
Prozeß, ist die *Integration*.
   Das bedeutet, daß die verschiedenen Bestrebungen,
Eigenschaften, Haltungen usw. eines Menschen *sich zu
einem* zusammenhängenden *Ganzen gruppieren*. Beide Prozesse
sind aufeinander angewiesen. Erst wenn sie beide gelungen sind, kann von einem "sich als selbständige
Persönlichkeit entwickelnden Menschen" gesprochen
werden, der dies tut "auf eine Art, die für ihn
selbst und für die Gesellschaft akzeptabel ist".
   Es ist ein Trugschluß anzunehmen, daß bei Erreichen
der gesetzlichen Volljährigkeit die Sozialisation, die
Integration und die daraus folgende Selbstverwirklichung als Persönlichkeit abgeschlossen sei. Schließlich verändern sich gesellschaftliche Umstände schnell,
und auch Normen können in kurzer Zeit durch andere ersetzt werden. Hier kann ein Mensch wohl schon einmal
Schwierigkeiten haben, nicht nur mit den Veränderungen an sich, sondern mit dem Sich-Anpassen in jenem
weiteren Sinne, wie er vorher beschrieben wurde. Um
dabei eine helfende Hand bieten zu können, gibt es
die gezielte *Verhaltensbeeinflussung*. Dazu zählt auch die
Beeinflussung von Gruppen, sei es, um Gruppen als
solchen beim Finden einer besseren Anpassung zu helfen, sei es, um indirekt die Mitglieder im Hinblick
auf ihre individuelle Anpassung zu beeinflussen (die
Gruppe als Instrument).
   Beim Einsatz der Erziehung zu dem Zweck, die Anpassung an das Leben als Erwachsener zu erreichen,
stellt Milikowski (1971) das Vorhandensein einer dop-

pelten Moral fest: das Kind darf noch protestieren, der ältere Mensch hat sich anzupassen. Anders ausgedrückt: In jugendlichem Alter darf man sich ausleben, um sich dann später desto besser anpassen zu können. Was geschieht aber, wenn es sich herausstellt, daß ein Erwachsener sich nicht anpaßt? Die Reaktion der Gesellschaft darauf ist schon immer problematisch gewesen. Was noch als angepaßt zu gelten hat und was nicht mehr, wird verschieden beurteilt. Dabei werden Normen durcheinandergewürfelt, in manchen Fällen sogar gegeneinander angewandt. Es hat sich auch gezeigt, daß die individuelle Toleranzgrenze von Mensch zu Mensch und bei ein und demselben Menschen von Augenblick zu Augenblick verschieden ist.

Im allgemeinen werden mehrere Maßstäbe angelegt, um zu bestimmen, ob jemandes Verhalten angepaßt ist oder nicht. Zum Beispiel:

a   der soziale Maßstab, der mit dem zusammenhängt, was vorher als "Kultur" bezeichnet worden ist ("So etwas tut man eben nicht");
b   der gesetzliche Maßstab, der weiter reicht als der vorherige (eindeutige, schriftlich niedergelegte Regeln);
c   der statistische Maßstab, der von festgestellten Zahlenverhältnissen ausgeht (Beispiel: 95% der Bevölkerung hält sich nicht für homophil. "Homophilie ist abweichend", weil sie nur für 5% der Bevölkerung zutrifft).
d   der medizinische Maßstab, der unangepaßtes Verhalten anhand von Krankheits- und Gesundheitsbegriffen beurteilt;
e   der persönliche Maßstab, der sich auf das Fehlen oder Vorhandensein von Integration innerhalb der Persönlichkeit bezieht.

Von soziologischer Seite wird gesagt, daß ein sogenannter *Rollenkonflikt* ein Quelle unangepaßten Verhaltens sein kann. Rollenverhalten hängt aufs engste mit den besprochenen Erwartungsmustern im sozialen Verkehr zusammen.

2.1.3 Rollenverhalten

Der Mensch lernt, im Einklang mit bestimmten, in der Gemeinschaft als solchen erlebten Rollenerwartungsmustern, Rollen zu spielen (Beispiel: die Rolle des Leiters, des Fürsorglichen, Abwartenden, des Vermitt-

lers usw.). Die Gemeinschaft erwartet, daß jemand in
einen bestimmten Augenblick, in einer bestimmten
Situation, eine bestimmte Rolle spielt, die betreffende Person erwartet das aufgrund ihres Sozialisie-
rungsprozesses auch von sich selbst (vorausgesetzt,
die Sozialisation war erfolgreich).
 Zwischen verschiedenen Rollen können jedoch Spannungen entstehen, so daß jemand u.U. nicht mehr weiß,
welche Rolle er zu spielen hat. Cohen (1966) erklärt
in diesem Zusammenhang, daß "viel abweichendes Verhalten ... Bedeutung erlangt, wenn wir es als einen
Versuch betrachten, eine bestimmte Art von "Ich" zu
proklamieren oder auszuprobieren. Eine Menge "uner-
laubtes" (ebenso wie sozial akzeptables) sexuelles
Verhalten findet seine Triebfeder weniger in Drüsen-
absonderungen, als in der *Sorge um die Rolle"* (Hervor-
hebung vom Verfasser).
 Es kann festgestellt werden, daß der durchschnitt-
liche Mensch sich irritiert oder bedroht fühlt, wenn
er mit einem Verhalten konfrontiert wird, das er in
dieser Situation nicht erwartete.
 Das Unkalkulierbare im sozialen Verhalten eines
anderen irritiert häufig in so hohem Maße, daß eine
immer größere Möglichkeit der sozialen *Isolierung* des
Abweichenden entsteht. Tritt diese Isolierung (tatsächlich) ein, dann wird es für ihn noch schwieriger,
sein Verhalten akzeptabel zu gestalten. Ein Teufels-
kreis, der schließlich zur Abstempelung des Abweichenden als kriminell oder verrückt führt, ist die nicht
seltene Folge eines derartigen sozialen Prozesses.
 Der Soziologe Th.J. Scheff (1966) hat dies syste-
matisch erforscht.
 Nach ihm kann der Lebensweg eines sich nicht anpassenden Menschen in der Gemeinschaft nach einem
feststehenden, schematischen Muster beschrieben werden: bereits in frühester Jugend wird ein stereotypes
Bild psychischer Gestörtheit erlernt, das dann fortwährend und unbewußt in den normalen sozialen Interaktionen immer aufs neue bestätigt wird.
 Als abweichend etikettierte Personen können deshalb für das Spielen der stereotypen Devianten-Rolle
belohnt werden. Sie werden bestraft, wenn sie versuchen, zu konventionellen Rollen zurückzukehren.
 Eine ähnliche Erscheinung, meistens jedoch mit
weniger dramatischen Folgen, kann bezüglich jener
Gruppierungen festgestellt werden, die ebenfalls, aber
in nur beschränkten Maße, als "abweichend" angesehen
werden: Anhänger religiöser Sekten, Juden, Gastarbei-

ter, Zigeuner, Wohnwagenbewohner, Homophile, Drogenabhängige usw. Bestimmte "merkwürdige" Verhaltensweisen bei diesen Menschen werden nachweisbar dadurch
hervorgerufen, daß die Gesellschaft dieses Verhalten
zu einem Erwartungsmuster gemacht und manchmal sogar
zur Norm erhoben hat.

2.1.4 Einige Überlegungen

Die Variationen, die sich innerhalb menschlichen Verhaltens zu zeigen pflegen, müssen unter Berücksichtigung der sozialen Situation, in der sie auftreten,
erklärt werden. Es ist erforderlich, dies vor dem
Hintergrund der Bedeutung zu tun, die die Gesellschaft
im allgemeinen, sicher aber auch der betreffende
Mensch selbst, dem fraglichen Verhalten beimißt.

Die Bedeutungen, die Gesellschaften unangepaßtem
Verhalten beigemessen haben, haben eine deutliche Entwicklung durchgemacht. Da die Anwendung von Methoden
zur Beeinflussung dieser Verhaltensweisen ohne Vor-
kenntnisse dieser geschichtlichen Entwicklungen nicht
zu begreifen ist, soll hier darauf eingegangen werden.

Im Mittelalter erklärte man unangepaßtes Verhalten
damit, daß der Teufel vom "Geist" Besitz ergriffen
hätte. Daher stammt wahrscheinlich auch der Ausdruck
"besessen sein" oder (toben wie ein) "Besessener".
Eine derartige Auffassung ist auch heute noch gelegentlich zu finden, z.B. bei den Anhängern einiger
Sekten und kleinen, stark dogmatisch eingestellten
konfessionellen Gruppierungen. Die Behandlung besteht
dann in der Bekehrung zu ihrem jeweiligen Glauben,
wodurch der verirrte Geist zu Gott zurückkehrt.

Später entwickelte sich diese Ansicht zu einer all-
gemeineren moralischen, oder wenn man will: morali-
stischen Einstellung. Der "Wahnsinnige" hatte dieser
Einstellung zufolge aus seinem jämmerlichen Schicksal
herausgehoben zu werden ("aus der Gosse holen").
Moralistische Elemente sind bis heute in der gesamten
Psychohygiene nachweisbar, vor allem auf dem Gebiet
der Vorsorge und Therapie. Am stärksten können wir
dies bei der Anwendung bzw. Handhabung des Straf-
rechts beobachten.

Nach dieser Epoche der moralischen Herangehensweise
entwickelte sich, vor allem nach der französischen Revolution, eine medizinische, die im übrigen sehr viele
Elemente der vorherigen moralischen Betrachtung übernommen und manchmal sogar überbetont hat. Anfänglich,

d.h. im Laufe des vorigen Jahrhunderts, betrachteten
die Ärzte, die mit unangepaßtem Verhalten konfrontiert
wurden, solches Verhalten als körperlich verursachte
Krankheit der Psyche, was immer man darunter verstanden haben mag. Diese Auffassung hat viel Furore gemacht.

Auch heute hat sie noch Anhänger. In der Welt der
Medizin wird jedoch heute im großen und ganzen bezüglich der Ursachen und Behandlungsmöglichkeiten von
unangepaßtem Verhalten wohl anders gedacht. Einen
Punkt hat man jedoch mit den Medizinern des vorigen
Jahrhunderts meistens noch gemeinsam, und das ist die
auf körperliche Krankheiten gegründete Denk- und Be-
schlußmethode (Diagnostik), Therapiewahl, Anwendung
der Therapie und Sprache (Begriffe wie Symptom, Syn-
drom, Krankheitsbild, Heilung).

Man kann dagegen Einwände vorbringen, wie z.B.:
*daß man ein Verfahren, das auf körperliche Störungen, Abwei-
schungen, Krankheiten zugeschnitten ist, nicht einfach auf unangepaßtes Verhalten, das als Phänomen in Rang und Qualität
völlig anderer Art ist, anwenden kann.*

Treten in der körperlichen Sphäre Störungen auf,
dann erlebt der Mensch eine Beschränkung seiner Möglichkeit, durch sein Verhalten seinem Dasein selbständig einen Sinn geben zu können.

In manchen Fällen werden diese Beschränkungen auf
medizinischem Wege behoben werden können, und in anderen nicht. Im letzteren Fall ist eine wirksame Wiederanpassung an die veränderten Umstände wünschenswert, in diesem Zusammenhang wird der Ausdruck "Rehabilitation" verwendet. Der verhaltensbeeinflussende
Aspekt ist im letztgenannten Fall klarer erkennbar
als bei der "Heilung" von einen "instrumentellen"
Leiden. Beim Planen der Verhaltensbeeinflussung wird
man also in erster Linie die - gegenwärtigen und zu-
künfigen - Möglichkeiten und Unmöglichkeiten hinsichtlich der körperlichen Beschaffenheit des betreffenden
Menschen berücksichtigen müssen.

Daß Verhaltensabweichungen auch durch nichtkörper-
liche Faktoren verursacht werden, ist vor allem von
dem Arzt Sigmund Freud, dem Begründer der Psychoanalyse, nachgewiesen worden. Der Einfluß Freuds und
seiner Nachfolger auf das Denken der Psychiatrie, der
Psychologie und anderer Disziplinen ist groß. In den
Jahren nach dem 2. Weltkrieg sind die Sozialwissenschaften (Psychologie, Pädagogik, Soziologie) bei
Fragen der Verhaltensbeeinflussung von Menschen mit
Verhaltensstörungen und -problemen immer mehr betei-

ligt worden. Eins sollte man auf keinen Fall aus den
Augen verlieren: nicht nur die als "Patient" etikettierte Person, die "abweicht", kommt für eine planmäßige Verhaltensbeeinflussung in Frage, sondern auch
die Person, die große Schwierigkeiten mit der Anpassung hat und die dabei entstehenden Probleme nicht
selbständig zu lösen vermag. Psychopathologisch gesehen geht es dabei vornehmlich um "Neurotiker".

Um die Jahrhundertwende begann die Psychiatrie ein
straffes "wissenschaftliches" Diagnosesystem auszu-
bauen, das es möglich machen mußte, jedem Patienten
ein dem Schema entsprechendes Krankheitsbild zuzu-
ordnen. Es hat sich jedoch in der Praxis gezeigt, daß
"Patienten" übrig bleiben, die nicht einzuordnen sind,
und andere während der Behandlung die Kategorie wech-
seln. Der allgemeingültigste Einwand, den man gegen
den Umgang mit einem so starren diagnostischen Schema
vorbringen kann, ist wohl, daß menschliches Verhalten,
auch wenn es gestört ist, nicht auf sinnvolle und zuverlässige Weise zu etikettieren ist.

Augenblicklich wird denn in der Psychiatrie auch
eine individuelle Beschreibung bevorzugt, die sich
nach mehreren Merkmalen der Persönlichkeit, die man
für wichtig hält, und dem beobachteten Verhalten eines "Patienten" richtet. Die Terminologie ist noch
deutlich ein Abkömmling der alten Systematik, was an
und für sich keine Schwierigkeiten zu machen brauchte.
So entspricht man in der Psychopathologie (Lehre vom
abweichenden seelischen Verhalten) von folgenden großen Gruppen (Syndromen):

Psychosen (der Kontakt zur Wirklichkeit ist bei der
betreffenden Person ernsthaft gestört);
Neurosen (sich innerhalb der Persönlichkeit abspielende
Konflikte spielen dabei die Hauptrolle);
Psychopathien (kaum zu definierende Störungen bei der
Anpassung an die gesellschaftlichen Normen, zusammen
mit dem Unvermögen, diese Anpassung noch zu erreichen);
Demenz (Abbau der Hirnsubstanz, wodurch das Verhalten
eingeschränkt und meistens auf Dauer desorganisiert
wird);
Debilität (eine angeborene oder in früher Kindheit erworbene Störung des Gehirns, wodurch einige Verhaltensweisen, Intelligenz, Entwicklungsmöglichkeiten usw.
beschränkt sind).

Es herrschen noch unterschiedliche Auffassungen über
das Entstehen von psychischen Störungen, aber in der
Psychiatrie und Psychohygiene zeichnet sich immer

deutlicher die Tendenz ab, ein Zusammenwirken verschiedener Faktoren (Vererbung, Körperbeschaffenheit,
Persönlichkeitsentwicklung und soziale Umstände) dafür verantwortlich zu machen.

So wird über das "General Adaption Syndrome" gesprochen: Verhaltensproblematik, entstanden aufgrund
der Tatsache, daß es dem Betreffenden aus irgendeinem
Grunde nicht gelingt, eine Anpassungsform bezüglich
der ihn umgebenden Welt zu finden.

Wie die Reaktion auf dies Mißlingen ausfällt, hängt
von zahlreichen Faktoren ab: Veranlagung, soziale Umstände, Erziehung usw. In diesen Rahmen gehört auch
der Begriff der "Frustrations-Toleranz", das ist der
Bereich, in dem ein Mensch seine Versagungserlebnisse
noch ertragen kann, und über die hinaus er in einen
Spannungszustand gerät, der leicht Anlaß gibt, daß
sich Verhaltensabweichungen entwickeln.

Es sind noch folgende Fragen zu stellen:
- Wessen Verhalten soll beeinflußt werden?
- Warum soll sein Verhalten beeinflußt werden, was
  ist daran "unangepaßt"?
- In welche Richtung soll oder kann beeinflußt werden?
- Warum soll gerade ich (Therapeut oder Pädagoge)
  das tun, und nicht ein anderer?

Und wenn dann beschlossen ist, daß der Beeinflussungsprozeß beginnen sollte, hätte man sich die Frage zu
stellen: welche Methode der Verhaltensbeeinflussung
ist angesichts dieser Persönlichkeit, dieser Problematik, dieser Anpassungsschwierigkeiten, dieses Zieles
und - nicht zu vergessen - meiner eigenen Qualitäten
und beschränkten Möglichkeiten hier angezeigt?

Die praktischen Gesichtspunkte bei der Beantwortung dieser Fragen werden anschließend besprochen.

2.2 Optimalisierung des Verhaltens

Es gibt mehrere Möglichkeiten, verhaltensbeeinflussende Methoden einzuteilen. Im vorhergehenden Abschnitt
wurde praktisch der Unterschied zwischen optimalisierend, pädagogisch oder agogisch ausgerichteter Beeinflussung einerseits und normalisierend, therapeutisch
oder behandelnd ausgerichteter Beeinflussung andererseits angedeutet. Dieser Unterschied soll in diesem
und dem nächsten Abschnitt weiterhin angewandt werden.
Dabei beschränken wir uns auf jene Formen der Verhal-

tensbeeinflussung, die dazu dienen, der betreffenden
Person oder Gruppe zu einer "besseren" Gesamtanpas-
sung zu verhelfen. Die einseitig ausgerichteten Methoden, die z.B. in Propaganda, Werbung, einigen Unter-
richtsmethoden usw. angewandt werden, gehören nicht
in diesen Rahmen.

Zweck der zielgerichteten Verhaltensbeeinflussung
ist immer das Erreichen einer optimalen Anpassung.
Das heißt, daß in der gegebenen Situation zwischen
den Wünschen des Einzelnen und denen der Gemeinschaft
eine möglichst große Übereinstimmung zu erreichen ist.
Obwohl das Ziel grundsätzlich dasselbe ist, unterscheiden sich die Ausgangssituationen doch stark von-
einander (siehe Abschnitt 2.1). Die Methodik hängt in
starkem Maße davon ab. Es ist sinnvoll, von zwei großen Gruppen auszugehen:

a Das Ziel ist eine Verbesserung der bereits vorhandenen oder sich entwickelnden Anpassung (Optimalisierung);
b Ziel der Beeinflussung ist eine Änderung des Verhaltens, so daß günstigere Bedingungen für eine
   später zu entwickelnde, optimale Anpassung geschaffen werden (Normalisierung).

In der Praxis kann man nicht immer exakt bestimmen,
welche Art der Verhaltensbeeinflussung nun genau genommen angewandt wird; oft wird es eine Mischform aus
beiden oder die gleichzeitige Anwendung sowohl optimalisierender als auch normalisierender Methoden sein.
Die Letztgenannten werden in Abschnitt 2.3 besprochen.

Die *optimalisierenden Methoden der Verhaltensbeeinflussung*
werden häufig mit *Agogik, Pädagogik, Andragogik* u.a. auf
eine Stufe gestellt.

Innerhalb dieser Gruppen von Methoden ist deutlich
zu unterscheiden zwischen jenen, die quasi von Natur
aus in der Gesellschaft stattfinden, wie Kindererz-
ziehung, Unterricht usw. einerseits, und vorsätzlicher
Beeinflussung in Situationen, in denen der natürliche
Lauf der Dinge nicht optimal vor sich geht, andererseits. Das erstere wird auch "Agogik" genannt, und
das zweite "agogische Aktion". Es handelt sich dabei
u.a. um die soziale Betreuung in Betrieben, Gewerkschaften, anderen Organisationen, der Gesellschaft
als Ganzen, im Bereich der Aus- und Fortbildung, auch
auf dem kulturellen Sektor und zum Teil um Soziale
Fürsorge, die jedoch meistens wieder normalisierender
Art zu sein pflegt (Sozialarbeit, Kinderschutz, Resozialisierung, Psychohygiene) (siehe: van Beugen, 1969).

2.2.1 Erziehung

In Abschnitt 2.1 ist bereits von dem Zustand der Abhängigkeit gesprochen worden, in dem sich das Neugeborene befindet. Es war die Rede von einem Abhängigkeitsverhältnis zwischen Zögling (Kind) und Erziehern (Vater und Mutter oder Pflegeperson). Dieses Abhängigkeitsverhältnis ist ein Informations- und Wirkungsverhältnis. Das Kind ist für die Kenntnisnahme der Welt um sich herum auf seine Erzieher angewiesen, während diese auch bestimmen, welche Wirkungen gewisse Verhaltensweisen haben. Indem sie hiervon konsequent Gebrauch machen, ist es den Erziehern möglich, das Kind sich *sozialisieren* zu lassen: die in der Gemeinschaft geltenden Verhaltensnormen zu übernehmen und anwenden zu lernen. Zu Anfang besteht das darin, daß das Kind eine Anzahl von "Gewohnheiten" erlernt, ohne zu begreifen, warum das so zu sein hat. Die Sauberkeitserziehung und andere Dressurmethoden sind ein Beispiel dafür. In den ersten Lebensjahren entwickelt sich im Kind eine Fähigkeit, die für gewöhnlich mit dem Begriff "Gewissen" bezeichnet wird. Um wirklich zur Sozialisation und zur Anpassung als selbständige Persönlichkeit zu gelangen, ist es erforderlich, über das einfache Wissen: "Dafür werde ich bestraft" hinauszugehen. Dieses Wissen ist durch moralische und ethische Werte zu ersetzen, die im täglichen Leben selbständig angewandt werden können.

Bestrafen und Belohnen

Sigmund Freud sprach vom "Über-Ich", das aus zwei Teilen besteht: dem verbietenden und dem Ideale bestimmenden Teil, auch "Ideal-Ich" genannt. Dem voraus geht die Erziehung des Kindes, die darauf ausgerichtet ist, bestimmte Bedürfnisse beherrschen zu lernen oder überhaupt nicht zu befriedigen. Sexuelle und aggressive Triebfedern trifft dieses Los. Der Schlüssel zur Lösung dieses Disziplinierungsproblems wird fast immer in der Zuhilfenahme von Belohnung und Strafe gesucht. Belohnen pflegt für gewöhnlich nicht viele Schwierigkeiten zu machen, Bestrafen aber umso mehr. Einige Punkte für eine richtig angewandte Straftechnik sind u.a.:

a Man sollte konsequent sein beim Bestrafen (aber auch beim Belohnen von erwünschtem Verhalten);
b Man sollte nicht zu häufig bestrafen, um zu verhindern, daß es zu einer Routineangelegenheit wird, die ihre eigentliche Bedeutung verliert;

c   Es sollte so schnell wie möglich nach der "fal-
    schen" Handlung bestraft werden. Das Kind muß die
    Verbindung zwischen der Unerwünschtheit des gezeig-
    ten Verhaltens und den unangenehmen Folgen in Form
    der Strafe herstellen können;
d   Man sollte den *Zusammenhang* zwischen der auferlegten
    Strafe und der Unerwünschtheit der Handlung auch
    noch auf andere Weise scharf im Auge behalten. Man
    kann die Herstellung des Zusammenhanges durch münd-
    liche Erklärung fördern, aber manchmal ist das
    nicht möglich, und es wird eine Frage des "fühlen
    lassen".
    Kann das Kind aus irgendeinem Grund den Zusammen-
    hang nicht herstellen, dann sollte man selbstver-
    ständlich überhaupt nicht strafen. Auch hat es nur
    Sinn zu strafen, wenn das Kind die Handlung bewußt
    ausgeführt hat und sich im Augenblick der Bestra-
    fung noch daran erinnern kann;
e   Die meisten Strafen erweisen sich erst als wirk-
    sam, wenn eine in den Augen des Erziehers *bessere*
    Alternative dabei *angeboten* wird. Einzig und allein
    nur bestrafen hat nichts anderes zur Folge als Ver-
    haltenshemmung und führt nicht zu der gewünschten
    Sozialisation im Verhalten des Kindes;
f   Eine Strafe, die Angst im Kinde hervorruft, er-
    weist sich als nicht oder viel weniger wirksam.
    Angst nimmt dem Kind (und dem Erwachsenen) die Mög-
    lichkeit, ein Gleichgewicht wiederzuerlangen und
    sich konstruktiv wieder einzuordnen. Dabei wird dem
    Vertrauensverhältnis, das zwischen den Erziehern
    und dem Kind besteht, durch eine ängstliche Reak-
    tion des Kindes geschadet, wodurch es den Erzieher
    als bedrohlich erleben kann. Der Einfluß des Er-
    ziehers kann dadurch bedeutend geringer werden.
    Die auf rechte Weise angewandte Strafe fällt denn
    auch unmittelbar mit einer angstnehmenden Handlung
    des Erziehers zusammen;
g   Kinder versuchen manchmal ihren Erzieher zu manipu-
    lieren.

Man kann sich gut vorstellen, daß manche Erzieher
ihren Kindern oder Schützlingen wohl sehr viel Veran-
lassung dazu geben. Bei einigen Kindern, z.B. geistig
Behinderten, geschieht das ziemlich häufig dadurch,
daß sie bei sich selbst u.a. "Anfälle" auslösen,
hysterische oder Wutanfälle bekommen. Als die wirk-
samste Haltung erweist sich diejenige, die dem Kind
keine Möglichkeit bietet, seinen Willen auf diese
Weise durchzusetzen. Andererseits sollte man das Kind

nicht abweisen oder ihm wenigstens nicht das Gefühl
geben, abgewiesen zu werden. Später könnte man versuchen festzustellen, was Ursache oder Anlaß für dies
Verhalten gewesen ist, und man sollte es dann, falls
möglich, mit dem Kinde durchsprechen. Das Kind sollte
im gegebenen Augenblick selbst erklären, was gesellschaftlich gutes oder erwünschtes Verhalten und was
falsch oder unerwünscht ist. Dazu wird das Kind imstande sein müssen, um:

1 den Folgen, die seine Handlungen haben könnten,
vorzugreifen (Antizipation);
2 sich selbst zu korrigieren und sich selbst dazu zu
bringen, erwünscht zu handeln;
3 das eigene Verhalten den geltenden Normen entsprechend zu beurteilen und zu würdigen.

Im allgemeinen kann davon erst die Rede sein, wenn
das Kind einigermaßen in der Lage ist, sich damit zufrieden zu geben, daß eine Bedarfsbefriedigung aufge-
schoben wird. Dieses Vertragen-können bezeichnen wir
als *"Frustrations-Toleranz"*. Diese Toleranz nimmt mit dem
Älterwerden für gewöhnlich zu, aber auch im Leben des
Erwachsenen gibt es gewöhnlich Augenblicke, in denen
die Toleranzgrenze überschritten wird, woraufhin das
Verhalten in den meisten Fällen zumindest problematisch wird.

Orthopädagogik

Für eine Anzahl Kinder gilt, daß sie infolge Behinderung nicht imstande sind, sich auf die übliche Weise zu anpassungsfähigen Erwachsenen zu entfalten.
Manchmal mag diese Behinderung so geringfügig sein,
daß mit einfachen Hilfsmitteln vielen der Beschränkungen abzuhelfen ist. Anders liegt der Fall bei Kindern, die durch die Störung ihrer körperlichen Beschaffenheit (Sinnesorgane, Motorik, zentrales Nervensystem usw.) dermaßen eingeschränkt sind, daß sie immer auf die Hilfe anderer angewiesen sein werden. Der
Erzieher hat sich dann den Beschränkungen des Kindes
anzupassen. Versucht man wider besseres Wissen, den
"normalen" Idealzustand zu erreichen, dann erdrückt
man den Behinderten zu einem wirklich "armen Schluk-
ker", womit man ihn alles andere als Gerechtigkeit
widerfahren läßt. Der Behinderte seinerseits mag natürlich in manchen Situationen die Neigung verspüren,
seine Behinderung auszunutzen, etwas, vor dem man sich
auch hüten sollte, weil es mitmenschliche Beziehungen
dort auf die "abhängige" Seite hinüberzieht, wo es

nicht erforderlich ist. Man sollte sich immer *nur so weit wie nötig* an die Begrenzung, die das instrumentelle Handikap darstellt, anpassen. Im übrigen und generell sollte man dem Behinderten wie einem grundsätzlich "Normalen" gegenübertreten.

Normalerweise ist es erforderlich, daß ein Therapeut von den Gegebenheiten der zu beeinflussenden Person oder Gruppe, so wie sie sich in der Ausgangssituation darstellen, ausgeht. Ein Beispiel dafür ist die Situation, in der man mit Kindern arbeitet, die sich vor, während oder nach der Geburt einen cerebralen Schaden (sog. frühkindliche Hirnschäden) zugezogen haben. Viele dieser Kinder wurden früher wegen ihrer Anpassungsschwierigkeiten als "schwachsinnig" diagnostiziert, obwohl sie das durchaus nicht immer sind. Die wichtigsten und auffallendsten Erscheinungen eines geringfügigen cerebralen Schadens sind u.a.: übermäßige Aktivität; Wiederholungszwang; das Unvermögen, Gegenstände als Ganzes zu erkennen; Umkehrung von Figur-Hintergrundbeziehungen bei der Wahrnehmung und mangelhaftes Zusammenwirken zwischen verschiedenen Muskelgruppen. Beim Unterricht fällt vor allem das mangelhafte Konzentrationsvermögen auf.

Cruickshank (1967) ist der Ansicht, daß man in erster Linie davon ausgehen sollte, daß das Kind diese erworbene Störung nun einmal hat, ohne daß es selbst etwas daran ändern kann und ohne daß wir als Erzieher diese zu beseitigen vermögen. Wohl können wir, ausgehend von den Beschränkungen und ihren Folgen, versuchen, dem Kind eine ihm gemäße Pädagogik und Didaktik anzubieten, deren Hauptpunkt ist: eine reizarme Umgebung, so daß das Kind nicht unnötig abgelenkt wird.

Die Orthopädagogik von geistig Behinderten erfordert angesichts der Komplexität des Erscheinungsbildes "Schwachsinn" eine gesonderte Besprechung. Zielsetzung und Vorgehen sind stark abhängig von der Frage: Was ist geistige Behinderung? Die gebräuchlichste Auffassung hiervon ist, daß es sich um angeborene oder in früher Kindheit erworbene Störungen der psychischen Funktionen handelt, die sich als Intelligenzmangel äußern kann, fast immer aber auch zur Folge hat, daß die Möglichkeiten zur sozialen Anpassung beschränkt sind. Sie beruht auf einer Störung im zentralen Nervensystem des Kindes, die selten oder nie aufgehoben werden kann.

Die Entwicklungsmöglichkeiten eines geistig Behinderten müssen deshalb als geringer angesehen werden,

insoweit darunter verstanden wird: die Möglichkeit,
zu einer "normalen" Anpassung zu kommen.

Das schließt nicht aus, daß nicht doch große Entwicklungsmöglichkeiten vorhanden sind, vor allem bei
den weniger Behinderten. Diese Entwicklung innerhalb
der gegebenen Grenzen zu fördern, ist denn auch die
Aufgabe der Erzieher. Deshalb wird auch von einer optimalisierenden, und nur höchst selten von einer normalisierenden Behandlung gesprochen. Das letztere ist
in gewisser Hinsicht wohl auf den Nachdruck zurückzuführen, der notgedrungen noch immer auf die Disziplinierung des Verhaltens von "Schwachsinnigen" gelegt
wird.

Obwohl ein disziplinierendes Verhaltenstraining
auf den Betrachter immer einen ziemlich normalisierenden Eindruck macht, hat auch dieser Aspekt der Erziehung bei vielen geistig behinderten Kindern eine optimalisierende Wirkung. Durch ihre Störung können sie
ihr Verhalten oft nicht oder nur mühsam organisieren,
regulieren und integrieren, wohingegen eine von anderen auferlegte Disziplinierung dem sich nicht selten
bedroht fühlenden Kind viel Klarheit und Sicherheit
zu bieten vermag.

Es hat sich gezeigt, daß die Regeln beim diszipli-
nierenden Eingreifen in der Praxis die gleichen sind,
wie sie auch bei der Erziehung von "normalen" Kindern
angewandt werden. Der Unterschied der Erziehung behinderter und nicht-behinderter Kinder ist jedoch, daß es
von vorherein als ausgeschlossen angesehen werden muß,
daß eine selbständige Anpassung (das Ziel der "üblichen"
Erziehung) bei geistig Behinderten angestrebt werden
könne. Gerade, weil die Behinderung nicht nur instrumenteller, sondern vor allem integrativer, regulativer
Art ist, sollte eine konstante, optimalisierend ein-
gestellte Betreuung des geistig Behinderten durchgeführt werden, auch über die Erreichung der gesetzlichen Volljährigkeit hinaus. Es ist dabei vor allem
wichtig, daß Erzieher und Eltern einen Kompromiß schließen zwischen Aktivierung und Stimulierung einerseits
und Selbständigkeit des "Schützlings" andererseits.

Bei einer weiteren Gruppe von Kindern, deren Erziehung sich problematischer gestaltet, als das für
gewöhnlich der Fall ist, handelt es sich um Kinder mit
Anpassungsschwierigkeiten, die *nicht die Folge körperlich* ver-
ursachter Behinderungen sind, *sondern psychischen und sozialen Lebensumständen* zugeschrieben werden müssen. Man
kann dabei an Kinder denken, die in ihren ersten Lebensjahren gefühlsmäßig vernachlässigt wurden, in

einer "sozial unterprivilegierten" Umgebung aufwuchsen usw. Manchmal ist es erforderlich, diese Kinder in einer besonderen Einrichtung unterzubringen, weil das elterliche Milieu ihnen zu wenig oder gar keine Entwicklungsmöglichkeiten bietet. In vielen Fällen - auch wenn ein solches Kind zu Hause bleibt - pflegt die Familienfürsorge seine Betreuung (und die der Familie) zu übernehmen. Manchmal scheint die Unterbringung in einer Pflegefamilie die gegebene Lösung zu sein, obwohl auch das viele Probleme mit sich bringen kann. Nicht jedes Kind eignet sich dazu, und nicht jede Familie ist auch eine geeignete Pflegestätte für solche Kinder. Als besonders schwierig erweist es sich, verschiedene Arten sozialer Anpassung, die sich im Leben eines Menschen ergeben, innerhalb einer Pflegefamilie zu einem gleichmäßigen Ganzen sich integrieren zu lassen (siehe: van Spanje, 1968).

Für Kinder in einer Anstaltssituation gilt dies alles in noch viel stärkerem Maße. Sozial gesehen handelt es sich bei einer Anstalt (Einrichtung) um eine stark einengende Situation, die zu reduzierter, beschränkter Anpassung führen kann, von der sich später herausstellt, daß sie nicht viel mehr war als eine oberflächliche Scheinanpassung (Konformismus).

Eines der am häufigsten geäußerten Bedenken gegen die Erziehung von Kindern in Heimen und Anstalten ist, daß der Heimaufenthalt zur affektiven Verwahrlosung des Kindes führe, wodurch dem später Erwachsenen die Anpassung erschwert wird.

Der *Bowlby-Report* ist eine der bekanntesten Publikationen zu diesem Thema gewesen: Der Bericht kam zu dem Schluß, daß die mütterliche Zuwendung für ein Kind notwendig ist, damit es später zu einer positiven sozialen Anpassung gelangen kann. Ohne die mütterliche Fürsorge in den allerersten Lebensjahren entbehrt ein Kind das Geborgenheitsgefühl, das die notwendige Grundlage einer angepaßten emotionalen Entfaltung bildet. Das Kind, einmal erwachsen geworden, wird das dadurch zum Ausdruck bringen, daß es nicht imstande ist, gefühlsmäßige tiefere Bindungen zu anderen einzugehen, anderen keine echten Gefühle entgegenzubringen, noch von ihnen entgegennehmen zu können usw.

Kinderheime würden durch ihre Erziehungssituation dies alles zuwege bringen, weil die Erzieher dort doch nicht die Fürsorge und Liebe, die die richtige Mutter gibt, für die ihnen anvertrauten Kinder aufbringen können[5].

5 Zur Vertiefung dieser Problematik lese man A. Freud und D. Burlingham: "Heimatlose Kinder", S. Fischer, Frankfurt a.M. 1971 und R. Spitz: "Die Entstehung der ersten Objektbeziehungen", Klett, Stuttgart 1973[3]. (Anm.d.Bearb.)

Andere Forscher haben in den Jahren nach dem 2. Weltkrieg Anmerkungen hierzu gemacht und auch die Schluß-
folgerungen korrigiert. So kann man fragen, ob bei
der biologischen Mutter die mütterliche Liebe wohl immer in gleich starkem Maße vorhanden ist. Man kann
wohl davon ausgehen, daß bei einem Menschen mit affektiven Hemmungen und Störungen von einem viel allgemei-
neren, tieferliegenden Mangel gesprochen werden muß.
Das Entbehren der mütterlichen Fürsorge ist dann nur
eine Äußerung davon, und zwar in dem Sinne, daß man
sich nicht aufgehoben fühlt in einer sozialen emotionellen Situation, in der ein oder mehrere Erzieher
einem das zuverlässige Gefühl geben, daß man sicher
ist und bei Gefahr oder Bedrohung auf sie als Beschüt-
zer und Helfer zurückgreifen kann. Dieses *Urvertrauen*
kann wahrscheinlich auch von berufsmäßigen Erziehern
verwirklicht werden. Was sich daneben als sehr wichtig
erweist, ist die bereits erwähnte Konsequenz bei der
Erziehung eines Kindes.
　Abgesehen von diesen Einwänden gegen Einrichtungen
zur Erziehung von Problemkindern hat man es auch noch
immer mit den negativen Einflüssen der Verflachung,
der Entpersönlichung ("zur Nummer werden"), einer gewissen "Kälte" und "Sterilität" zu tun, die berufs-
mäßiges Erziehen in der Institution leider beinahe
unentrinnbar mit sich bringt.
　So ist denn auch in der Orthopädagogik die Tendenz,
die zu großen Einrichtungen durch kleinere Einheiten
zu ersetzen, in denen es möglich ist, eine mehr dem
Familienleben ähnelnde Struktur zu verwirklichen, wodurch die emotionell-affektive Entfaltung auch "natur-
getreu" (lies:gesellschaftsgetreuer) verlaufen kann
(Brown in Kanada hat u.a. damit experimentiert). Damit
kommen wir zu einem wichtigen Aspekt: nämlich der
Situation, in der man die Beeinflussung als solche
anwendet, sowie auch der Perspektive, die der zu beeinflussenden Person aus dieser Situation heraus geboten werden kann.
　Heutzutage wird immer mehr eingesehen, daß bei einer instituionellen Erziehung stark mit den Einflüssen
gerechnet werden muß, die das Heim als soziale Situation auf die individuelle Beeinflussung ausübt. Bei
einem planmäßigen Einsetzen der Verhaltensbeeinflussung in einer Einrichtung hat man also gleichzeitig
die Beeinflussung, die von der sozialen Einrichtung
"Anstalt" ausgeht, zu beachten.

2.2.2 Agogische Aktion

Unter "agogische Aktion" kann verstanden werden (van
Beugen, 1969): "eine 'künstliche' Beziehung, die absichtlich dort hergestellt wird, wo die natürlichen
Lebenszusammenhänge in irgendeiner Hinsicht fehlen".
Diese Form der Verhaltensbeeinflussung unterscheidet
sich z.b. grundsätzlich von der Erziehung von Kindern
durch ihre Eltern dadurch, daß agogische Aktion als
Hilfe dort eingesetzt wird, wo in der Alltagssituation
etwas schiefgegangen ist oder schiefzugehen droht. In
den Vereinigten Staaten ist die Erforschung der agogischen Aktion, dort "planned change" genannt, vor
allem durch das bahnbrechende Werk des Psychologen
Kurt Lewin vorangekommen. Seine Beschreibungen des
Verhaltensveränderungsprozesses, als solcher geplant
mit dem Ziel der Optimalisierung von Verhalten, bezogen sich ursprünglich auf Gruppen.

Später wurde daraus eine allgemeine Charakteristik
von Verhaltensänderungsprozessen abgeleitet, die im
Prinzip für jede Optimalisierungs- und Normalisierungs-
methode gelten kann. Sie soll im folgenden besprochen
werden:

1. Weil die zu beeinflussende Instanz nicht immer eine
Person zu sein braucht, spricht man von einem "Klienten" oder einem "Klientensystem", dem im Schema der
"Hilfeleistende" oder das "hilfeleistende System" gegenübersteht (amerikanisch: "change agent"). Lippitt
und Mitarbeiter sind davon ausgegangen, daß der Hilfeleistende immer außerhalb des Klientensystems steht.
Aber Bennis und Mitarbeiter haben dem entgegengehalten,
daß das durchaus nicht immer so zu sein braucht: manche Systeme verfügen selber über mögliche Hilfsquellen. Das Klientensystem muß auf jeden Fall über eine
Art eingebauten "change agent" verfügen, um sich an
veränderte Umstände anpassen zu können. Fehlt dem
Klientensystem eine derartige "selbstnormalisierende"
Fähigkeit, dann bleibt eine optimalisierend eingestel-
lte Verhaltensbeeinflussung ohne Erfolg; man wird die
normalisierende Aufgabe gleichsam "im Namen" des Klienten übernehmen müssen. In der Praxis findet sich
dies vor allem in der Anstalts-Psychiatrie.

2. Obwohl der Klient manchmal klar erkenntlich zu sein
scheint, ist dies im Verlauf des Beeinflussungsprozeßes nicht immer genauso deutlich der Fall. Verschiedene psychosoziale Systeme sind so eng miteinander
verwoben, daß man nicht mehr genau erkennen kann, wer

oder was nun eigentlich das Klientensystem bildet. Es ist z.B. nicht von vornherein ersichtlich, ob bei Erziehungsschwierigkeiten das Kind oder die Beziehung zwischen Kind und Eltern, nur die Eltern gemeinsam oder jeder für sich allein Klient sind. Die Konstellation kann sich auch während des Beeinflussungsprozeßes ändern.

Eine ähnliche Problemstellung findet man auch in der Frage nach der Effektivität der Psychotherapie im alltäglichen Verhalten des Klienten wieder. Schließlich sind Alltagssituationen mit der klassischen psychotherapeutischen Situation in kaum einer Hinsicht vergleichbar.

3. In allen agogischen Beziehungen zwischen Klient und hilfeleistendem System ist von "Macht" die Rede, die der Hilfeleistende über den Klienten ausübt. Manche Menschen haben in diesem Zusammenhang Bedenken gegen das Wort "Macht", und doch muß dem Wesen nach von einem auf Machtausübung gegründeten Abhängigkeitsverhältnis gesprochen werden. Bei vielen Streitigkeiten zwischen den Vertretern der Psychotherapie-Schulen geht es gerade um diesen Punkt der Machtausübung.

4. Die einzelnen Phasen im Verhaltensbeeinflussungsprozeß wurden von Kurt Lewin wie folgt beschrieben:
- das "unfreezing" oder "Auftauen" des angetroffenen Verhaltensmusters beim Klienten;
- das "moving" in Richtung eines neuen, erwünschten Funktionsniveaus (lies: bessere Anpassung);
- das "freezing": die Konsolidierung des neu gefundenen Gleichgewichtes;
Dieser Phasenverlauf ist von anderen Autoren weiter aufgegliedert worden:

a *Die Ergründung bzw. Entwicklung des Änderungsbedürfnisses beim Klientensystem.* Man kann mit einer bestehenden Situation unzufrieden sein, innerhalb des Klientensystems kann hinsichtlich des Verhaltens ein Konflikt zwischen Norm und Wirklichkeit bestehen, dann übt die Außenwelt Druck aus, etwas dagegen zu unternehmen, oder man muß als Folge der fortschreitenden Entwicklung und Anpassung einsehen, daß Unterstützung nötig ist, um auf dem rechten Wege bleiben oder dorthin gelangen zu können. Nicht jeder Klient hat die eigene Motivation gleich deutlich vor Augen, und dies gilt für den Hilfeleistenden in gleichem Maße. Dieser wird sich bei seinem Entschluß, jemandem zu helfen oder nicht, selbstverständlich über das Mögliche und Unmögliche, das Gewünschte und Unerwünschte, gründlich klarwerden müssen;

b *Es muß eine Diagnose gestellt werden.* In manchen Fällen
wird dies allein Sache des Hilfeleistenden sein,
der seine Befunde schriftlich festhält, aber es
ist auch möglich und manchmal wünschenswert, die
Diagnose zusammen mit dem Klienten zu stellen. Es
ist dann eine reelle, gemeinsame Basis für den Beeinflussungsprozeß vorhanden;

c *Strategiebestimmung;*

d *Die Veränderung wird bewußt und planmäßig angestrebt;*

e *Die Phase der Stabilisierung des Erreichten und dessen Ausstrahlung auf andere Verhaltensgebiete.* Man kann versuchen,
im Klientensystem neue, stabilisierende Kräfte zu
entwickeln: man kann im Klienten vorhandene Kräfte
stimulieren, und natürlich kann man auch versuchen,
Kräfte, die das Gleichgewicht stören, zu bekämpfen;

f *Bewertung des Prozesses und seiner Resultate.*
In Kapitel 5 werden wir in Verbindung mit dem arbeitstherapeutischen Vorgehen darauf zurückkommen.

5. Klienten haben häufig nur einen mangelhaften Überblick über die Konsequenzen ihrer Initiative zur Verhaltensänderung. Im wesentlichen hat man es immer mit
einem *Widerstand* gegen Veränderungen zu tun. Einmal
erworbene (Schein)-Sicherheiten werden nicht gern wieder preisgegeben. In der Psychiatrie hört man in diesem Zusammenhang hin und wieder die Meinung: Der Patient ist für eine Behandlung nicht motiviert. Es wird
dabei gelegentlich vergessen, daß ein Klient nicht
motiviert sein kann für etwas, das er nicht kennt
oder, wenn er schon etwas davon versteht, kaum überblicken kann.
Weil dieser Widerstand natürlich ist, sollte man
sich am besten damit abfinden und eine Beeinflussungsmethode bevorzugen, die den Nachdruck darauf legt, die
Kräfte, die sich der gewünschten Veränderung entgegen-
stellen, zu beseitigen.
Dies senkt für gewöhnlich das Spannungsniveau des
Klienten (beim Einzelnen wie in der Gruppe). Dagegen
hat sich gezeigt, daß eine Verstärkung der auf Veränderung eingestellten Kräfte das Spannungsniveau des
Klienten erhöht, mit allen negativen Folgen.

Beispiele:

Beispiele von agogischer Aktion in der Praxis sind
(soweit es sich um optimalisierende Techniken handelt):
soziale Begleitung in der Betriebs- und Jugendarbeit

und anderen organisatorischen Situationen, Kulturar-
beit, Bildungswerk, Sozialpädagogik im weitesten Sinne, und zum Teil auch die Sozialarbeit, die Psycho-
und Sozialhygiene.
  Die Methode der sozialen Begleitung kann darin bestehen, Gruppen oder Organisationen beizustehen, die
mit ihren Arbeitsmethoden, ihrer Personalpolitik, den
Beziehungen des Personals untereinander usw. Probleme
haben. Eine Methode, die häufig angewandt wird, um den
agogischen Prozeß intensiver zu gestalten, als dies
für gewöhnlich der Fall ist, ist das *Sensitivitätstraining*.
Diese Methode ist kurz nach dem zweiten Weltkrieg am
Institut des Kurt Lewin in den Vereinigten Staaten
entwickelt worden. Das Ziel ist: daß die Teilnehmer
eine größere Sensibilität bei der Beobachtung anderer
Menschen entwickeln und daß sie lernen, allerlei Kräfte zu erkennen, die im sozialen Umfeld zwischen Gruppe
und Individuum wirksam sind ("Interaktionen").
  Selbstverständlich ist beabsichtigt, daß die Teilnehmer, nach Hause gekommen, etwas mit den neuen Errungenschaften anzufangen wissen. Das ist eine schwierige Angelegenheit, um so mehr, als die Gesellschaft
der Sensibilität als "Gefühlssache" wenig Spielraum
läßt. Man ist nur allzu oft gezwungen, das unsensible,
kühle Spiel mit den anderen mitzuspielen, der Sensi-
tivität zum Trotz. Das schließt nicht aus, daß das
Sensitivitätstraining in seiner ursprünglichen Form
eine wertvolle Methode ist, um Menschen ein feedback
(Rückkopplung) ihres eigenen, öffentlich wahrnehmbaren
Verhaltens zu verschaffen, besonders dann, wenn diese
Menschen in der Lage sein wollen, anderen zu helfen.
Einerseits genießt das Sensitivitätstraining einen
zweifelhaften Ruf als "seelischer Striptease" und als
Ursache von "breakdowns" (Überschreiten der Frustrations-Toleranz), andererseits ist in den letzten Jahren eine Woge der Anwendung des Begriffes "Sensitivitätstraining" für allerlei durchdachte oder nicht
durchdachte experimentell anmutende Techniken zu beobachten, die sich mit "Gruppendynamik" und "Gruppen-
erleben" usw. befassen. Es hat den Anschein, daß neben der Sucht nach chemischen Verhaltensbeeinflussern
(Drogen, Alkohol) eine Art gruppendynamischer Sucht
im Entstehen ist.
  Man kann auch nach "Anpassung" auf einem begrenzten
Funktionsgebiet streben, z.B. wenn es um die Berufs-
ausübung als Pfleger oder Pflegerin in einem Krankenhaus geht. Das Sensitivitätstraining wäre hier besser
durch ein "in-service-training" zu ersetzen, das in-

nerhalb der bestehenden Arbeitssituation realisiert
wird. In der Praxis z.B. kann man das in den Versuchen
wiederfinden, aus Teilen psychiatrischer Anstalten
sogenannte "therapeutische Gemeinschaften" nach dem
Vorbild von Maxwell Jones in Großbritannien zu machen.
Dadurch, daß auf demokratische Entscheidungsstruktu-
ren, Teilnahme aller Beteiligten an der Beschlußfassung, die Organisation von "living-learning"-Situa-
tionen Wert gelegt wird, versucht man, ein besseres
Funktionieren jedes Mitglieds des Personals zu erreichen. Die Praxis lehrt, daß die Theorie oft zu
schön ist: Viele Faktoren hat man nicht im Griff, der
Widerstand gegen Veränderungen ist oft unüberwindlich
groß, und es ist oft schwierig, einen Überblick über
die Gesamtsituation zu erlangen. Daneben sind nicht
alle Mitarbeiter gleich stark daran interessiert, an
Veränderungen mitzuwirken.

2.3 Normalisierung des Verhaltens

Wie am Anfang des Kap. 2.2. bereits dargelegt, ist die
normalisierende Verhaltensbeeinflussung von der optimalisierenden dadurch zu unterscheiden, daß man sich
den Ausgangspunkt der Beeinflussung und deren Ziel vor
Augen hält. Bei der optimalisierenden Arbeitsweise
wird versucht, eine sich entwickelnde Anpassung derartig zu beeinflussen, daß sie schließlich optimal
wird; das normalisierende Befassen mit dem Verhalten
hat zum Ziel, es so umzuformen, daß günstigere Voraussetzungen für eine später zu entwickelnde, optimale
Anpassung entstehen. Selbstverständlich laufen diese
Arbeitsmethoden in der Praxis auch gelegentlich inein-
ander.

2.3.1 Einleitung

Die Geschichte der normalisierenden Methoden weist eine Vielfalt von Möglichkeiten auf, denen bis heute
praktisch der Zusammenhang fehlt.
Bis zum neunzehnten Jahrhundert war kaum die Rede
davon, den Einzelnen zielgerichtet zur Anpassung an
die gesellschaftlichen Normen zu beeinflussen. Man
zwang den sich schlecht anpassenden Menschen die Rolle des Dorftrottels, der Hexe, oder was es sonst noch
gab, zu spielen. Jene, die die Normen so deutlich

überschritten, daß die Gesellschaft sie als unmittelbare Bedrohung ansehen mußte, wurden schon immer in solchen Anstalten wie Gefängnissen abgesondert. Seit einigen Jahrhunderten bestehen auch für die, die Scheff als "residual Abweichende" bezeichnete, besondere Unterbringungseinrichtungen, die wie Gefängnisse eine räumliche und soziale Isolierung mit sich bringen (Mauern, Zäune, Beschränkungen der normalen Bewegungsfreiheit und a.m.).

Nun zeichnete sich kurz nach der Französichen Revolution ein Umbruch ab. Der französische Psychiater Pinel und andere versuchten, das Ganze etwas menschlicher zu gestalten. Er unternahm den ersten Versuch, die "armen Irren" in Richtung Anpassung zu beeinflussen. Im Lauf des vorigen Jahrhunderts stürzte sich die Medizin auf die Problematik der Anpassung, was zur Folge hatte, daß eine mangelhafte Anpassung als körperliche Krankheit (meist des Gehirns) angesehen und beschrieben wurde. Nach Conolly und anderen, die in der Behindertenfürsorge das Prinzip von möglichst wenig Zwang und Freiheitsbeschränkung eingeführt hatten, meinten Neißer und andere, daß der gestörte Mensch in seiner Eigenschaft als Kranker am besten im Bett zu pflegen sei. Daß man an die Problematik des unangepaßten Verhaltens mit derart medizinischem Standpunkt herangegangen ist, hat die weitere Entwicklung deutlich geprägt.

Nicht abzuleugnen ist, daß um die Jahrhundertwende und danach einige Mediziner wichtige Beiträge zur Entwicklung einer Alternativbehandlung geliefert haben. Zu ihnen gehörte Sigmund Freud, der anfing, den Nachdruck auf die Verhaltensaspekte an sich zu legen. Er entwickelte seine psychoanalytische Theorie, indem er davon ausging, daß der sich schwer anpassende Mensch (Freud beschäftigte sich hauptsächlich mit Neurotikern) sich in der frühen Kindheit ein Psychotrauma (man könnte sagen: eine psychische Verletzung) zugezogen habe. Dieses Psychotrauma würde er nicht verarbeitet und in seine Persönlichkeit integriert haben. Das traumatische Erlebnis wieder ins Bewußtsein zu rufen, so daß es nachträglich verarbeitet und noch integriert werden kann, ist das Ziel der psychoanalytischen Behandlungsmethode. Andere analytische Methoden haben dieses Material auf die eine oder andere Art in ihre Verfahren übernommen.

Nach dem Vorbild des Deutschen Hermann Simon wurden agogische Elemente von Medizinern in psychiatrischen Einrichtungen eingeführt. Diese "aktivere Therapie" ist historisch als Reaktion auf die passive Bettpflege um die Jahrhundertwende anzusehen. In Simons Gedankengang stand anfangs der Umerziehungsgedanke stark im Mittelpunkt, was an sich bereits moralistisch anmutet, genau so wie die "rein medizinische" Auffassung des Anpassungsproblems. Doch war diese Auffassung ein deutlicher Vorstoß in Richtung eines Vorgehens, das das Sich-(wieder)-Anpassen des gestörten Menschen zum Ziel hatte.

Einen deutlichen Schritt vorwärts machte Maxwell Jones, der kurz nach dem Zweiten Weltkrieg die Idee der "therapeutischen Gemeinschaft" aufbrachte. Dabei wird ein wirkungsvolleres Behandlungsergebnis der psychiatrischen Anstalten angestrebt (siehe: Bierenbroodspot, 1969).

Wenige Jahre nach dem Zweiten Weltkrieg kamen die Psychopharmaka in Gebrauch, Medikamente, die das Verhalten in einer Richtung, die dem verabreichenden Arzt wünschenswert erscheint, beeinflussen. Mit deren Einführung konnten die Vorstellungen bezüglich der aktiveren Therapie realisiert werden, da den in den Anstalten verbleibenden Patienten mittels der Medikation zu einer Änderung ihrer Verhaltensweisen verholfen werden konnte, so daß sie befähigt wurden, sich der Arbeitstherapie, der kreativen Therapie usw. zu unterziehen. Dieses kombinierte Verfahren war die Voraussetzung dafür, daß in den vergangenen Jahrzehnten immer mehr Menschen aus den psychiatrischen Anstalten entlassen werden. Die Anzahl der Wiederaufnahmen kurze Zeit nach der Entlassung nahm jedoch stark zu, so daß man wohl zu dem Schluß kommen mußte, daß noch etwas fehlte. Das Fehlende wurde in der schwierigen gesellschaftlichen Wiedereingliederung des Betreffenden gesehen: der Grund für die Entstehung der "Sozialpsychiatrie". Zu Anfang richteten die Bemühungen sich hauptsächlich auf die begleitende Hilfe für entlassene Patienten, aber nach und nach wurde es auch als Aufgabe angesehen, die zurückbleibenden Familienmitglieder zu betreuen, für Prävention zu sorgen usw.

Im Lauf der sechziger Jahre entstanden Gegenströmungen, die sich vor allem gegen die vorherrschenden Denk- und Entscheidungsgefüge des Gesundheitswesens im weitesten Sinne richteten. Ein wichtiger Aspekt der Entstehung dieser Gegenströmungen war zweifellos die Übernahme der Sozialwissenschaften wie Psychologie, Soziologie und Agogik in den Bereich der Medizin.

Neben der Anstaltsbehandlung entstand vor allem nach Freud eine ambulante, nicht in der Isolierung

stattfindende Beeinflussungsart, die hautpsächlich
für die neurotische Problematik bei Menschen gedacht
ist, die für sich und/oder andere nicht so störend gefährdet sind, daß sie eingewiesen werden müssen.
Dabei mag man sich die Frage stellen, ob hier noch
zu Recht von einer mangelhaften Anpassung gesprochen
werden kann. Wir haben jedoch die Grenzen unserer Definition von "Anpassung" so weit gesteckt, daß auch
diese Menschen als "anpassungsproblematisch" angesehen werden können. Denn in solchen Fällen entfalten
sich die Menschen ja nicht "als selbständige Persönlichkeit auf eine Weise, die akzeptabel ist für sie
selbst (und für die Gesellschaft)". Methoden zur Verhaltensbeeinflussung derartiger Menschen werden selbstverständlich eher optimalisierend als normalisierend
ausgerichtet sein.

2.3.2 Somatische Therapien

Verhaltensnormalisierende Methoden werden häufig in
Übereinstimmung mit dem medizinischen Sprachgebrauch
Therapien genannt; darum nennt man körperlich eingreifende Methoden wohl auch "somatische Therapien"
(soma - Körper). Grund genug für die Annahme, daß in
medizinischen Denkmustern diese Methoden eine große,
wenn nicht gar die größte oder die einzige Rolle
spielen.
Die ältesten Methoden waren diejenigen, die die
körperliche Bewegungsfreiheit des Klienten *beschränkten oder*
aufhoben (Zwangsjacken, Spannlaken usw.). Diese Mittel
(Fixierung) werden heute noch angewandt, wenn der
Klient dermaßen erregt oder enthemmt ist, daß er eine
Gefahr für sich oder seine Umgebung darstellt. Die
Anwendung dieser Methoden geht historisch gesehen von
einer Verteidigungshaltung gegenüber dem Klienten aus.
Der Grundgedanke scheint zu sein: Die "Verrücktheit"
ist soweit wie möglich einzuschränken. Bereits Conolly
und andere ("no restraint") haben das Negative dieser
Verhaltenseinschränkung eingesehen, durch die Anpassung ausgeschlossen wird.
Eine etwas weniger gewalttätig anmutende Methode
ist die der "chemischen Zwangsjacke", nämlich in der
Form eines "Cocktails". Dieser wird gespritzt oder
oral verabreicht. Wenn er wirkt, wird der Klient
schnell ruhiger und fällt dann meistens in einen tie-
fen Schlaf. Es ist nicht unüblich, den Klienten in
einer solchen Situation gleichzeitig isoliert unter-

zubringen, so daß er keine Gelegenheit hat, sich zu
verletzen oder etwas zu zerstören. Leider sind diese
Methoden noch immer erforderlich (wie negativ sie
auch sein mögen), weil Menschen in einen Zustand geraten können, der es ihnen unmöglich macht, ihre eigene Beschränkungen und die normalen Grenzen, die dem
Verhalten nun einmal gesetzt sind, zu beachten (Psy-
chose). Es ist dann die Aufgabe der hilfeleistenden
Instanz, den Klienten mit diesen Grenzen zu konfrontieren, etwas, das konkret fühlbar gemacht werden
kann. Dies hat jedoch nur dann einen positiven Sinn,
wenn nach der eingetretenen Ruhe bei dem Klienten
am Aufbau der Anpassung gearbeitet wird.

Andere anscheinend positiver ausgerichtete Methoden
sind jene, die im Bewußtsein oder der Wachsamkeit des
Betreffenden Veränderungen hervorrufen. Meistens werden diese Bewußtseinsveränderungen durch eine plötz-
lichen, aggressiv anmutenden Schock, der dem Körper
des Klienten zugefügt wird, ausgelöst; deshalb wird
auch von "Schocktherapie" gesprochen.

Von Jauregg führte 1917 die sogenannte "Malaria-
therapie" ein, die aus einer Bluttransfusion besteht,
die Malariaparasiten enthält. Dadurch werden peri-
odische Fieberanfälle ausgelöst, die durch Verabreichung von Chinin wieder unterbrochen werden können.
Man könnte sagen, daß der Klient seine psychotische
Störungen dann "ausschwitzt".

Sakel entdeckte zufällig die Insulin-Komatherapie.
Diese besteht darin, daß nicht zuckerkranken Menschen
Insulin gespritzt wird. Damit wird der Blutzuckerge-
halt herabgesetzt. Das Ergebnis ist eine tiefe Bewußt-
losigkeit (Koma), die durch die Verabreichung von
Glukose (Zucker) wieder aufgehoben werden kann.

Von Meduna entwickelte um 1934 die sogenannte
"Kardiazol-Schocktherapie", mit der quasi epileptische
Anfälle ausgelöst werden konnten, die für manche
Patienten als günstig angesehen wurden.

Stransky hatte 1932 im Befinden eines schizophrenen
Patienten, der zufällig einen elektrischen Schlag erhalten hatte, eine deutliche Besserung festgestellt.
An diese Beobachtung knüpften die Italiener Carletti
und Bini an, was zur Entwicklung der Elektroschock-
therapie führte. Dabei werden dem Patienten an beiden
Seiten des Kopfes Elektroden angelegt, durch die für
einen kurzen Augenblick ein starker Strom geleitet
wird. Das Gehirn reagiert ziemlich spektakulär darauf,
indem sich ein anfallsartiges Geschehen abspielt. Danach befindet der Patient sich noch einen Augenblick

in tiefer Bewußtlosigkeit, sollte daraufhin jedoch
bald sein Bewußtsein wiedererlangen. Er leidet dann
an einer retrograden Amnesie, einem kurz zurückrei-
chenden Erinnerungsverlust.

Nach dem Zweiten Weltkrieg wurde diese Behandlungsart sehr populär, weil bei schwer depressiven Klienten
Erfolge zu verzeichnen waren. Heute wird die Elektro-
schockbehandlung von vielen Ärzten ernsthaft ange-
zweifelt, um so mehr, als man nicht genau weiß, was
nun eigentlich während und nach dem Schock im Gehirn
vor sich geht und welche Spätwirkungen der E-Schock
nach sich zieht.

Bei einer Gruppe noch radikalerer Methoden der Verhaltensbeeinflussung handelt es sich um jene, bei
denen Körpergewebe zerstört oder entfernt wird.

Die *Psychochirurgie* gehört hierzu. Es wird z.B. ein
Teil der Nervenbahnen zwischen den Stirnlappen und
tiefer gelegenen Teilen des Gehirns durchtrennt, so
daß das Gefühlsleben des Klienten auf ernstzunehmende
Weise abstumpft (keine Wut, aber auch keine Liebe
mehr). Man wandte diese Methode (Lobotomie) unmittelbar nach dem Zweiten Weltkrieg an bei Menschen, die
an unerträglichen Schmerzen litten, bei Schizophrenen,
die für sich selbst und ihre Umgebung sehr störend
waren, und bei aggressiven Menschen, die man für sehr
gefährlich hielt. Nachuntersuchungen zeigten kaum Erfolge, die die Schwere des Eingriffs rechtfertigten
(irreparable künstliche Hirnverletzungen). In vielen
Ländern wird diese Methode nicht mehr angewandt oder
ist verboten.

Seit einigen Jahren ist ein verstärktes Interesse
für *stereotaktische Gehirnoperationen* deutlich geworden,
vor allem als Behandlungsmodus von Epilepsie, selbst-
schädigendem Verhalten und bei Sexualstraftätern. Auch
diese Hirnoperationen konnten überzeugende Erfolge
nicht aufweisen. In vielen Ländern wurden sie inzwischen verboten.

Die *Kastration* ist auch eine Methode, die angewandt
wird, um menschliches Verhalten zu beeinflussen. Dabei wird, genau wie bei der Psychochirurgie, ein für
das emotionelle Verhalten wichtiger Teil des Körpers
entfernt oder funktionsuntüchtig gemacht. Der Zweck
ist, daß das sexuelle Interesse nachläßt oder aufhört. Es hat sich jedoch gezeigt, daß Kastration nicht
immer zu diesem Ergebnis führt, wahrscheinlich, weil
menschliches Verhalten nicht allein von der Drüsen-
tätigkeit abhängt. Eine weniger eingreifende Methode
ist die der chemischen Kastration, bei der weibliche

Geschlechtshormone eingenommen werden. Das hat der
chirurgischen Kastration gegenüber den Vorteil, daß
der Klient keine Körperteile verliert, und daß nach
dem Absetzen der Medikation die Organe im Prinzip
ihre Funktion wieder aufnehmen können. Trotzdem ist
jede Art der Psychochirurgie ein Eingriff, der einem
Menschen Möglichkeiten zur Anpassung entzieht; man
kann sie also nicht als positive Beeinflussungstechnik
betrachten.

Heute werden in der psychiatrischen Behandlung
häufig Psychopharmaka verwendet. Kurz nach dem Zweiten
Weltkrieg hat die Entwicklung dieser Medikamente
(Schlaf- und Beruhigungsmittel, antidepressive Stoffe
und sogenannte Sedativa) einen mächtigen Aufschwung
genommen. Obwohl man während dieser Entwicklung im
Hinblick auf die Anwendung der Pharmakotherapie
enthusiastisch war, wird heute etwas vorsichtiger mit
diesen Stoffen umgegangen. Meistens erreicht man mit
körperlich wirksamen Mitteln die Ursachen von Unangepaßtheit nicht eigentlich (mitunter natürlich bei
körperlich verursachten Störungen). Es ist aber möglich, die Persönlichkeit in einzelnen, beschränkten
Funktionsbereichen auf dem Wege über die Körperlich-
keit (instrumental) zu beeinflussen. Das kann sehr
sinnvoll sein und nur Zweck haben, wenn es dem Klienten dadurch ermöglicht wird, an seiner eigenen Anpassung zu arbeiten. Medikation ist demnach sinnvoll,
wenn ihre begrenzten Zugriffsmöglichkeiten berücksichtigt werden und sie dementsprechend zurückhaltend
angewandt wird. Das Verwenden chemischer Stoffe kann
negativ ausfallen, wenn sie z.B. süchtig machen oder
wenn das Risiko besteht, daß dem Klienten die Eigen-
verantwortlichkeiten für seine Anpassung damit abge-
nommen wird. Dies gilt eigentlich für jede Beeinflussungsmethode, die darauf ausgerichtet ist, die persönliche Freiheit zu beschränken. Wenn man die be-
schriebenen somatischen Therapien anwendet, so nimmt
man als hilfeleistendes System dem Klienten praktisch
die Freiheit und Eigenverantwortlichkeit für das Verhalten und damit für die Anpassung. Das Hauptmerkmal
dieser Methoden ist ja, daß sie vielmehr der Instru-
mentation des Verhaltens *entgegenwirken* (physische Freiheitsbeschränkung auf mechanischem Wege, Zwangsjacke
z.B., oder auf chemischem Wege in der Form von Beruhi-
gungsmitteln), oder daß sie die Arbeitsweise des In-
struments (nämlich des Gehirns) einschneidend *verändern*,
in der Hoffnung, daß dies automatisch zur Anpassung
führen werde. Oder sie *zerstören* einen Teil des Körpers,

so daß einzelne "störende" Verhaltensweisen hoffentlich nicht wieder vorkommen. In all diesen Fällen ist
die Rede von einer *Unterwerfung* des Klienten oder dessen
Körper (der Klient selbst ist dann zum Gegenstand geworden) unter eine einschränkende, hemmende oder zer-
störende "Behandlung". Es ist also nicht so, daß der
Patient sich anpaßt, es kann höchstens angenommen
werden, daß er durch das hilfeleistende System angepaßt (oder eingepaßt) wird, als Objekt. Er entfaltet
sich nicht, sondern wird "gefaltet".

Angemerkt muß werden, daß viele Menschen, die sich
in der Gesellschaft nicht behaupten können, weil ihr
Anpassungsvermögen auf irgendeine Weise nicht ausreicht, die Neigung zeigen, sich von Personen oder Organisationen, die Verantwortung übernehmen, abhängig
zu manchen.

Dieses Abhängigkeitsbedürfnis gleicht in vieler
Hinsicht jenem, das bei Kindern ihren Erziehern gegenüber zu beobachten ist, wie es oben beschrieben wurde.
Das Sich-nicht-lösen-Können aus dem von Geburt an bestehenden Abhängigkeitsverhältnis kann zu einer Quelle
unangepaßten Verhaltens werden. Durch die Art, wie die
Gesellschaft darauf reagiert, da sie es nicht richtig
einzuschätzen versteht und in den Augen des Betreffenden eine ziemlich drohende Haltung einnehmen kann,
besteht eine immer größere Wahrscheinlichkeit, daß
Angst und Unsicherheit das Verhalten zu beherrschen
beginnen. Solche Situation führt leicht dazu, daß das
bereits vorhandene Abhängigkeitsbedürfnis noch verstärkt wird, Aus diesem Grunde kann es vorkommen, daß
die in Anstalten Untergebrachten überhaupt nicht in
"die Gesellschaft" zurückkehren wollen. Medikation,
Freiheitsbeschränkung, Isolierung, Schocktherapie,
wie auch die Zerstörung von Gewebe können verhältnismäßig schnell für ein solches *gegen die Anpassung gerichtetes* Abhängigkeitsbedürfnis sorgen, womit man, allen
guten Absichten zum Trotz, dem Klienten vom Regen in
die Traufe verhilft.

Ein wesentliches Risiko ist und bleibt in diesem
Zusammenhang der Machtmißbrauch durch das hilfeleistende System zum Nachteil des Klienten. Solange Verhaltensbeeinflussung Menschenwerk ist, wird dieses
Risiko bestehen bleiben. Es hat sich gezeigt, daß das
Ausüben von Macht über Menschen, die durch ihre Unangepaßtheit ja weniger Widerstandsfähigkeit besitzen,
ein außerordentlich schwieriges Unterfangen ist, zumindest, wenn diese Macht sinnvoll eingesetzt werden
soll. Viel unzweckmäßiger Machtgebrauch in psychia-

trischen Anstalten ist der Tatsache zuzuschreiben, daß
medizinische Denkgewohnheiten gegenüber verhaltens-
wissenschaftlichen Erkenntnissen noch immer vorherr-
schen. Hinzu kommt, daß das medizinische Entscheidungsmodell stark autoritär geprägt ist, so daß in diesen
Situationen Macht beinahe per definitionem autoritäre
Macht ist.

2.3.3 Psychoanalyse

Das Denken über die Probleme der Verhaltensanpassung
erfuhr eine tiefgreifende Wandlung, als sich vor der
Jahrhundertwende Sigmund Freud von den körperlichen
Theorien distanzierte und anfing, Ursachen für Anpassungsprobleme in der persönlichen Lebensgeschichte zu
suchen. Zuvor war mit Formen von Hypnose als Behandlungsmethode experimentiert worden (u.a. von Liebeault
und Charcot, einem der Lehrer Freuds). Hypnose und
Suggestion liegen auf der gleichen Ebene und bewirken
eine Herabsetzung der kritischen Funktion im Verhalten. Derjenige, der durch Suggestion oder Hypnose beeinflußt wird, öffnet sich dem Gedankengang des anderen, zu dem er allerdings Vertrauen haben muß. Die
Wirksamkeit kann vom Suggestor oder Hypnotiseur unterstützt werden, z.B. dadurch, daß er einiges sich in
einem halbdunklen Raum abspielen läßt, daß er den
Klienten veranlaßt, sich hinzulegen, durch rhythmische
Zustände usw. Es entsteht dann ein gewisser Grad an
Bewußtseinseinengung und vielleicht eine ganz leichte
Bewußtseinstrübung. Auf diese Weise ist der Kontakt
zur Umgebung nur noch auf den Hypnotiseur oder Suggestor beschränkt. Freud entdeckte, daß hysterische
Patienten in Hypnose unangenehme Erlebnisse aus ihrer
Kindheit erzählten bzw. wiedererinnerten. Daraus schloß
er, daß diese Menschen ihre psychotraumatischen Erlebnisse offenbar in einen Teil der Persönlichkeit
"verdrängt" hatten, der normalerweise nicht wahr-
nehmbar vorhanden ist. Er nannte dies das "Unbewußte".
Später sprach er vom "Vorbewußten" als Ganzes der ver-
drängten Gedanken, das im Gegensatz zum echten Unbewußten in Augenblicken verminderter Selbstkontrolle,
wie beim Versprechen, Verschreiben, im Träumen und
in Hypnose noch ins "Bewußtsein" kommen kann.
  Die neue Technik, die Freud aufgrund seiner Erfahrungen mit Hypnose und Traumdeutungen entwickelte,
wurde zur Psychoanalyse; sie hat als therapeutische
Methode zum Ziel, die nicht verarbeiteten traumati-
schen Erlebnisse wieder bewußt zu machen, so daß sie
in die Gesamtpersönlichkeit integriert werden können.

Nach einiger Zeit verließ Freud die Hypnose und
ersetzte sie durch die Methode der freien Assoziation.
Dabei bleibt der Klient bei klarem Bewußtsein, was
den Vorteil hat, daß die Verarbeitung der aufsteigenden Erlebnisse schneller und wirkungsvoller vor sich
gehen kann. Bei der freien Assoziation wendet der
Therapeut seine Aufmerksamkeit dem Klienten zu und
dem, was diesem einfällt. Er schaltet sich in den As-
soziationsfluß ein, vor allem, um das Gesagte zu deuten.

Freud hielt das Deuten für eine Kunst, die einerseits durch Erfahrung gelernt werden muß, andererseits
aber objektive Grundlagen für die Anwendung hat. In
der Deutung steckt der Kern der Psychoanalyse als
therapeutischer Methode, weil die Deutung umfaßt: die
Neurose vermittels einer lebenshistorischen Aufklärung bei dem Klienten selbst zu heilen. Diese Aufklärung könnte der Therapeut natürlich auf dem Präsen-
tierteller herbeitragen und vorsetzen, aber dann ist
der Klient nach Kenntnisnahme kaum fähig zur notwendigen emotionellen Verarbeitung der neuen Einsicht.
Das alte, nicht verarbeitete Psychotrauma hindert und
hemmt ihn meistens viel zu stark daran. Mit anderen
Worten: Der Klient muß selbst die gewünschte Einsicht
erarbeiten und dem darauf folgenden Aufklärungsprozeß
selbst Gestalt geben.

Nun tritt dabei fast immer das Phänomen 'Widerstand' auf, etwas, das im vorigen Abschnitt als
"Widerstand gegen Veränderung" bezeichnet wurde. Zuerst glaubte Freud, es mit einer lästigen Nebener-
scheinung zu tun zu haben, kam aber später zu dem
Schluß, daß dieser Widerstand einen der wichtigsten
Punkte der Deutung darstellt. Dieser Teil der Deutung
wird darum auch "Widerstandsanalyse" genannt. Der
Therapeut bespricht die Tatsache des Widerstandes an
sich und auch die Gefühle des Klienten, die dabei
eine Rolle spielen.

Wird dieser primäre Widerstand überwunden (dank
seiner Deutung), dann folgt eine Arbeitsphase, in der
das "Ich" des Klienten fortwährend darauf hingewiesen
werden muß, daß es schon wieder abwehrt, daß es also
nicht alle Erlebnisse ins Bewußtsein bringt, die es
gegeben hat. Unter "Ich" verstand Freud jenen Teil
der Persönlichkeit, der mit der Außenwelt in Kontakt
steht und der jedesmal entscheiden muß, ob ein bestimmtes Bedürfnis befriedigt werden darf oder nicht.
Diese Bedürfnisse haben ihren Ursprung im unbewußt
bleibenden "Es". Die Nachfolger Freuds, darunter seine

Tochter Anna, haben die Funktion des "Ich" viel mehr
in den Mittelpunkt gestellt (Ich-Psychologie). Neben
dem Widerstand, der sich darin äußert, daß unerwünschte, unangenehme und beängstigende Gedanken verdrängt
werden, spielt auch das Phänomen der "Übertragung"
und des damit verbundenen "Übertragungswiderstandes"
eine sehr wichtige Rolle.
Dies wurde bereits bei der Besprechung des Macht-
verhältnisses zwischen dem hilfeleistenden und dem
Klientensystem gestreift. Es fällt vielen Menschen
schwer, sich einem anderen zu öffnen, und das kann
im therapeutischen Prozeß zu einer ambivalenten Haltung dem Therapeuten gegenüber führen. Das heißt, daß
der Klient gleichzeitig einerseits positive, z.B. Zu-
neigung suchende Gefühle für den Therapeuten hegt,
andererseits aber auch negative, die Distanz bevor-
zugende Empfindungen hat.
In der psychoanalytischen Therapie äußert sich das,
indem der Klient Gefühle, die er manchen Menschen gegenüber hegt, auf den Therapeuten überträgt. Dieser
vertritt in dem Augenblick für ihn z.B. den autoritären Vater, die herrische Mutter, die bissige Lehre-
rin usw. Für die moderne Praxis der Verhaltensbeeinflussung ist es noch interessant zu erfahren, daß
Freud selbst zugegeben hat, nicht genau zu wissen, wo
die Grenze zwischen gestörtem und normalem Verhalten
liegt. Darum fand er es auch schwierig zu behaupten,
daß die Psychoanalyse wirklich Menschen "heilen"
könne.
Sie kann aber dem Klienten helfen, sich selbst zu
helfen, indem er Selbsterkenntnis erlangt, die vor
allem auch in der Analyse emotionell verwertet wird.
Die psychoanalytische Therapie wird hauptsächlich von
niedergelassenen Nervenärzten oder Psychologen nach
ärztlicher Überweisung durchgeführt. In der Anstalts-
psychiatrie hat die Psychoanalyse sowohl als Erklä-
rungstheorie für Anspassungsschwierigkeiten wie auch
als Methode zur Verhaltensbeeinflussung einen nicht
zu unterschätzenden Einfluß auf das Denken und die
Entwicklung der Psychiatrie und Psychohygiene ausgeübt.

2.3.4 Nondirektive Therapie

In der Sozialarbeit werden heute oft Verfahren angewandt, die viel mit nondirektiven oder "client-centered" Methoden zu tun haben. Nondirektiv bedeutet,

daß das hilfeleistende System für die Lösungen, die
der Klient für seine Probleme zu finden hat, keine
Richtung angibt. Es versteht sich von selbst, daß der
Schwerpunkt des Beeinflussungsgeschehens damit automatisch beim Klientensystem zu liegen kommt, daher der
Alternativ-Ausdruck "Client-centered" mit dem Klienten
als Mittelpunkt. Man hat schon gemeint, daß die Psychoanalyse und die nondirektiven Verfahren Gegenpole
darstellten; im Grunde ist jedoch auch die klassische
Psychoanalyse "client-centered", denn auch bei ihr
kann der Klient bestimmen, was in der Therapie zu geschehen hat. Aber die Deutung, die der Psychoanalyti-
ker vornimmt, finden wir beim nondirektiven Verfahren
nicht, weil die Deutung dem, was in der Therapie vor
sich geht, eine deutliche Richtung geben könnten.
    Mit der nondirektiven Therapie ist der Name des
Amerikaners Carl Rogers verbunden, der in seiner Entwicklung einerseits stark von Freud beeinflußt wurde,
andererseits von Dewey (Pädagoge) und Thorndike (Psychologe). Seiner Ansicht nach sollte der Ausgangspunkt
von Psychotherapie sein, daß jeder Mensch die Fähigkeit besitzt, sich selbst zu helfen.
    Wir finden hier den Gedanken von dem "eingebauten
change agent" wieder, über den jedes Klientensystem
verfügen muß, um sich an veränderte Umstände anpassen
zu können. "Außerdem", behauptet Rogers, "besitzt er
(der Mensch) die Fähigkeit und die Neigung, sich
selbst auf eine Weise zu reorganisieren, daß sich in
seinem Leben jenes Maß an Bedeutung und Erfüllung verwirklicht, das zu einem angemessenen Funktionieren
erforderlich ist". Und: "Die Wirksamkeit dieser Fähigkeit ist abhängig von dem Verhältnis, das zwischen
dem Individuum und denjenigen, die für es sozial wichtig sind, besteht" (Rogers und Kinget; 1960).
    Zu den Voraussetzungen einer guten nondirektiven
"client-centered" Therapie gehört laut Rogers: daß
Sicherheit, Wärme, Wahrhaftigkeit, gegenseitiger Respekt und Freiheit ("permissiveness") vermittelt werden. Der Therapeut hat in erster Linie zu all dem
fähig zu sein, ferner muß er noch ein gutes empathi-
sches oder Einfühlungsvermögen besitzen und ebenfalls
eine beträchtliche emotionale Reife erlangt haben.
Die Praxis lehrt, daß viele dieser Anforderungen auch
an den Klienten zu stellen sind, wenn die Therapie
Aussicht auf Erfolg haben soll. Manche Klienten können diese Freiheit und den gegenseitigen Respekt jedoch nicht verwirklichen, so daß es fraglich ist, ob
ihnen durch eine derartige Behandlung geholfen werden
kann.

Bekannt ist, daß jeder Klient sich zu Anfang dieser Freiheit und der vermeintlichen "Phrasenhaftigkeit" des Therapeuten zu widersetzen pflegt.

Man kann sich vorstellen, daß gewisse Klienten durch diesen Strukturmangel in der Interaktion mit dem Therapeuten aus der Fassung geraten können, so daß es fraglich ist, ob eine derartige Methode bei Psychotikern angewandt werden kann. Auf die Problematik: hier Freiheit, dort dem Verhalten des Klienten sinnvolle Grenzen setzen, wird noch näher eingegangen.

Rogers hat beschrieben, wie eine Therapie nach seiner Methode verläuft:

Die erste Phase ist die "Desorganisation", vergleichbar der Phase des "unfreezing" nach Lewin. In dieser Zeit hat der Klient stark mit seinen Problemen oder Symptomen zu kämpfen und denkt negativ über sich selbst. Aber allmählich wird er sich mehr des Bildes bewußt, das er von sich selbst geschaffen hat, und der Widersprüche zwischen diesem Bild und der Wirklichkeit.

Die zweite Phase ist durch "Reorganisation" gekennzeichnet, was Lewin "moving" nannte, gefolgt von "freezing".

Die Reorganisation bedeutet vor allem, daß der Klient sich selbst intensiver und präziser beurteilt, als das vorher der Fall zu sein pflegte, während sich eine positive Beurteilung der eigenen Persönlichkeit abzuzeichnen beginnt. Von dieser Einschätzung aus sollte der Prozeß sich allmählich in Richtung Integration des in der Therapie Geschehenen durch den Klienten bewegen.

Wie in Absatz 2.2 auf Seite 50 bereits dargelegt, unterscheiden sich therapeutische Methoden deutlich durch die Art, wie das hilfeleistende System über das Klientensystem Macht ausübt. Bei der Psychoanalyse tritt diese Macht nicht so klar zutage, weil der Klient selbst bestimmen kann, wie und in welche Richtung er assoziiert.

Trotzdem spielt die nicht unmittelbar erkennbare Macht, die durch die Übertragungssituation und manchmal auch als Folge eines starken Abhängigkeitsbedürfnisses seitens des Klienten entsteht, keine geringe Rolle. Zwar versucht gerade die nondirektive Therapie, Machtausübung so weit wie möglich zu vermeiden: es ist dabei jedoch die Frage, inwieweit mit der erkennbaren Machtausübung auch die der Situation selbst innewohnende Machtbeziehung verschwunden ist. Schließlich bleibt der Therapeut als hilfeleistendes System Herr der Therapie.

In den modernen Abwandlungen der nondirektiven
Therapie ist das direktive, richtungweisende Element
bei verschiedenen Punkten nicht zu Unrecht wieder eingeführt worden. Ein diskretes, aber auf ein bestimmtes
Ziel gerichtetes Anwenden von Nondirektivität und
Direktivität innerhalb einer in ihrer Gesamtheit nondirektiven Methode könnte den Vorteil haben, daß das
Abhängigkeitsbedürfnis des Klienten einfacher zu beeinflussen ist.

Man kann z.B. den Klienten sich seines Abhängigkeitsbedürfnisses bewußt werden lassen. Man kann auch
den Klienten konsequent "auf sich selbst zurückfallen"
lassen.

Sowohl bei der Psychoanalyse als auch bei der
"client-centered" Methode liegt die Initiative größtenteils beim Klienten, der außerdem hinsichtlich
seiner eigenen Verhaltensweisen, Auffassungen usw.
Freiheit und Verantwortlichkeit behält. Bei der nun
zu besprechenden Methode liegen die Dinge anders.

2.3.5 Verhaltenstherapie

Die Verhaltenstherapie ist noch verhältnismäßig jung,
aber ihre Prinzipien sind schon länger bekannt. Ihr
Ziel ist, symptomatisches Verhalten "verschwinden" zu
lassen, indem man dem Klienten ermöglicht, sich unangepaßtes Verhalten abzugewöhnen oder neues, gut angepaßtes Verhalten zu erlernen. Dies weist viel Übereinstimmung auf mit den unter Absatz 2.2 besprochenen
Disziplinierungsgrundsätzen in der Erziehung (siehe
S. 42-44). Die Verhaltenstherapeuten gehen davon aus,
daß die Symptome nicht als Äußerungen einer dahinter
liegenden, tieferen Störung (so wie es die Psychoanalyse dadurch tut, daß sie ihren Ausgangspunkt im "un-
verarbeiteten Psychotrauma" sucht) aufzufassen sind,
sondern als das unangepaßte Verhalten selbst. Das
Symptom entspricht also der Störung (z.B. Neurose).
Hier ist ein Widerspruch zu erkennen zwischen medizinischem Wortgebrauch und gleichzeitiger Ablehnung medizinischen Denkens (in Begriffen von Krankheit usw.).

Die Kritiker der Verhaltenstherapie haben in diesem Zusammenhang auch noch auf die Erscheinung der
Symptomverschiebung hingewiesen. Dabei nimmt gleichsam ein neues Symptom den Platz des zuerst behandel-
ten ein. Daraus könne man schließen, daß scheinbar
doch etwas "dahinter" gesteckt habe, das die Verhaltenstherapie, die Symptome bekämpft, nicht mitbehan-
delt habe.

Die Prinzipien der Verhaltenstherapie liegen in der Psychologie der Lernprozesse begründet. Man kann sich fragen, ob jede Anpassungs- oder Verhaltensstörung auf einen Lernfehler zurückzuführen ist, oder ob nicht doch mehr Faktoren in dem so komplexen Ganzen des menschlichen Daseins eine Rolle gespielt haben. Das schließt nicht aus, daß Lernen eine sehr wichtige Form der Verhaltensänderung darstellen kann, die im Umfeld der Verhaltensbeeinflussung von Bedeutung ist. Der Verhaltenstherapeut manipuliert den Klienten durch Lernprozesse, um ihm zu besser angepaßtem Verhalten zu verhelfen. Hier steht also nicht das Sich-Anpassen oder das relative Unvermögen dazu im Mittelpunkt (wie bei der Psychoanalyse und den nondirektiven Techniken), sondern vielmehr ist das unangepaßte Verhalten selbst Zielscheibe der Beeinflussung.

Die Folge dieser Einstellung ist, daß man nicht dem Klienten beibringt, wie er sich anpassen soll, sondern daß der Therapeut bestimmte Verhaltensweisen des Klienten anpaßt. Das haben wir bereits bei der Besprechung einzelner somatischer Therapien auf Seiten 59-60 fragwürdig genannt. Sowohl der Großteil der somatischen Therapien wie auch die Verhaltenstherapie gehen - ihren Kritikern zufolge - zu sehr von einer mechanischen Auffassung vom Menschen und seiner Lebensweise aus. Einzelheiten zeigen, daß die Beziehung zwischen Therapeut und Klient von deutlichen Machtverhältnissen geprägt ist. Erstens ist das in Hilfeleistungssituationen immer vorhandene Machtverhältnis klarer erkennbar als bei den meisten anderen Verhaltensbeeinflussungsmethoden; zweitens liegt die Initiative praktisch gänzlich beim Therapeuten. Das mag in manchen Fällen allerdings ein Vorteil sein. Außerdem macht eine differenzierte Systematik der Beeinflussungstechniken möglich, was den nondirektiven und psychoanalytischen Methoden größtenteils abgeht.

Man kann fragen, ob Systematik wichtiger ist als die Möglichkeit, auf empathischem (sich einfühlenden, einleben) Weg zum Verständnis des Klienten zu kommen und damit auf subjektive Weise zu manipulieren (mit allen damit verbundenen Gefahren). In der Praxis würde, ganz allgemein gesagt, die Lösung durchaus in der Mitte liegen können.

Einige Techniken der Verhaltenstherapie sind:
1. *Die Entspannungstechnik*, dabei steht die progressive Entspannung von Muskelgruppen im Mittelpunkt, wobei emotionelle Spannungszustände nachlassen. Angst ist eine hier häufige Indikation.

2. *Die systematische Desensibilisierung* oder reziproke Hemmung gleicht bis zu einem gewissen Grade der Entspannungstechnik und hat vor allem das Bekämpfen von Angst zum Ziel. Wolpe wandte hierbei zwei Grundsätze an: (a) eine angsterweckende Situation wird dem Klienten wiederholt angeboten (in Wirklichkeit oder in der Vorstellung); (b) unmittelbar darauf wird ihm eine Alternativreaktion auf die Situation (die "besser" ist als die Angstreaktion) angeboten, z.B. in Form der oben erwähnten Entspannung.

3. *Das sogenannte Behauptungstraining*, ebenfalls von Wolpe erarbeitet, ist eigentlich auch eine Desensibilisierung (unempfindlich machen), weil dadurch auch Angst gehemmt wird. Bei dieser Technik liegt die Betonung stark auf dem Belohnen jener Verhaltensweisen, die mehr Selbstsicherheit erkennen lassen. Man geht davon aus, daß Selbstsicherheit offenbar nicht mit erlebter Angst zusammengehen kann.

4. *Die Sensibilisierungstechniken* werden hauptsächlich angewandt, um negative Emotionen von Situationen, die eigentlich positiv empfunden werden müßten, abzulösen. Die negativen Emotionen müssen dazu auf die erstgenannten, zunächst als angenehm empfundenen Situationen übertragen werden, wonach die positive Situation auch von allein positiv beurteilt werden wird. Man wendet diese Methode wohl an, um Menschen von Suchtkrankheiten zu befreien und um sexuelle Abweichungen zu behandeln, so daß der Klient sexuell "normal" wird. Zu dieser Technik paßt unseres Erachtens die kritische Frage, was "normal" ist, und auch die Frage, ob eine verhältnismäßig lange und tiefgreifende Entwicklung eines Menschen zum sexuell Abweichenden, Süchtigen usw. wohl so einfach umzubiegen ist, wie es diese Techniken glauben machen möchten.

5. *Negative Übung* ("negative practice") wird auch angewandt, um "sexuelle Perversionen", Homophilie, Tics, Stottern und dergleichen zu behandeln.

Der Verhaltenstherapeut läßt den Klienten das negative, unerwünschte Verhalten so oft wiederholen, daß bei diesem automatisch das Bedürfnis entsteht, damit aufzuhören. Dies wird dann in der weiteren Therapie aufgegriffen, um eine Art reaktiver Hemmungen der unerwünschten Verhaltensweisen hervorzurufen (H.R. Beech, 1969; J.M. Cladder, 1971).

2.3.6 Gruppentherapien

Bei der normalisierenden Verhaltensbeeinflussung kann
man sich auf den Einzelnen als Klientensystem einstellen, so wie es in den vorhergehenden Abschnitten
immer geschehen ist. Man kann aber auch eine Gruppe
von Personen beeinflussen, entweder, um das Verhalten
jedes einzelnen Teilnehmers auf dem Wege über das
Gruppengeschehen zu beeinflussen, oder um die Gruppe
als selbständiges Klientensystem zu beeinflussen. Die
Gruppentherapie unterscheidet sich hinsichtlich der
Grundtechnik nicht sehr von dem bereits (S. 52) erwähnten optimalisierenden Sensitivitäts-Training, vom
Relationstraining (human relations-training) und von
den "encounter" Gruppen (Rogers, 1970). Es ist daher
auch nicht gut möglich, eine Grenze zwischen Optimalisierung und Normalisierung als Ziel der Beeinflussung
zu ziehen. Gerade durch den optimalisierenden Charakter der gruppenweisen Verhaltensbeeinflussung ist es
im allgemeinen erforderlich, daß die Teilnehmer ein
gewisses Maß an sozialer Anpassung erreicht haben,
wenn man nicht in einem unkontrollierbaren Chaos landen will. Dieses Chaos zu verhüten, ist vor allem die
Aufgabe des Betreuers des Gruppenprozesses, der in
diesem Zusammenhang "Gruppentherapeut" genannt wird
und beim Sensitivitäts-Training u.ä. meistens als
"Trainer" bezeichnet wird.
Die Wirksamkeit der Teilnahme an einem therapeutischen Gruppengeschehen scheint vor allem darin zu
liegen, Menschen von einer drückenden psychischen
Last in Form von Minderwertigkeitskomplexen, Hemmungen, Furcht usw. zu befreien. So bietet die Gruppe
häufig die Möglichkeit, sich auf eine spontanere und
darum echtere Art zur eigenen Problematik und der anderer Menschen zu äußern. Es hat sich gezeigt, daß
die Individual-Therapien in der Praxis oft etwas Be-
drückendes an sich haben, was die Spontanität und
dergleichen hemmen kann.
Die Verallgemeinerung von Erlebnissen in der therapeutischen Beziehung zu einem einzigen Therapeuten
ist naturgemäß schwieriger als die Verallgemeinerung
von Gruppenerlebnissen, weil diese realer sind, re-
präsentativer für Interaktionen in alltäglichen Situationen. Der Machtfaktor wirkt sich bei der Gruppentherapie grundsätzlich anders aus als bei Individual-
Therapie. Einerseits ist die Freiheit in einer therapeutischen Gruppe größer, weil die anderen Gruppenmitglieder Solidarität zum Ausdruck bringen und den

Einzelnen in Schutz nehmen; andererseits jedoch kann
die Gruppe den Einzelnen eindrucksvoll unter Druck
setzen oder ihm auf andere Art aggressiv begegnen.
Der Vorteil der Gruppentherapie ist jedoch, daß die
Machtproblematik darin sehr deutlich sichtbar gemacht
werden kann. Wenn der Einzelne oder die Gruppe das
erlebt, kann dies ein wichtiges Mittel zur Einfluß-
nahme vonseiten des Therapeuten sein.

Verschiedene individual-therapeutische Richtungen,
wie die Psychoanalyse, die nondirektive Therapie und
die Verhaltenstherapie haben sich im Laufe der Entwicklung der Gruppentherapie auch mit einer solchen
Herangehensweise beschäftigt. Infolgedessen besteht
die Gefahr, daß der eigentliche Gruppenprozeß vernachlässigt wird zugunsten der Grundsätze jener Schule,
die vom Therapeuten gerade favorisiert wird. So sollte
der psychoanalytische Gruppentherapeut, wie üblich,
den Gruppenprozeß leiten, aber gleichzeitig sollte er
(das liegt auf der Hand), Äußerungen und Handlungen
des einzelnen Klienten "deuten" (siehe Anthony und
Foulkes, 1966). Eine spezielle Richtung ist das Psy-
chodrama oder Soziodrama. Diese Methode, deren Pionier
J.L. Moreno war, gab vor einigen Jahrzehnten den Anstoß zur Entwicklung der Gruppentherapien. Die Grundtechnik ist das Rollenspiel. Verschiedene andere Therapeuten haben Variationen zum Rollenspiel entwickelt,
u.a. George Kelly (Fixed Role Therapy).

Was die Zusammenstellung von Gruppen betrifft, gehen die Meinungen ziemlich auseinander. Manche sind
der Ansicht, daß eine selbstvernichtende Kraft geschaffen werden kann, wenn man zu verschiedenartige
Menschen zusammenbringt. Andere weisen auf die provo-
zierende Wirkung hin, die die Gruppensituation auf
manche Menschen ausüben kann, so daß sie weniger angepaßte Verhaltensweisen zeigen, wie Exhibitionismus
(sich auf eine anderen peinliche Art produzieren),
Voyeurismus (die Neigung, andere in ihrer Intimsphäre
zu beobachten), sexuelle Annäherungstendenzen, die
den als normal empfundenen zuwiderlaufen (hetero-sex-
uelle Männer, die sich zu einem oder mehreren Männern
aus der Gruppe hingezogen fühlen, aber auch umgekehrt),
Konkurrenz auf dem Gebiet des typisch männlichen oder
weiblichen Verhaltens (Imponiergehabe) und nicht zu
vergessen: moralischer Sadismus und Masochismus.

Über die Erfolge der Gruppentherapie gehen die
Meinungen auseinander. Häufig stellt sich heraus, daß
der Erfolg oder Mißerfolg nicht in erster Linie von
der Gruppensituation an sich abhängt, sondern eher
von der Handhabung des Beeinflussungsprozesses durch
die Hilfeleistenden.

Der Hintergrund der Klienten, die Zielsetzung der Hilfeleistenden, das Maß an Übereinstimmung zwischen den Teilnehmern am Gruppengeschehen und viele andere persönliche und soziale Faktoren spielen dabei eine Rolle, so daß es schwer ist, eine eindeutige Antwort zu geben. Ein vernünftiger und einsichtiger, auf gruppendynamischem und individual-psychologischem Gebiet fachkundiger Therapeut ist denn auch ein Haupterfordernis für den Erfolg von Gruppentherapien.

Neben diesen Techniken muß noch auf Arbeitsformen hingewiesen werden, die Teil eines Beeinflussungsprogramms sind, das sich über den Tag erstreckt und sich auf alltägliche Situationen und Tätigkeiten gründen, dabei aber im Gruppenverband realisiert werden. In diesem Fall erhält der Gruppenaspekt viel mehr den Charakter von Optimalisierung als von Normalisierung. Es könnte angestrebt werden, einzelne Personen im Berufsleben oder die ganze Gruppe besser funktionieren zu lassen, um so den Einzelnen mehr Entfaltungsmöglichkeiten zu bieten.

Dies finden wir in zwei Verhaltensbeeinflussungsmethoden wieder, die manches mit der Gruppentherapie gemeinsam haben, nämlich die Familien- oder Partnertherapie und die Soziotherapie. Beide sind durch den Ausgangspunkt gekennzeichnet, daß die Klienten (Individuen) mittels der Interaktionen innerhlab der Gruppe in optimalisierender Richtung beeinflußt werden können.

2.3.7 Partnerschafts-Therapien

Ehe und Familie nehmen in der Gesellschaft einen verhältnismäßig klar erkennbaren Platz ein. Beide Institutionen sind in den letzten Jahren Gegenstand kritischer Betrachtung geworden, und es hat sich gezeigt, daß sie immer mehr Anpassungsprobleme haben.

Die gesellschaftliche Rolle der Familie ist die Jahrhunderte hindurch der Veränderung unterworfen gewesen, sie hat sich von der Arbeitsgemeinschaft auf der Grundlage einer Situationsehe (durch die Umstände bedingte Ehe) zu einer Lebensgemeinschaft auf der Grundlage einer Neigungsehe (Ehe aufgrund von Sympathie) gewandelt. In der früheren, geschlossenen Gesellschaft gab es die offene, gastfreie Familie, in der der Vater der Alleinherrscher war. In der heutigen Gesellschaft - zum mindesten in der industrialisierten Welt - ist der Vater entthront, und es kann von einer

offenen Gesellschaft gesprochen werden, in der die
Familie sich von der Umgebung abschließt (die "nuclear
family", die die Nachbarn nicht kennt).

Dadurch, daß die *emotionalen Beziehungen* zwischen den
Familienmitgliedern in viel stärkerem Maße als früher
die Grundlagen für das Familienleben bilden und die
Familienmitglieder in dieser Hinsicht auch in erheblich
stärkerem Maße aufeinander angewiesen sind, ist zu begreifen, daß die Familiensituation stärker als früher
zum Schauplatz von Anpassungsproblemen geworden ist.
Die Familie bildet die Umgebung, in der der Mensch
seine Fähigkeiten in erster Linie entfalten kann -
oder eben nicht!

In einem der vorhergehenden Abschnitte wurde bereits auf die Rolle der affektiven Vernachlässigung
in der Entwicklung des Kindes zum sozialisierten Erwachsenen hingewiesen. Hart de Ruyter (1964) ist der
Ansicht, daß unter dem Einfluß des Primärmilieus auch
"das geistig gesunde Kind eine gestörte Entwicklung
aufweisen kann".

Dasselbe können wir bei dem Erklärungsversuch der
Schizophrenie als Folge eines fundamentalen Mangels
an Daseinsgeborgenheit in früher Kindheit antreffen
(siehe: R.D. Laing, 1960 und R.D. Laing und A. Esterson, 1964). Man kann Familientypen beschreiben, die
für die Entwicklung des Kindes gefährlich sein könnten,
und das geschieht denn auch von psychiatrischer Seite.

Leider wird dabei manchmal eine Gruppe von Menschen, die Familie, beschrieben, als handele es sich
um ein Individuum, und es wird von "neurotisch",
"psychopathisch" usw. gesprochen. Das ist typisch für
das individualistische Herangehen an das Problem der
Familienschwierigkeiten wie auch deren therapeutischer
Beeinflussung.

Das Klientensystem wird dann praktisch auf ein Individuum beschränkt, während es doch offenkundig ist,
daß die soziale Situation, das ganze Familiengesche-
hen eine Quelle von Problemen ist. Die Familie ist
dann die Einheit, die wir zum Klientensystem erheben
müssen. So geht es in der Familientherapie denn auch
um das Beeinflussen der Beziehungen zwischen den Mitgliedern. Familienmitglieder können als Inhaber einer
bestimmten Position in einem sozialen System angesehen werden. Sie gestalten das System, indem sie
passende Rollen spielen, um den Erwartungen, die andere hegen, zu entsprechen. Eine dieser Rollen ist
z.B. noch immer die des "schwarzen Schafes" (residu-
ale Devianz nach Scheff).

Oft kann man nur helfen, das Anpassungsproblem eines Menschen aufzulösen, indem man die Familienmitglieder mit einbezieht.
   Bei dieser Verhaltensbeeinflussung betrachtet man
also die individuelle Anpassungsproblematik als Teil
der Äußerung einer viel tieferliegenden zwischenmenschlichen Anpassungsproblematik.
   So macht auch diese Beeinflussungstechnik deutlich,
daß ein Gegensatz besteht zwischen dem "Individualis-
mus" der Mediziner einerseits und dem in erster Linie
von Psychologen, Soziologen und Sozialarbeitern ver-
tretenen "sozialen Dynamismus" (das Sich-Richten auf
den sozialen Prozeß) andererseits.
   Der letztgenannte Ansatz kann unseres Erachtens
der einzig fruchtbare Ausgangspunkt sein, gruppen-
therapeutisch zu arbeiten, und das gilt für "die"
Gruppentherapie, die Familien-, Ehe- und andere Part-
ner-Therapien und die nun zu besprechende Soziotherapie gleichermaßen.

2.3.8 Soziotherapie

Soziotherapie ist ein Ausdruck, dem wir im Zusammenhang mit der Arbeitsweise von psychiatrischen Einrichtungen begegnen, und zwar einer der verwirrendsten,
die auf diesem Gebiet anzutreffen sind. Der eine versteht unter Soziotherapie: "sozialisierende Therapie",
der andere: "Therapie der Umgebung, in der der Klient
sich bewegt" (also der Anstaltsumgebung). Andere wiederum verstehen darunter einfach eine Anzahl von Tätigkeiten, die die Klienten, "Patienten" genannt, den
ganzen Tag über ausführen oder ausführen sollten.
Keine dieser Teilauffassungen ist für uns eine befrie-
digende Definition von Soziotherapie. Was alle aufgeführten und nicht aufgeführten Auffassungen im Zusammenhang mit "Soziotherapie" gemeinsam haben, ist, daß
es sich um eine indirekte Form von Verhaltensbeeinflussung handelt, die ihr Klientensystem nicht genau
definiert, aber im allgemeinen dazu neigt, die Gesamtheit hilfsbedürftiger Individuen zum Klientensystem
zu erheben. Es liegt dann nahe, in der Art, wie Verhaltensweisen, die in dieser Gesamtheit zu beobachten
sind, gehandhabt werden, den Anknüpfungspunkt für die
Verhaltensbeeinflussung zu suchen. Dies bedeutet auch,
daß "agogische Aktion" (siehe S. 41) als Beeinflussungsmethode gewählt wird.

Wie sehr auch normalisierende Elemente in der Soziotherapie zu finden sein mögen, man kann sie doch
grundsätzlich nicht anders auffassen als optimalisierend. Etwas anderes kann sie nicht oder kaum realisieren. Das bedeutet also, daß bei einer psychiatrischen
Behandlung, wenn sie wirksam sein soll, Soziotherapie
und normalisierende, auf den Einzelnen als Klientensystem ausgerichtete Techniken gleichzeitig angewandt
werden müssen. Dies ist folgerichtig, da dasselbe in
der ganzen Gesellschaft vor sich geht, in der das
Funktionieren des Einzelnen mit abhängt von der sozialen Struktur, in der es stattfindet, und umgekehrt.

Die agogische Begleitung der sozialen Prozesse innerhalb einer Anstalt steht einer Anzahl von Problemen
gegenüber, die ausgesprochen anderer Art sind als
jene, die z.B. im Betriebsleben angetroffen werden
können:

1. *Hospitalismus.* Dieser wird in der Fachliteratur u.a.
auch als "Hospitalisierungssyndrom" oder "Anstalts-
neurose" bezeichnet.

Bei diesen Erscheinungen handelt es sich hauptsächlich um große Apathie, gleichgültige Bewegungen, wenig
Aufmerksamkeit für das Äußere, die Umgebung usw., ein
langsames Tempo bei allem, was man tut, sofern man
überhaupt etwas tut. Man könnte von einer "krankhaften Anpassung an das Krankenhaus" sprechen, wenn es
nicht so wäre, daß es sich gar nicht um Anpassung
handelt, sondern viel eher um "Einpassung". Einerseits ist dies eine Folge des Alltagstrottes, der das
Anstaltsleben neben anderer "abstumpfender" Routine
nun einmal kennzeichnet, andererseits ist aber zweifellos auch der Einzelne selbst bereit gewesen, sich
dem System und der Routine zu unterwerfen, wohl aufgrund eines *Abhängigkeitsbedürfnisses.* Früher wurde dieses
Bedürfnis automatisch befriedigt, meistens ohne daß
man sich dessen bewußt war. Dadurch geriet der Klient
immer tiefer in die apathische, initiativelose Sack-
gasse, aber auf die Dauer geschah dasselbe mit dem
Pflegepersonal und mit der ganzen sozialen Struktur
der Einrichtungen.

Trotz der Verbesserungen, die es in der Versorgung
psychiatrischer Patienten seit der Einführung der sog.
aktiveren Therapie (Simon) und dem Bekanntwerden von
Ansätzen, wie denen von Maxwell Jones (Therapeutic
Community), teilweise gegeben hat, ist man immer noch
nicht zum Kernpunkt des Problems vorgedrungen. Auch
heute noch hat man sich mit Folgeerscheinungen der
Hospitalisierung auseinanderzusetzen.

2. *Die Gefährdung der Individualität* von Patienten und Personal.

3. Das allmähliche *Entstehen von "symbiotischen" Beziehungen* zwischen "Langzeit-Patienten" und Mitgliedern des Personals (sich so stark aneinander binden, daß man meint, nicht mehr ohne den anderen auskommen zu können, was manchmal erst klar wird, wenn einer von beiden nicht mehr da ist oder sich anschickt, aus dem Blickfeld zu verschwinden).

4. Ein noch immer festzustellendes *emotionales Ausbluten* des Personals, das häufig zwischen den Blöcken eingeklemmt, sich ausgespielt fühlt usw.

Diese Dinge sind wohl, seit das Interesse für den sozialen Aspekt des Anstaltslebens zugenommen hat, verbessert worden. Mit der Bekämpfung des Hospitalismus haben die sog. aktiveren Therapien, die nach dem Vorbild von Hermann Simon in Deutschland in den zwanziger Jahren eingeführt wurden, angefangen. Daß der Klient für seine täglichen Tätigkeiten mitverantwortlich gemacht wurde und die Beschäftigung mit Umerziehungsidealen machten die abhängigkeitsfördernden Einflüsse in den Anstalten weniger wirksam, obwohl dem gegenüber steht, daß man in der Praxis den Klienten dann wieder abhängig machte von der Arbeit, die er verrichtete. Festgestellt muß werden, daß die Einführung von Aktivitätsprogrammen voller Arbeit, Beschäftigung, Sport, Tanz, Gesang, Malen usw. das äußerlich sichtbare Desinteresse der Klienten zwar verringerte, die tatsächliche Anpassung als kreativen Prozeß jedoch häufig kaum anregte.

Maxwell Jones entwickelte unmittelbar nach dem Zweiten Weltkrieg die Vorstellung, eine Anstaltsreform durchzuführen mit dem Ziel, der tatsächlichen sozialen Anpassung der Klienten eine viel größere Chance zu geben. Wenn man die Abhängigkeit bekämpft und formell unmöglich macht, muß der Klient notgedrungen kreativ werden.

Auf dieser Grundlage entwickelte er die "therapeutische Gemeinschaft" (therapeutic community), deren Kernpunkte sind: eine demokratische Entscheidungs- und Kommunikationsstruktur um jeglicher passiven, abhängigen Haltung vorzubeugen; eine nondirektive Methode individueller Gruppenbeeinflussung; konsequente, einheitliche Behandlung der individuellen Probleme, die sich beim Klienten oder in dessen Umgebung zeigen; Konfrontation des Klienten mit der Wirklichkeit. Als Zielsetzung gilt: die völlige (Wieder-) Anpassung des Klienten an die Gesellschaft.

Aus verschiedenen Gründen ist in den letzten Jahrzehnten wenig von diesem positiven und optimistischen
Ansatz zur Anwendung gekommen.

In erster Linie ist zu sagen, daß Demokratisierung
in allen Gesellschaftsbereichen eine äußerst schwierige Angelegenheit ist, so daß man nicht erwarten kann,
daß ausgerechnet in psychiatrischen Anstalten ein Vorbild gegeben wird. Darüber hinaus leben ja gerade in
diesen Einrichtungen jene Mitglieder der Gesellschaft,
die es schwer haben mit ihrer Anpassung.

Das scheinen nicht gerade günstige Voraussetzungen
zu sein, um Demokratisierungsexperimente zu einem guten Ende zu bringen.

Noch schwerwiegender ist, daß "man" nicht von den
historisch gewachsenen Machtstrukturen im Gesundheitswesen und also auch in den Anstalten abzugehen wünscht,
wodurch jedes Experiment zu einem unwichtigen Teilge-
schehen oder gar unmöglich gemacht wird, dann nämlich,
wenn es den herrschenden Auffassungen widerstrebt oder
diese gar ersetzen will! Das medizinisch-biologische
Denk- und Entscheidungsmodell ist der größte Stolper-
stein auf dem Wege zur Normalisierung und darauf folgenden Optimalisierung der sozialen Struktur in den
Einrichtungen für planmäßige Verhaltensbeeinflussung!

Das schließt nicht aus, daß nicht doch hier und
heute an der soziotherapeutischen Beeinflussung gearbeitet werden muß und auch wird. Einerseits geschieht das in Form der bereits erwähnten Tagesprogrammierung, andererseits sollte es dadurch geschehen,
daß eine optimalisierende Beeinflussung der sozialen
Struktur in ihrer Gesamtheit durchgeführt wird, wodurch z.B. die Optimalisierer (Soziotherapeuten)
selbst optimalisiert werden können (in-service-training, human-relations-training usw.).

Wenn man Soziotherapie auffaßt als ein System von
Tätigkeiten mit dem Ziel, dem Klienten bei seiner Anpassung zu helfen, dann fällt auch die Arbeitstherapie
darunter.

Zusammen mit u.a. kreativer, expressiver, Bewegungs-
und Musiktherapie kann Arbeitstherapie innerhalb eines
planmäßig eingesetzten Beeinflussungsprozesses (agogische Aktion) ein Mittel sein, um einem normalisierenden, vor allem aber optimalisierenden Prozeß im Innern
der Persönlichkeit konkret Gestalt zu geben.

Manche Verhaltensaspekte lassen sich in einer bestimmten Situation besser beeinflussen als andere. Darum ist ein auf den Einzelnen und die Gesamtheit ab-
gestimmter Diagnose-, Entscheidungs- und Steuerungs-
prozeß erforderlich, um die gestellten therapeutischen
Ziele zu erreichen.

Darum auch sollte ein Beeinflussungsplan in sich zusammenhängend sein. Um all diesen Anforderungen gerecht werden zu können, sollte man unter einer Anzahl verschiedener Tätigkeiten, verschieden sowohl nach Schwierigkeitsgrad, Kompliziertheit, Verfeinerung usw. wählen können. Das heißt, eine vertikale und eine horizontale Differenzierung müssen gegeben sein.

3 Arbeit als Therapie

3.1 Einleitung

Bevor wir "Arbeit" als Therapeutikum für Patienten unter die Lupe nehmen, soll hinsichtlich des Begriffes Therapie Klarheit geschaffen werden. In unseren medizinischen Einrichtungen werden die verschiedensten Tätigkeiten als Therapie bezeichnet. Diese Tätigkeiten können die Kriterien eines exakt definierten Therapie-Begriffes jedoch nicht immer erfüllen. Man bezeichnet leicht allerlei Beschäftigungen wie Sport, Spiel, Schwimmen, Musik, Tanzen, Handarbeit usw. als Therapie, ohne sich zu fragen, welchen Anforderungen sie zu entsprechen haben.

Das unbegründete Deklarieren einer Tätigkeit als Therapie wird zweifellos auf Widerstand stoßen, nicht zuletzt bei Medizinern, da der Begriff der medizinischen Arbeit vorbehalten war.

Nur wenn für alle Beteiligten klar erkennbare Gesichtspunkte vorhanden sind, wird der Wert einer Tätigkeit als Therapie festzustellen sein.

3.2 Die Entwicklung des Therapiebegriffs

Der Ausdruck Therapie ist seit altersher auf medizinischem Gebiet angewandt worden und bedeutet ein Vorgehen, das von einer Diagnose ausgeht, auf das Heilen von Krankheit gerichtet ist und sich dabei geeigneter Mittel und Methoden bedient.

In diesem engeren Sinn aufgefaßt, gehört zu den therapeutischen Mitteln und Methoden das ärztliche Verordnen von:

- Medikamenten
- Diäten
- Ruhekuren
- Krankengymnastik
- chirurgischen Eingriffen

sowie Kombinationen all dieser Möglichkeiten.

3.2.1 Frühere Entwicklungen

Da die Heilkunde früher fast nur auf die körperlichen
Störungen des Menschen beschränkt war, war der Begriff
Therapie ausschließlich den somatischen Behandlungsarten vorbehalten.
So wurde "Therapie" historisch zu einem typisch
medizinischen, nur vom Arzt verwendeten Begriff. Dadurch, daß sich der Arzt bei der Anwendung der von
ihm verordneten Therapie anderer Helfer bediente -
früher Familienmitglieder und andere Personen aus der
direkten Umgebung des Patienten - hat sich ein anerkannter Fürsorge- und Pflegeberuf entwickelt. Daher
kann man die Krankenpflege als den ersten paramedizinischen Beruf betrachten, ausgerichtet auf den streng
medizinischen Therapie-Gedanken.
Unter paramedizinischen Aufgaben werden all jene
verstanden, die unter Anleitung des Arztes und in seinem direkten Auftrag zugunsten eines Patienten ausgeführt werden. Durch den Fortschritt der anatomischen
Kenntnisse in der Medizin entwickelte sich dann die
Krankengymnastik, neben der Krankenpflege.
Zunehmende physiologische Kenntnisse über das Funktionieren der Organe, des Blutkreislaufes und der
chemischen Prozesse im Körper führten zu einem weiteren Bedarf an medizinisch-technischem Personal. Und
auch die Entwicklungen und Forschungen in der Pharma-
zie (wobei Chemiker, Biologen und Mediziner zusammen-
arbeiten) müssen hier genannt werden.

3.2.2 Geistig-seelische Störungen

Bei einem der jüngeren Zweige der Medizin, der Psychiatrie, entwickelten sich Therapiebegriffe, die sich
auf einen kaum genau zu bestimmenden Gegenstand richten, nämlich die Psyche (Seele). Nachdem im Mittelalter Menschen mit Geistesstörungen anfangs z.B. als
"vom Teufel besessen" bezeichnet wurden, meinte man
später, mitbedingt durch die Entwicklung des Mikro-
skops, daß geistig-seelische Störungen ihre Ursache in
Gehirnerkrankungen hätten.
Man erkannte, daß diese Menschen "Kranke" wären.
So betrachtet, meinte man denn auch, sie als Kranke
behandeln zu müssen. Zu Anfang wurde dabei das her-
kömmliche somatische Therapie-Modell angewandt, wie
die Bett- und später, unter dem Einfluß von Neißer,
die Badpflege (Anfang des 20. Jahrh.).

Schon vor Neißers Zeit, gegen Ende des 18., Anfang
des 19. Jahrhunderts, hatten Pinel in Frankreich,
Conolly in England und William Tuke in Amerika bahn-
brechend dabei gewirkt, den seelisch-geistig Kranken
eine menschenwürdigere Behandlung zuteil werden zu
lassen.
Conolly meinte, daß Körperstrafen für die psychisch
Gestörten abgeschafft werden müßten und daß Belohnung
oder Bestrafung den Handlungen entsprechend zu erfolgen hätten.
Ausführliche Betrachtungen zu dieser historischen
Entwicklung[6] sind zu finden in "De geestesgestoorden
in de middeleeuwen" (Die Geistesgestörten im Mittelalter) von H.H. Beek, Haarlem, 1969, und in "Van
dolhuys tot psychiatrisch centrum" (Vom Tollhaus zum
psychiatrischen Zentrum) von J. Schut, eine Ausgabe
von de Toorts, Haarlem, 1970.

3.2.3 Simon

Der Wendepunkt im Umgang mit psychisch Kranken war,
daß man um 1800 begann, auch jene, bei denen eine of-
fensichtliche anatomische oder organische Störung
nicht nachzuweisen war, die jedoch einen abweichenden
Geisteszustand erkennen ließen, als krank anzusehen.
Es geschah jedoch erst 1924, daß Hermann Simon in
Gütersloh den Anstoß zu einer wesentlich anderen Hal-
tung den Patienten gegenüber gab und einen neuen Begriff von Arbeitstherapie einführte:
Eine Therapie, die den seelisch gesunden Teil der
Persönlichkeit anspricht mit dem Kernpunkt, den Pati-
enten selbst aktiv handeln zu lassen.
Diese Therapie wurde "aktivere" genannt, und damit
hielt eine vollkommen neue Form der Behandlung hinter
den Mauern der Anstalten ihren Einzug in die Medizin.
Der Ausgangspunkt für die aktivere Therapie von
Simon war, daß in jedem Kranken ein Stück gesunder
Persönlichkeit gefunden werden kann und daß jeder po-
tentiell Arbeitskraft bleibt.
Ferner sah er, daß viele Äußerungen - vorher als
Krankheitserscheinung betrachtet, für die man die
Kranken nicht verantwortlich machen konnte - gar keine
Krankheitserscheinungen sind, sondern Ausdruck schlech-

---

6 Anmerkung des Bearbeiters: Für den deutschsprachigen Leser
  liefert das Buch von K. Dörner, "Bürger und Irre", EVA, Frankfurt a.M. 1969, eine umfassende Übersicht.

ter Gewohnheiten und unsozialen Verhaltens (infolge
der Hospitalisierung).

Solches Verhalten kann man den Kranken abgewöhnen,
wenn man diese Gewohnheiten nicht mehr als selbstverständlich hinnimmt. Negative Gewohnheiten dürften
nicht toleriert werden und es sollten ihnen direkte
Maßnahmen folgen, die den Kranken erfahren lassen,
daß schlechte Gewohnheiten, schlechte Führung oder
schlechtes Benehmen nicht geduldet werden.

Simon zufolge nimmt jede andere Haltung dem Patienten gegenüber diesem ein Stück Menschenwürde, er-
niedrigt und demütigt ihn.

Mit diesen Gedanken nahm er die Ideen des "no
restraint" von Conolly energisch wieder auf. So kam
Simon zu den drei Kernpunkten seiner aktiveren Therapie, nämlich:

1. Arbeit
2. Erziehung
3. eine gesunde und menschenwürdige Umgebung.

Arbeit

Simon konnte es nur schwer ertragen, daß körperlich
gesunde Patienten durch die Bettpflege (um 1900) vollkommen untätig gehalten wurden, wobei das Pflegepersonal ihre Wünsche erfüllte.

Außerdem nahm er an, daß Nichtstun zu Langeweile
führe und somit eine vorhandene Energie - durch das
Fehlen sinnvoller Ziele - möglicherweise für sinnlose
Handlungen verwendet oder gar ganz lahmgelegt werde,
wodurch Untätigkeit und Apathie entstehen.

Sinnvolle Arbeit, die den gesunden Teil der Persönlichkeit und - den Verhältnissen entsprechend -
die vorhandenen Fähigkeiten des Patienten anspricht,
würde es ermöglichen, vorhandene Energie in gesunde
Bahnen zu lenken, so daß der Patient sich zu einer
angepaßteren Persönlichkeit entfalten könnte. Dies
gelingt, wenn die Arbeit auf dem höchstmöglichen Niveau des Patienten gehalten wird, unter Berücksichtigung des Ausmaßes, in dem seine Fähigkeiten beein-
trächtigt sind. Dieses Ausmaß ist vom Arzt und dem
Pflegepersonal zu ermitteln, die den Patienten beim
Beherrschenlernen der Tätigkeiten betreuen.

Erziehung

Simon geht ferner davon aus, daß angepaßtes Verhalten
erreicht werden muß. Ordnung, Regelmäßigkeit und Disziplin sind dabei die besten Möglichkeiten. Belohnung

bei Einfügung in das System und Strafmaßnahmen bei
Regelwidrigkeiten sollten konsequent durchgeführt
werden.

Menschenwürdige Umgebung

Eine der bahnbrechendsten Auffassungen von Simon war,
daß die Umgebung des Patienten dem gesunden Verhalten
förderlich sein und ihn veranlassen sollte, nützlichen,
positiven Gebrauch von ihr zu machen.

Das Fehlen einer guten Unterbringung, guten Mobili-
ars, guter sanitärer und hygienischer Einrichtungen
und das Fehlen von Eßgeräten wirken demoralisierend
und kennzeichnen ein nicht menschenwürdiges Dasein.

Dadurch, daß er die direkte Umgebung der Patienten
verbesserte, gab er der Hoffnung Ausdruck, daß sie dann
ein gesunderes, menschlicheres Verhalten zeigen würden.

In der selben Zeit, aber unabhängig von Simon, wurden auf dem Gebiet der Sozialpsychologie Forschungen
unternommen, die in der späteren Entwicklung dem Ausgangspunkt von Simon eine wissenschaftliche Basis gegeben haben. Darauf werden wir noch zurückkommen bei
der Besprechung des Verhältnisses Arbeitstherapeut -
Patient.

In den Jahren 1920 - 25 wurden Simons Ideen nahezu
kritiklos aufgenommen und auf breiter Basis angewandt.

Simons Gedanken über Arbeit haben jedoch bis heute
in der Praxis noch keine adäquaten Resultate erbracht.

Hierfür mag es wichtige Gründe geben:

a: Dem engen medizinischen Therapiebegriff zufolge
kann nur der Arzt den Auftrag zu einer Behandlung erteilen und die Verantwortung dafür tragen, das gilt
auch für die Arbeitstherapie.

Der Arzt ist jedoch seiner Ausbildung zufolge auf
dem Gebiet der Methoden zum Erlernen von Beschäftigungen nicht sachkundig. Außerdem gehört zur Feststellung der "Rest"-Fähigkeiten eines Patienten mehr, als
nur die diagnostische Einordnung nach Krankheitsbildern und deren Folgen, nämlich *richtig* durchgeführte,
empirische Untersuchungen mit dafür geeigneten Test-
methoden, um die "Rest"-Fähigkeiten zu messen.

Zur Zeit Simons (1925) war und bis heute ist das
Personal nicht ausgerüstet für die Aufgabe, das Niveau
der Arbeitsmöglichkeiten jedes Patienten zu beobachten und festzustellen. Das Personal fungierte zu jener Zeit zu sehr als Wächter und kaum als begleitende
Betreuer, und die oben angeführten Gesichtspunkte wurden bei ihrer Ausbildung bis heute nicht berücksichtigt.

b: Es fehlten zu jener Zeit und noch heute zuverlässige Methoden, bedingt durch den Mangel an Forschung
auf diesem Gebiet.

c: Außerdem ist es für die Feststellung der Restkapa-
zitäten unbedingt erforderlich, daß Mitarbeiter auf
den am häufigsten vorkommenden Berufsfeldern zur Verfügung stehen, was in den zwanziger Jahren sicher
nicht der Fall war und auch heute kaum der Fall ist.
Daß Simon jedoch zum Ausdruck brachte, daß man sich
an den gesunden Teil der Persönlichkeit zu wenden habe,
ist einer der großen Verdienste seiner Haltung dem
Patienten gegenüber.

Bezüglich seiner Einstellung zur Erziehung sind ebenfalls einige Anmerkungen angebracht.

Die Auffassungen und das Vorgehen Simons erhellen,
daß er einen wenig nuancierten Begriff für angepaßtes
Verhalten verwendet. Die damals für unsozial gehal-
tenen Verhaltensweisen des Patienten, die als Krankheitserscheinungen betrachtet wurden, hielt Simon für
eine Folge des Ausbleibens einer sanktionierenden Reaktion der Außenwelt.

Das ist jedoch eine sehr enge Auffassung, denn es
besteht eine Wechselwirkung zwischen Individuum und
Außenwelt, bevor Verhalten manifest wird! Darüber
hinaus versuchte Simon, den Patienten ein Verhalten
beizubringen, daß an die mittlere Norm der Gesellschaft angepaßt war. Er wandte dabei ein militari-
stisches und damit depersonalisierendes System an,
ausgehend von den Prinzipien Belohnung und Strafe
(Konditionierungsmethode).

Die reihenweise Aufstellung der Patienten mit den
strengen Regeln für Ordnung und Disziplin werden meistens zu einer passiven oder Scheinanpassung geführt
haben.

Simons Erziehung war unseres Erachtens eine ausgesprochen normalisierende Verhaltensbeeinflussung (wie
in Kapitel 2 beschrieben), bei der der individuellen
Gestaltung von Verhaltensmustern, die eine Persönlichkeit kennzeichnen, kein Spielraum gelassen wurde.
Verhalten ist nämlich die Gesamtheit der Äußerungen
einer Persönlichkeit, die sich das Individuum auf der
Grundlage der Introjektion von Normen, Werten und Erfahrungen hinsichtlich der Erwartungen, die die Umgebung hegt, zum Muster geformt hat.

Einerseits wird angepaßtes Verhalten weitgehend
durch den Spiegel gelernt, den andere uns vorhalten
(looking-glass-self, Cooley), doch andererseits auch
über die kognitive Organisation des Individuums.

Das bedeutet, daß die eine Situation zu Konformismus führt und die nächste zu Nonkonformismus. Die Haltung, die man einnimmt, ist nämlich abhängig von persönlichen Wünschen, Zielen und Motiven sowie den darin enthaltenen Wechselwirkungen mit der Außenwelt. Die Nichtbeachtung dieser Wechselwirkung führt zu einer pragmatischen Verhaltensinterpretation.

Wir können uns auch nicht des Eindrucks erwehren, daß Simon nur die damals allgemein geltende gesellschaftliche "Durchschnittsnorm" als angepaßtes Verhalten hinnehmen konnte und sich damit eben auch auf die wenig tolerante gesellschaftliche Auffassung von abweichendem Verhalten gestützt hat.

Abweichendes Verhalten ist demnach ein Verhalten, das unterhalb oder oberhalb der Grenze des in der Gesellschaft akzeptablen Durchschnittes liegt (non-konformistisches, jedoch nicht ausgesprochen deviantes Verhalten). Für die aktiven Anpassungsformen des Individuums siehe Milikowski: "Lob der Unangepaßtheit".

Aus dem Gesagten ergibt sich jedoch, wie außerordentlich wichtig die Tatsache ist, daß dem Patienten durch die Umgebung und die Haltung von all jenen, die ihm gegenübertreten, ein Erwartungsbild vorgehalten wird, das den gesunden Teil der Psyche anspricht. Und dies auf eine Weise, die es gestattet, in Wechselwirkung auf die Umgebung und die Haltung anderer zu reagieren, wodurch der Patient zur Selbsterkenntnis gelangen kann.

Dieses Prinzip, dem Patienten eine Rollenerwartung vorzuhalten, den den gesunden Teil der Persönlichkeit anspricht, hat Simons Behandlungsart, trotz der erörterten Mängel, so großen Wert verliehen. Daß man mehr als 50 Jahre später noch immer nicht zu einer wissenschaftlichen Weiterentwicklung von Simons Gedanken gekommen ist, läßt sich vielleicht aus der Tatsache erklären, daß die psychiatrischen Einrichtungen sich all die Jahre hindurch noch unter Anwendung des medizinischen Modells gegen die Außenwelt abgeschlossen haben. So konnten auch Forschungen auf sozialpsychologischem Gebiet kaum Eingang in die Anstaltswelt finden.

3.2.4 Freud

Neue Therapieformen, die sich auf die Psyche des Menschen richteten, waren inzwischen u.a. von Sigmund Freud entwickelt worden (vgl. Kapitel 2).

Zu Anfang hatte Freud die Konversions-Erscheinungen
der Hysterie im Auge und bediente sich dabei der in
Zusammenarbeit mit Breuer entwickelten Hypnosetechnik
(1890).
Dabei entdeckte er, daß dem Patienten unbewußt ge-
bliebene Vorgänge während der Hypnose an die "Ober-
fläche" gebracht werden konnten. In bewußtem Zustand
konnten die Patienten sich jedoch nicht an die Inhalte
der unbewußten Vorgänge erinnern. Genauso wenig würden
sie diese in bewußtem Zustand mitteilen können.
Aufgrund seiner ersten Erfahrungen entwarf Freud
ein Konzept des menschlichen Bewußtseins, das *struktu-
relles Modell* genannt wurde:

- Gewissen
- Idealseite

- unbewußt oder vorbewußt
- Vermittler
- unbewußt oder vorbewußt
- Libido

Das Über-Ich zerfällt in zwei Funktionsbereiche, die
strenge Gewissensseite und die Idealseite.

Das Gewissen

Die Formung des Über-Ichs erfolgt durch die Gesamtheit
der Ge- und Verbote und Werte, die die Eltern (Erzieher) auf die Erlebniswelt des Kindes übertragen. Diesen Vorgang nannte Freud Introjektion. Introjektion
ist nur möglich, wenn das Kind sich mit den Eltern
(Erziehern) identifiziert, weil es nur dann deren
Werte und Normen auch akzeptieren kann. Die Persönlichkeit der Eltern (Erzieher) verbindet sich dadurch
auf innige Weise mit der des Kindes. Hierdurch ist
auch die Übertragung von moralischen Maßstäben und
Traditionen in einem Volke möglich. Das kindliche Gewissen ist jedoch kein getreues Abbild des elterlichen.
Häufig neigt es dazu, strenger zu sein. Das hängt mit
bestimmten Abwehrprozessen zusammen.

Entwicklung der Idealseite des Über-Ichs

Es bestehen zwei Ansichten vom Ich, nämlich:
1. Das Ich wird von einem Lebensalter von ca. 1 1/2
   Jahren an langsam geformt. Bei der Geburt besteht
   ein "Chaos", aus dem sich die drei Ebenen der Persönlichkeit entwickeln (Freud).
2. Ich und Es sind bei der Geburt eins, das Ich hat
   sich langsam aus dem Es zu entwickeln (Hartman).

Im allgemeinen gilt, daß ein Kind bei der Geburt
grundlegende Bedürfnisse hat und ein primäres Verlan-
gen nach deren Befriedigung, wobei das Lustprinzip
vorherrscht. Es kostet viel Mühe, gezwungen durch die
Umwelt und erlebte Frustrationen, nach und nach auf
Lustgewinn zu verzichten.
Das hier über die Formung des Gewissens und des
Ideal-Ichs Gesagte ist Niederschlag von vielfältigen
psychoanalytischen Untersuchungen.
Zur Veranschaulichung kann das Schema von Veenberg,
1932, Anna Reich, 1954, und Lampel-de Groot (eine
Schülerin von Freud), 1962, dienen.
Freud entwickelte aufgrund seiner Theorie die Psy-
choanalyse als Therapie für psychisch Gestörte. Die
Psychoanalyse bedient sich der Traumdeutung, freien
Assoziation und Gespräche, um die unbewußten Prozesse
zum Wiederaufleben und zur Verarbeitung in der Realität des Bewußtseins zu bringen, um so Verhaltensänderung zu bewirken.

	Idealseite	*Gewissen*
Veenberg, 1932	Ist der Niederschlag von geliebten Objekten im Ich	Niederschlag von verhaßten Objekten im Ich
Anna Reich, 1954	A Narzißtische Struktur nach innen	Mehr auf Realität gerichtete Struktur nach außen
	B Mehr durch Identifizierung entstanden	Durch Frustration entstanden
	C Wie man sein möchte	Wie man sein sollte
Lampel-de Groot, 1962	Das Ich möchte sein wie die allmächtigen Eltern	Das Ich möchte lernen, den Anforderungen der Eltern zu entsprechen.

Deutlich ist, daß das Gewissen als die Zwangsseite fungiert,
während das Ideal-Ich der freiwilligen Seite entspricht.

Freud hat durch seine Theorien zur Entwicklung und
Struktur der Persönlichkeit zu der großen Erweiterung
der Kenntnisse in der Psychiatrie beigetragen. Daraus
haben sich verschiedene psychotherapeutische Richtungen entwickelt, wie z.B. Rogers' non-direktive Methode
(siehe 2.3.4) und (während des letzten Jahrzehnts) die
Auffassungen von Wissenschaftlern wie Laing, Foudraine
und Bierenbroodspot, bei denen der soziotherapeutische
Gedankengang eine große Rolle spielt (2.3.5). Aus der
Psychologie entstammten durch Watson als Begründer

des Behaviorismus und spätere Forscher wie Skinner
Formen der Verhaltensbeeinflussung, wie sie bereits
in Kapitel 2 besprochen wurden.

Zur Erläuterung der skizzierten Entwicklungen ist es
nützlich, auf eine Anzahl von Faktoren zurückzukommen:
1. Die philosophische Lehre vom Menschen ändert sich
   ständig vor allem infolge der veränderten Auffassungen bezüglich der Moral sowie der in verschiedenen Wissenschaften erworbenen Einsichten.
2. Medizin und Verhaltenswissenschaften befinden sich
   in steter Entwicklung.
3. Deshalb haben sich auch die Ansichten über Persönlichkeit und Situation der psychisch Kranken geändert.
4. Es ergeben sich daraus Konsequenzen: Wie hilft man
   solchen Menschen? Behandeln, aber wo? Wann und wie
   wird Prävention praktiziert werden müssen und
   können?

Abschließend ist festzustellen, daß sich neben den
somatischen Therapien auch Therapien zur Förderung
einer ausgeglichenen Psyche entwickelt haben. Gleichzeitig jedoch wurde zu Anfang klargestellt, daß durchaus nicht alle Aktivitäten, die zugunsten von Patienten entwickelt werden, als Therapie bezeichnet werden
können.
   Welche Voraussetzungen hat eine Aktivität nun aber
zu erfüllen, wenn sie als Therapie gelten soll?

Eine verhaltensbeeinflussende Therapie ist unserer
Meinung nach im wesentlichen wie folgt zu unterglie-
dern:
1. Es wird eine Voruntersuchung durchgeführt, woraufhin auf der Basis der Diagnose die *Indikation* für die
   Therapie oder die Kombination von Therapien fest-
   zusetzen ist.
2. Aufgrund der Diagnose wird dann das mit der gewähl-
   ten Therapie zu erreichende *Ziel* definiert (Prognose).
3. Eine dem jeweiligen Entwicklungsstand gemäße, *begleitende Betreuung* zur Verwirklichung des gesteckten
   Zieles wird in Gang gebracht, unter Verwendung der
   für die Therapie geeigneten Mittel (Behandlungsprozeß).
4. Dieser *Prozeß* ist regelmäßig *zu bewerten*, um zu prüfen,
   inwieweit das gesteckte Ziel oder die Mittel geändert werden müssen.

Wenn von Therapie die Rede sein soll, sind diese vier
Punkte kontinuierlich und gemeinsam zu berücksichtigen.

3.3 Stellung und Funktion der Arbeit für den psychisch kranken Menschen

Bevor wir uns mit Arbeit als Therapie im eben festgestellten Sinne beschäftigen, ist es ratsam, Stellung und Funktion der Arbeit für den psychisch kranken Menschen näher zu bestimmen. Dabei sollte bedacht werden, daß dies immer in Wechselwirkung mit der Stellung und der Funktion der Arbeit in der Gesellschaft zu geschehen hat.

Da die Gesellschaftsstruktur einem ständigen Wechsel unterworfen ist, wird eine Positionsbestimmung für Arbeit diese Dynamik zu berücksichtigen haben.

Dynamische Aspekte sind:

1. In Kapitel 1 wurde bemerkt, daß Arbeit der Gesellschaft zugute kommt, entweder auf der produktiven oder der dienstleistenden Ebene.

Diese zugunsten der Gesellschaft geleistete Arbeit dient zugleich dem individuellen Lebensunterhalt. Daß für viele Menschen vor allem diese Funktion der Arbeit wegfällt, weil es ihnen durch Sozialleistungen und die Sozialversicherung möglich ist, ihren Lebensunterhalt zu bestreiten, ist eine der Strukturänderungen unserer Gesellschaft. Dabei ist anzumerken, daß die Sozialversicherung als eine Art Erwerbsquelle angesehen werden kann (durch die während der Arbeitsperiode gezahlten Beiträge).

Es ist zu bedenken, daß ein immer kleiner werdender Teil der Bevölkerung durch Arbeit die Lasten für den Lebensunterhalt dieser Gruppen übernimmt (durch Steuern und immer höhere Beiträge der Sozialversicherung).

Es wird von der allgemeinen Produktivität und dem individuellen Ausmaß, in dem der arbeitende Teil der Bevölkerung noch solidarisch handelt, abhängen, in welchem Augenblick und wo die Grenze für Sozialleistungen erreicht ist.

2. Ferner ist Arbeit in beträchtlichem Ausmaß bestimmend für die Lebenseinteilung. Wir haben gesagt, daß der Mensch, soweit es die Arbeit angeht, eine vorbereitende, arbeitende und ruhende Lebensphase durchmacht. Daß auch hier Veränderungen bevorstehen, hauptsächlich durch die Umstrukturierung von Unterricht und Ausbildung wurde bereits dargelegt. Auch der Einfluß auf das tägliche Leben hat sich durch zunehmende Technisierung und Arbeitszeitverkürzung im 20. Jahrhundert bereits stark geändert.

Einerseits bedeutet dies, daß wenn die Produktivität im Verhältnis zur Automatisierung nicht ausreichend wächst, ein großes Risiko zur Arbeitslosigkeit entstehen kann. Andererseits ermöglicht die Arbeitszeitverkürzung eine ausgeglichenere Tageseinteilung (im Vergleich zum Beginn des industriellen Zeitalters). Auch hier wird es in Zukunft wohl noch Veränderungen geben, doch es wäre zu wünschen, daß das nicht geschieht, ehe der Mensch gelernt hat, die ihm dann zur Verfügung stehende Freizeit sinnvoller einzuteilen. Die große Bevölkerungsdichte zwingt uns dazu.

3. Eine weitere bedeutsame Komponente ist, daß man durch Arbeit Entfaltungsmöglichkeiten erhält: entweder direkt, indem Arbeit den Einsatz aller Fähigkeiten veranlaßt oder indirekt durch das erworbene Einkommen.

Arbeit erhält einen Sinn, wenn sie sowohl im Dienste der Gesellschaft steht als auch die Entfaltung eigener Möglichkeiten und Fähigkeiten herausfordert, sei es direkt oder indirekt.

Diese drei Faktoren und die Bedeutung der Arbeit auf psychologischem, somatischem, wirtschaftlichem oder soziologischem Gebiet (wie im ersten Kapitel beschrieben) sind für den psychisch kranken und geistig behinderten Menschen von großer Bedeutung*.

---

*Das Wohlbefinden des Menschen ist gleichsam als ein Dreieck zu verstehen:

psychisch

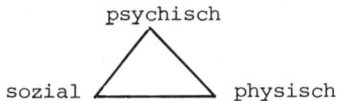

sozial   physisch

Alles, was dem Menschen zustößt, findet seine Rückwirkung in einem der drei Punkte des Dreiecks und setzt sich dann fort, womit entweder eine positive oder negative Kettenreaktion entstehen kann: denn der Mensch ist außer "Individuum" auch Gemeinschaftswesen.

Mittels seines Verhaltens sucht der Mensch sich kennbar zu machen, sowohl für sich selbst wie für seine unmittelbare Umgebung. Die Bedeutung des Verhaltens wird jedoch nicht immer richtig interpretiert. Es entstehen Mißverständnisse, die einen störenden Einfluß auf das Streben nach Gleichgewicht im psychisch-physisch-sozialen Geschehen ausüben. Das führt zu vermindertem Wohlbefinden.

Für den psychisch kranken Menschen *kann sinnvolle Arbeit* bedeuten:
- eine Stärkung des Selbstwertgefühls, weil er sich nützlich und beteiligt fühlt am gesellschaftlichen Ganzen;
- für jene, die in die Gesellschaft zurückkehren können und wollen, ein Wachsen zur größeren Selbständigkeit, weil sie sich "wieder" selbst ernähren können, unabhängig von Zuwendungen, auch wenn sie darauf zurückgreifen können;
- eine klare Tageseinteilung, die einen Ansatz zu einem harmonischen Lebensrhythmus bilden kann, der seinerseits auf die Persönlichkeit zurückwirkt;
- daß eine Verbindung zur Wirklichkeit hergestellt wird, indem sich die Gelegenheit zu Kontakten mit Menschen und Sachen ergibt, wodurch die gesellschaftliche Integration erneut zustandekommen kann;
- schließlich fördert Arbeit die Entwicklung des Verantwortungsbewußtseins und der Selbständigkeit, die nur bei einem freien Menschen ausreichend zum Ausdruck kommen.

Für den geistig behinderten Menschen bedeutet sinnvolle Arbeit:
- den Versuch, dem archaischen Bild, das er von der ihn umgebenden Welt hat, eine gewisse Struktur zu verleihen;
- Genugtuung und Erwerb eines Selbstwertgefühls, hergeleitet sowohl aus der motorischen Bewegung wie aus dem erreichten Ergebnis;
- Gelegenheit zu Kontakten mit Menschen und Material, was zur gesellschaftlichen Integration führen kann;
- Entwicklung von Fertigkeiten, durch die eine weitere soziale Sicherung zu erreichen ist.

3.4 Arbeit als Therapie

1. Arbeit ist niemals, auch nicht in der Gesellschaft, ein Selbstzweck, sondern nur ein Mittel zum Erreichen eines außerhalb gelegenen *Zweckes* (Dienst an der Gesellschaft und individuelle Existenzmöglichkeit) (Ziel);
2. Arbeit hat sowohl aktions-orientiert als auch produktionsorientiert zu sein, und das in engem Wechselspiel, wobei das zu liefernde Produkt oder die Dienstleistung die Forderungen an die Tätigkeit stellt (Ausrichtung);

3. Das Mittel Arbeit sollte konsequent in kontinuierlichem Zusammenhang mit den in Abschnitt 2 genannten vier Therapie-Voraussetzungen angewandt werden (Anwendung);
4. Arbeit sollte so genau wie möglich auf die Fähigkeiten, Fertigkeiten und Entwicklungsmöglichkeiten des Patienten abgestimmt werden und sollte deshalb an seine Würde und sein Verantwortungsbewußtsein appellieren, mit anderen Worten: Arbeit muß im Rahmen der Zukunftsaussichten des Betreffenden sinnvoll eingefügt werden (Einfügung);
5. Es sollte eine für alle beteiligten Parteien klar erkennbare arbeitstherapeutische Zielsetzung vorliegen.

3.4.1 *Ziel und Zielsetzung*

Es ist gerechtfertigt, auf die Ausgangspunkte 1 und 5 näher einzugehen.

Eine grob umrissene, brauchbare Zielsetzung der Arbeitstherapie besteht aus zwei Teilen. Arbeit als Mittel wird angewandt, um
1. den Einzelnen, handele es sich nun den geistig behinderten, psychiatrischen oder epileptischen Patienten, in einer besseren körperlichen und geistigen Verfassung zu halten und/oder ihn dahin zu bringen (positive Kettenreaktion);
2. es dem Einzelnen zu ermöglichen, soziale Beziehungen aufzubauen, wodurch das Band mit der sozialen Realität verstärkt oder entwickelt werden kann (Verhaltensbeeinflussungsaspekt).

Man kann einwenden, daß diese allgemeine Zielsetzung nicht spezifisch für Arbeit als Therapie ist.
Doch stellt keine einzige Tätigkeit in der Gesellschaft in so hohem Maße eine Wirklichkeitsrealisierung dar wie die Arbeit. Ein Appell an den Überlebenswillen (struggle for life), die Verwirklichung der eigenen Ziele und Wünsche in sozial akzeptablen Grenzen ist kaum ohne Arbeitstherapie zu erreichen. Außerdem werden andere Therapieformen unmöglich 8 Stunden pro Tag angeboten werden können. In der Gesellschaft werden soziale Beziehungen größtenteils über die Arbeit (den Beruf) aufgebaut. Auch dadurch bildet Arbeitstherapie eine gesellschaftliche Realität, die für die Wiedergewinnung eines emotional ausgeglichenen Verhaltens von großer Bedeutung ist.

3.4.2 Ausrichtung

Der gemeinschaftliche oder soziale Arbeitsauftrag war
und ist das Bearbeiten und Bewahren der Erde, der uns
umgebenden Materie und der individuelle Auftrag das
Erwerben von Sicherheit und Lebensqualität (siehe
Maslow, 1. Kapitel).

Bei der Arbeit setzt der Mensch körperliche und
geistige Kräfte ein, die aufeinander abgestimmt sind:
- körperlich hauptsächlich durch das Zusammenwirken
der Hände (und Beine) als Instrumente, - geistig durch
die Denkarbeit, wobei die geformten Begriffe den Rahmen für die weitere Denkarbeit bilden. Wenn die Einheit zwischen Denken und Handeln unterbrochen wird,
entsteht auf beiden Seiten ein Defizit.

Die Hand z.B. greift, befühlt, erkundet, "handelt"
kurzum, ist das Organ des Tastsinnes, ermöglicht Wahrnehmung und Bewegung und gibt dadurch Impulse an das
Gehirn zu dem Zweck, die uns umgebende Welt "begreifen" zu lernen.

Auch das Auge bildet in enger Koordination mit der
Hand ein Instrument.

Die vereinte körperliche und geistige Anstrengung
des Arbeitsaktes ist immer auf ein außerhalb der Arbeit gelegenes Ziel gerichtet, nämlich das Produkt.

Zu Anfang der menschlichen Entwicklung lag das Arbeitsziel für den Einzelnen sehr nahe, nämlich in der
Bearbeitung des Bodens zur eigenen Bedarfsdeckung,
später in der Erfüllung einer Aufgabe innerhalb seiner "Großfamilie", im Leisten von Diensten im Aus-
tausch gegen andere Erwerbsgüter (Zünfte) und zu Beginn der Technisierung z.B. darin, körperliche Anstrengungen zu verringern.

Es hat sich gezeigt, daß der Mensch Dinge, die ihm
gigantisch und unübersichtlich vorkommen, in über-
schaubare Größen einteilen (ordnen, kategorisieren)
möchte. Dieses Bedürfnis war der Grund für die Entstehung sämtlicher Wissenschaften. Der Mensch möchte
das Unbekannte kennen und benennen.

Die Gefahren der heutigen Entwicklung (der Automatisierung und weiteren Verästelungen der Arbeitsziele) liegen in der Tatsache, daß die Konkretisierung
oder Phasierung der Arbeitsziele für große Gruppen
von Menschen immer weiter außerhalb ihrer unmittelbaren Erlebniswelt und ihrem möglichen Begriffsver-
mögen zu liegen kommt.

Das konkrete Arbeitsziel wird dadurch vage, was die
gefühlsmäßige Bindung an die Arbeit immer geringer
werden läßt.

Gefühle von Unsicherheit und Aggression werden dadurch zunehmen. Daß Jugendliche sich in immer größerem Maße zu dienstleistenden Arbeiten und sozialen Berufen (in Entwicklungsländern und im eigenen Land) hingezogen fühlen, läßt sich aus der Tatsache erklären, daß diese Arbeitsformen für den Einzelnen eine klare erkennbare und näher liegende Zielsetzung haben. Es muß deshalb von großem Interesse für die Industriegesellschaft im allgemeinen und für die Arbeitstherapie im besonderen sein, daß das Arbeitsziel konkret und begreifbar bleibt.

Das konkrete Arbeitsziel liegt für den Patienten in erster Linie in der Arbeit an sich selbst mittels Aufgaben, die seinen Möglichkeiten angepaßt sind und die Gelegenheit zu Kontakten mit "Mit-Arbeiter" bieten.

Die angebotenen Arbeitsobjekte und die verlangte Produktion oder Dienstleistung haben dieser Zielsetzung untergeordnet zu sein, wenn die Arbeit therapeutisch wirken soll.

Die Produkte sollten zur Mobilisierung von Selbstwertgefühlen klar erkennbar sinnvoll und brauchbar für die Gemeinschaft sein und mit in der Arbeitswelt üblichen Methoden hergestellt werden.

Man sollte immer darauf bedacht sein, die Arbeit zweckentsprechend in den Behandlungsplan einzufügen, mit anderen Worten: die Erreichung des Zieles ist nicht aus der Arbeitstherapie in ihrer Gesamtheit abzuleiten, sondern erfordert eine fortwährende Motivierung des Patienten/Behinderten auf seine Zielsetzung hin.

Das mag in dem einen Fall bedeuten, daß man ein Leben anstrebt, das innerhalb der Anstalt so menschenwürdig wie möglich verläuft, und in dem andern Fall, daß man wieder lernt, den Schwierigkeiten des Lebens "draußen" gewachsen zu sein.

Im letzteren Fall sollten auch die an den Patienten gestellten Produktionsforderungen der gegebenen Zielsetzung untergeordnet werden. Die ausgeglichene Betreuung dieser Entwicklung hat die Hauptaufgabe der Arbeitstherapie zu sein.

3.4.3 Anwendung

Man muß in unseren Kliniken noch zu oft feststellen, daß die Abteilung für Arbeitstherapie als Verwahrungsort für Patienten benutzt wird. Die Arbeitstherapie

dient dabei als Operationsbasis, von der aus andere
Therapieformen bequem verordnet werden können.

Diese Praxis ist unrichtig, da
a) auf diese Weise von Therapie keine Rede sein kann,
   höchstens von Arbeit;
b) die Arbeit als Therapie für den Patienten nicht
   attraktiv gemacht werden kann;
c) die Arbeitstherapie als Operationsbasis zu benutzen
   eine gänzliche Aushöhlung der Funktion der Pflege-
   oder Wohnabteilungen bedeutet;
d) wenn Arbeit gut ausgeführt werden soll, erst einmal eine Anlaufs- und Einarbeitungszeit erforderlich ist, und zwar jedesmal, wenn man mit der Arbeit anfängt.
Diese Anlaufzeit wird immer wieder durchkreuzt,
wenn aus der Arbeitssituation heraus auf andere
Therapien übergeleitet wird, wodurch der Patient
kaum zum effektiven Arbeiten kommt. In den Einrichtungen wird sich viel ändern müssen, wenn man
eine zu verantwortende Abstimmung von Therapie-
möglichkeiten erreichen will. Vor allem bei der
Arbeitstherapie würden nähere empirische Untersuchungen auf erschreckende Weise ans Licht bringen,
wie wenig Zeit für echte Arbeitstherapie einem Patienten wirklich zur Verfügung steht.

Will eine Einrichtung eine mit der Gesellschaft ver-
gleichbare Lebensmöglichkeit bereitstellen, dann wird
sie zuallererst zwischen Wohnen, Arbeiten und Freizeitgestaltung klarer unterscheiden müssen. Nicht in
der Arbeitstherapie, sondern in der Wohnabteilung
(Station) sollten, wie es in der Gesellschaft üblich
ist, alle Tätigkeiten ihren Ausgangspunkt nehmen. Auch
in der Gesellschaft geht man von seiner Wohnung aus
zur Arbeit, zum Arzt, in die Apotheke, zur Krankengymnastik, in Vereine usw.; warum nicht genauso in der
Klinik? Die Therapiesituation würde klarer und so zu
einem besseren Ausgangspunkt für wirkliche Therapie
werden. In der Abteilung für Arbeitstherapie können
dann die Bedingungen für eine Therapie wie folgt realisiert werden:
     Die Voruntersuchung, aufgrund derer die Indikation
für Arbeit zu bestimmen ist, sollte erfassen
a) die Schulbildung
b) die Berufsausbildung
c) die Berufserfahrung mit einem Berufsbild der *vor*
   der Aufnahme zuletzt ausgeübten Beschäftigung.
     Um einen Überblick über diesen Komplex zu erhalten,

ist zu prüfen, wo die Wünsche und Vorlieben des Patienten gelegen haben, die Motive für seine Berufs-
wahl - die häufig gar keine "Wahl" gewesen sein
mag - zu ermitteln und sodann den positiven und
negativen Erfahrungen im zuletzt ausgeübten Beruf
nachzugehen.

d) Man muß dem Patienten Tätigkeiten anbieten können,
die sowohl auf horizontaler als auf vertikaler Ebene unterschiedlich und gestuft sind. Somit kann
man eine Skala von normierten Schwierigkeitsgraden
anbieten, so daß man, nachdem ein bestimmter Schwierigkeitsgrad absolviert ist, feststellen kann: Dieser Patient erreicht qualitativ und quantitativ
40% der Norm des Schwierigkeitsgrades 3 oder 30%
des Schwierigkeitsgrades 7 usw.;

e) einen Geschicklichkeitstest, bei dem Augen-, Hand-
und Fußkoordination begutachtet werden, und bestimmt werden kann, inwieweit Arbeit mit feiner
oder grober Motorik und/oder einfacher oder diffe-
renzierten Verrichtungen möglich ist;

f) Rücksprache mit dem Psychologen wegen der Ergebnisse evtl. psychologischer Tests;

g) Beobachtung des Arbeitsverhaltens, vor allem hinsichtlich der Normen, des traditionellen Verhaltens
sowie der Verhältnisse innerhalb der Arbeit;

h) ein die Voruntersuchung abschließendes Gespräch,
um gemeinsam mit dem Patienten nachzuprüfen, wo
nach seinem Empfinden die Prioritäten liegen, inwieweit diese mit den Ergebnissen der Voruntersuchung
übereinstimmen, und um eine intensivere Motivation
zur Teilnahme an der Arbeitstherapie zu erreichen;

i) Zusammenstellung von Bericht und Anweisung für das
Behandlungsteam, das daraufhin die Details des Pro-
gamms abstimmt.

Für eine derartige Voruntersuchung wären etwa 14 Tage
anzusetzen.

Der Weg zum Therapieziel muß in Phasen eingeteilt
werden. Das bedeutet eine Konkretisierung des Arbeitszieles und eine Abstimmung von Patient und Ziel. Das
bedeutet auch, daß der Arbeitstherapeut einen Prozeß
von Hochs und Tiefs in der Selbstverwirklichung des
Patienten zu begleiten hat.

Vieles von dem, was sich auf der Ebene der Interaktion während der Therapie zwischen dem Patienten,
dem ihn begleitenden Betreuer und den Arbeitskollegen
entwickelt und geschieht, wird niemals auf empirischem
Wege zu messen sein.

Carkhuff[7] ist der Ansicht, daß ein therapeutischer
Prozeß aus zwei Phasen besteht:
1 the "down ward" or "in ward" phase, or the estab-
   lishment of the relationship and the client self
   exploration, and
2 the "up ward" or "out ward" phase, or the period
   of emergent directionality.

Zu 1: In der ersten Phase hat der Betreuer in die Tie-
fen der Struktur des "Ichs" des Klienten und seiner
Situation mitzugehen. Das Ziel ist, den Klienten zu
Selbsterforschung, Selbsterleben und Ausdruck zu ver-
anlassen, was eine Vertrauensbeziehung voraussetzt.
Der begleitende Betreuer sollte dazu die nachstehenden
Fähigkeiten besitzen bzw. über diese "Dimensionen"
verfügen:

- Empathie oder Einfühlungsvermögen
- Achtung vor dem anderen
- Wahrhaftigkeit
- Konkretheit
- Bereitschaft zur Selbsterforschung.

Das wichtigste therapeutische Instrument ist die Kommunikation auf der Basis dieser persönlichen Voraussetzungen. Wenn der Therapeut nicht selbst wirklich
von diesen Dimensionen her lebt, kann er auch bei
anderen keine konstruktive Veränderungen bewirken.
    An anderer Stelle (u.a. in den Kapiteln 1 und 2
des zitierten Buches) haben Carkhuff und Berendson der
Wechselbeziehung zwischen den jeweils auf Seiten des
Klienten und des begleitenden Betreuers vorhandenen
Kombinationen von "Dimensionen" und deren Auswirkung
auf Therapieergebnisse große Aufmerksamkeit geschenkt.
    Es hat sich gezeigt, daß jemand, der hinsichtlich
seiner persönlichen oder pädagogischen Qualitäten unzureichend funktioniert, wenig Möglichkeiten hat, einen Klienten, der in dieser Hinsicht auf einem qualitativ höheren Niveau funktioniert, zu helfen, auch
wenn er noch so viele und gute Therapietechniken anwendet.[8]

---

7 Carkhuff and Berendson, *Beyond counseling and therapy*. Holt,
  Rinehart and Winston, 1970. Kap.9, S. 134ff.

8 Da wir davon ausgehen können, daß dem psychisch gestörten Patienten sicher vertrauensvoll aufbauende Beziehungen fehlen,
  wird jede warme auf den Patienten abgestimmte Beziehung, gleich
  auf welchem Niveau, bereits positive Momente für ihn ein-
  schließen (J.R. Aernout).

Carkhuff und Berendson gehen nämlich davon aus,
"daß Psychotiker häufiger auf dem 1. Niveau (dem nied-
rigsten von 5) funktionieren, und daß ihnen die Fähigkeit zur Empathie fehlt. Sie verkörpern die negative
Konsequenz einer Reihe von Beziehungen von qualitativ
geringem Niveau:
Wichtige Personen in ihrem Leben (Eltern, Erzieher,
Lehrer) hatten kein wirkliches Verständnis für sie
(wenigstens von ihrer Erfahrung aus gesehen - J.R.
Aernout). Ihre Entwicklung ist durch andere gehemmt
worden, sie werden nun ihrerseits die anderen hemmen".

Zu 2: Eine Förderung verlangt als Instrument vom Therapeuten den vollen Einsatz all seiner Hilfsquellen,
intellektuell und emotional, physisch und moralisch,
angelernt und angeboren. Ausschlaggebend ist dabei
nicht die Kommunikation an sich, sondern das ehrliche
Zusammengehen in einer bestimmten Richtung. Schwer-
punkte sind nunmehr Echtheit der beiderseitigen Beziehung und die Konkretheit der Schritte, das Entwik-
keln einer Richtung und die Umsetzung in Aktion durch
den Klienten. Vor allem Empathie und Respekt sind in
dieser Phase ausgesprochen nötig. Der Arbeitstherapie
dient die Arbeit dazu, die Möglichkeiten für den Klienten zu konkretisieren.
In dieser Zeit kann man den Klienten zum Zwecke
seiner Integration mit sich selbst konfrontieren, mit
seinen Kräften und Hilfsquellen, aber auch mit seinem
destruktiven Verhalten.
Das bedeutet, daß man hilft, Ambiguität und Inkon-
sistenz zwischen Erfahrung und Kommunikation aufzulösen oder auch die Diskrepanz zwischen dem Ideal-
Wunsch und dem realen Selbst des Klienten (siehe
Kapitel 3, S. 85 ff.). Das dabei einzugehende Risiko
hängt von dem Ausmaß der Desorganisation ab, dem Therapeut und Klient gemeinsam gewachsen sind[9].
Der Patient, der nicht mit sich selbst konfrontiert
wird, d.h., der keinen Einblick in seine Handlungen
und kein Bewußtsein von ihnen erlangt, bleibt hand-
lungsgehemmt, er bleibt durch den Mangel an Tätigkeit
und Daseinsrichtung abhängig und passiv. Zwischen ihm
und seiner Erfahrung bleibt ein trennender kognitiver
Filter bestehen (Carkhuff). Einsicht ermöglicht kognitive Organisation, aber darüber hinaus noch Rationa-
lisierung für die passive Orientierung.

---

9 Für die ambulante Arbeit gilt denn auch, daß hier immer Betreuung in Form von Supervision erforderlich ist.

Neben Einsicht braucht der Klient auch Selbsterfahrung. Der Klient muß wieder in Kontakt mit seiner
Selbsterfahrung kommen, sein eigenes "frame of refer-
ence" aufbauen können, wenn er auf seine echten Fähigkeiten bauen können soll.
Deutlich ist, daß Arbeit die konkretesten Möglichkeiten bietet, wenn sie nur in den rechten therapeutischen Rahmen gestellt wird.

3.4.4 Einfügung

Die Arbeit sollte so präzise wie möglich auf die Fähigkeiten, Fertigkeiten und Förderungsmöglichkeiten
des Patienten abgestimmt werden. Sie sollte an seine
Würde, Fähigkeiten und Verantwortungsbewußtsein appellieren.
Es wird dabei außerordentlich wichtig sein, daß
regelmäßig Bewertungsmöglichkeiten bereitgestellt und
gesucht werden, weil auch diese Techniken Konfronta-
tionsmöglichkeiten für den Patienten eröffnen.

3.4.5 Phasierung

Enge Koordination mit anderen Therapien, wie Psychotherapie, Bewegungstherapie und Kreativitätstherapie
ist dringend geboten. Daß zusammen mit der Absicht
einer Phasierung des Arbeitszieles auf der Basis der
Ergebnisse der Voruntersuchung die Arbeitstherapie
für den Patienten ebenfalls phasiert werden sollte,
wird klar sein. Dazu müßte die Arbeitstherapie neben
der notwendigen Unterteilung in Schwierigkeitsgrade
auf horizontaler und vertikaler Ebene über besondere
Räume für jede Phase verfügen, so daß der Übergang
von der einen zur nächsten Phase auch für den Patienten deutlich als Erfahrungstatsache sichtbar wird.
Eine logische Phaseneinteilung wird sein:
1. *Phase: Voruntersuchung oder Beobachtung*
Alle vorkommenden Beschäftigungsmöglichkeiten der Arbeitstherapie müssen hierbei zur Verfügung stehen.
2. *Phase: Beschäftigung mit Arbeitscharakter*
Eine solche Phase wird im Gegensatz zu reiner Beschäftigungstherapie bestimmte Voraussetzungen zu erfüllen
haben.
a) Die Unverbindlichkeit, die Beschäftigung normalerweise kennzeichnet, wird nicht aufrechtzuerhalten
   sein. Man sollte verlangen, daß Angefangenes fertig
   gemacht wird;

b) Es ist auch nicht zulässig, daß der Klient an die
   Arbeit seine eigene Norm anlegt, sondern die dem
   Produkt gemäße Norm sollte erreicht werden.
c) Je nach den Fortschritten werden an die Beschäftigung neben den Qualitätsanforderungen auch zeitliche Anforderungen (Tempo) zu stellen sein, allerdings abgestimmt auf die Möglichkeit des Klienten.

Indikationen zur Unterbringung in diesen Abteilungen
könnten u.a. gefunden werden bei:

- geriatrischen Patienten, für die Beschäftigung mit
  Arbeitscharakter einen Teil der Tageseinteilung bilden könnte, und zwar aufgrund der Überlegung, daß
  gleichaltrige gesunde Menschen in der Gesellschaft
  auch nicht mehr am Arbeitsprozeß teilzunehmen brauchen, es sei denn, daß sie dies ausdrücklich wünschen;
- schwer psychotischen Patienten, weil ihre Erlebniswelt noch so weit von der Realität entfernt ist,
  daß ein normaler Produktionsprozeß ihnen keine einzige Möglichkeit zur Selbstverwirklichung bietet.
  Eine selbstgewählte Beschäftigung, vielleicht mit
  Auflagen, verringert den Abstand zu ihnen selbst.
- schwer geistig Behinderten, bei denen aufgrund der
  Voruntersuchung reelle Arbeitsmöglichkeiten ernsthaft zu bezweifeln sind;
- wenig an Arbeit interessierten Personen, die über
  eine Anlaufzeit zum Arbeiten motiviert werden
  können.

3. Arbeitstrainingsphase
Möchte man dem Patienten ein menschenwürdiges Dasein
bieten, sei es nun in der Anstalt oder in der Gesellschaft, dann ist es von Bedeutung, daß er bestimmten
Arbeitsnormen entsprechen kann, wie etwa: immer Qualität und Quantität zu liefern, Kollegen und Mitpatienten gegenüber angemessene Umgangsformen zu zeigen, bei
Auftraggebern und Vorgesetzten eine entsprechende
Haltung an den Tag zu legen.
   In dieser Phase sollte das Ausmaß, in dem der Patient zur Selbstverwirklichung kommen kann, größtenteils abzuschätzen sein. Die "down-ward" und "up-ward"-
Phase der Therapie wird sich in diesem Zeitraum in
aller Heftigkeit zeigen und man hat sie sich zunutze
zu machen.
   Hier ist die Konkretisierung der Zielsetzung reich-
lich vorhanden.

4. Rehabilitationsphase als Schlußphase der Arbeitstherapie
Das Ziel ist, dem Patienten die Wiederherstellung seiner Arbeitsfähigkeit zu ermöglichen.
In dieser Phase geht es um den "letzten Schliff".
Der Patient muß die Sicherheit wiedergewinnen, daß
er, ob nun in einer Werkstatt für Behinderte oder beim
Einnehmen eines Platzes in der Gesellschaft, den jeweiligen Erwartungen entsprechen kann: daß er wieder
über das nötige Tempo und die erforderlichen Fähigkeiten verfügt, um sich behaupten zu können, und zwar sowohl hinsichtlich des Materials als auch der Beherrschung sozialer Beziehungen.
Ermutigung, richtige Instruktion und begleitende
Betreuung und die regelmäßige Leistungsbewertung bieten die erforderliche Selbstkonfrontation und führen
auf den Weg zu bedeutungsvollem und erkennbarem Verhalten und einem "Sichselbst-sein-können".

Als Schlußfolgerung dieses Abschnitts über Arbeit als
Therapie ist festzustellen, daß Arbeit nur angewandt
werden kann, wenn
a) sie bewußt als Teil des Behandlungsplans und -ziels
   eingesetzt wird;
b) zusammen mit dem Patienten überlegt worden ist,
   welche Funktion die Arbeit in seinem Behandlungsprozeß übernehmen könnte;
c) das Arbeitsprogramm einem festen Plan zufolge be-
   gleitet und nötigenfalls gesteuert wird.

Daraus ergibt sich, daß Arbeitstherapie nicht immer
und nicht für alle Patienten geeignet ist.

So würden als Kontraindikation für eine Unterbringung
in der Arbeitstherapie u.a. gelten:
- schwerste geistige Behinderungen (Imbezille), bei
  denen *Beschäftigung* einen Teil des Tagesprogramms
  bilden kann;
- Patienten mit schwersten Mißbildungen;
- Multiple Sklerose-Patienten im Endstadium;
- Patienten, die an einer sehr schweren Lebersklerose
  leiden;
- schwere frische Hirnverletzungen;
- Prä-Psychotiker oder psychotische Patienten unter
  hoher Medikation;
- Genesende, unmittelbar nach schweren Krankheiten
  oder Operationen;
- Patienten in Gips;
- Schwangerschaft ab dem 7. Monat;
- viele der geriatrischen Patienten, weil hier Beschäftigung indiziert ist.

Nur jene, die zu erkennen geben irgendeine Art von
Arbeit verrichten zu wollen und dem auch gewachsen
sind, würden für eine Arbeitstherapie an einigen Stunden pro Tag infrage kommen. Bei jungen Patienten ist
unbedingt zu beachten, daß für sie Schule, Ausbildung
und Studium zeitlich und räumlich vorrangig sind, und
zwar in dem Maße, wie in der Gesellschaft arbeitenden
jungen Leuten hierzu Gelegenheit geboten wird.

Zum Schluß wäre zu überlegen, daß verheiratete oder
unverheiratete Frauen, die älter als 50 oder 55 Jahre
sind, in den gesellschaftlichen Arbeitsprozeß kaum
noch integrierbar sind. Daher sollte der Inhalt der
Arbeitstherapie auf ihr zukünftiges Leben in der Familie oder als Alleinstehende abgestimmt werden (wieder
lernen, den Haushalt zu organisieren, Geld einzuteilen und Haus oder Wohnung in Ordnung zu halten, und
zwar so, daß geregelte Freizeit übrigbleibt).

4 Das arbeitstherapeutische Feld

4.1 Arbeitstherapeutischer Rahmen

Das Anwendungsgebiet für Arbeitstherapie findet sich größtenteils in psychiatrischen Krankenhäusern. Wenn aber, grob umrissen, die Arbeitstherapie bezwecken soll,

a) vermittels der Arbeit den Einzelnen in besserem körperlichem und geistigem Zustand zu halten oder ihn dahin zu bringen und
b) ihm zu ermöglichen, soziale Beziehungen aufzubauen, so daß die Verbindung zur gesellschaftlichen Realität verstärkt werden kann (Verhaltensbeeinflussungsaspekt), dann wird Arbeitstherapie auch angewandt in
1. den Test- und Trainings-Abteilungen von Werkstätten für Behinderte,
2. Gefängnissen, Erziehungsheimen und Jugendstrafanstalten.

Wir können voraussetzen, daß dort, wo der Arbeit ihre eigentliche Funktion entzogen wird - nämlich Dienstleistung an die Gesellschaft einerseits und Erwerb des persönlichen Lebensunterhaltes andererseits - ihr trotzdem ein heilsamer Aspekt zuerkannt werden kann.

Beispiele dafür sind u.a.:
- Die Sportausübung verlangt vollen Einsatz, der den Körper intensiver funktionieren läßt (Atmung, Kreislauf, Stoffwechsel), was sich günstig auf die allgemeine Verfassung auswirkt;
- Arbeit vertreibt den Müßiggang und bringt Zerstreuung und Ablenkung.

In diesem Zusammenhang darf die somatische Arbeitstherapie nicht unerwähnt bleiben.
    Unter somatischer(funktioneller) Arbeitstherapie wird jede zielgerichtete Form von Arbeit verstanden, die zu der schnellstmöglichen Wiederherstellung des

körperlich und/oder sinnlich behinderten Patienten
beitragen kann.

Bei dieser somatischen Arbeitstherapie handelt es sich
um

1. eine spezifische Behandlung zur Wiederherstellung
   von Körperfunktionen, Beweglichkeit von Gelenken,
   Muskelstärkung und Bewegungskoordination;
2. Lernen, den bestmöglichen Gebrauch von noch vorhandenen Funktionen bei bleibender Körperbehinde-
   rung zu machen (evtl. mit Hilfe von Anpassung) und
   zu lernen, sich an die Behinderung anzupassen; u.a.
   den Gebrauch einer Prothese zu lernen;
3. Lernen von größtmöglicher Selbständigkeit auf dem
   Gebiet der täglichen Selbstversorgung: essen, trinken, schreiben, an- und ausziehen usw., evtl. mit
   Hilfe von Hilfsapparaturen;
4. Arbeitserweiterung, Arbeitsauswahl und evtl. Verwendung von angepaßten Haushaltsgeräten für die
   behinderte Hausfrau;
5. Entwicklung von Arbeitsgewöhnung, Ausdauer und besonderen Fertigkeiten, die der Beruf des Patienten
   erfordert. Wenn die Berufsmöglichkeiten nicht klar
   sind, ist der Behinderte anhand von Beobachtungen
   zu beraten.
6. Arbeitstherapie für Menschen hohen Alters, um das
   allgemeine Wohlbefinden zu verbessern und aufrechtzuerhalten;
7. Allgemeine Aktivierung, vor allem bei längerem
   Krankenhausaufenthalt.

Die wichtigste Rolle bei dieser somatisch-funktionel-
len Arbeitstherapie spielt wohl die Phasierung in der
Arbeitsrehabilitation.
   Arbeit hat hier auch eine Übungsfunktion zur Wiederherstellung von Körperfunktionen, wie Beweglichkeit von Gelenken, Muskelstärkung, Übung noch vorhandener Muskelfunktionen und die Bewegungskoordination,
denn gerade eine langfristige Übung, die kein kon-
kretes Ziel hat, auf den der Einsatz sich richten
kann, wird in ihrer Wirkung leicht nachlassen.
   In einem Artikel von Josten ("Methoden der Arbeitsrehabilitation und Arbeitstraining") in der "tijd-
schrift voor aangepaste werkvoorziening", 1969[10],
finden wir die Definition:

---

10 Übersetzung: "Zeitschrift für angepaßte Arbeitsplätze für
   Behinderte".

"Unter Rehabilitation ist die Gesamtheit von Maßnahmen zu verstehen, mit denen versucht wird, die phy-
chische, soziale, berufliche und wirtschaftliche Leistungsfähigkeit auf dem höchsten individuell erreichbaren Stand zu halten oder dorthin zu bringen". Und
weiter: "Es geht um die innere Einstellung des (behinderten) Arbeitnehmers, seine Haltung, seine Erwartungen und Interessen. Die auf die funktionelle Entwicklung gerichteten Tätigkeiten werden nach Art und
Schwierigkeitsgrad so zu ordnen sein, daß sie an die
Ziele und Vorstellungen des Arbeitnehmers appellieren.
Bei einer erfolgreich erledigten Aufgabe muß er Befriedigung empfinden. Eine von der Arbeit ausgehende
Herausforderung muß den Widerstand gegen Veränderung
(das Aufgeben des krankhaften Verhaltens) überwinden."
    Vieles von dem, was hier über die somatische Arbeits-
therapie gesagt worden ist, könnte ebenso gut für die
verhaltensbeeinflussende Arbeitstherapie gelten.

4.2 Die Entstehung von Anstalten und ihre Differenzierung

Die Anstalten verdanken ihre Entstehung einem in der
Gesellschaft auftretenden Bedürfnis, woraufhin eine
Gruppe von Menschen, die dieses Bedürfnis (z.B. Not)
erkennen, sich dafür einsetzt, daß diese Not gelin-
dert wird. Es bildet sich eine kleine Gruppe, die im
Namen Gleichgesinnter die Aufgabe erhält zu prüfen,
welche Möglichkeiten es zur Beseitigung der Notsitua-
tion gibt.
    Die Art, wie sich diese Hilfe dann gestaltet, ist
eng mit den Auffassungen verbunden, die hinsichtlich
der Ursachen und der Bekämpfung dieser Not herrschen.
    Zur Veranschaulichung mag als Beispiel angeführt
werden, daß im Mittelalter, als das Klosterleben seine höchste Blüte erreichte, von einem religiösen
Standpunkt aus Bedürftigen wie Reisenden, unversorgt
zurückgebliebenen Witwen und Waisen, fahrendem Volk,
Bettlern und Kranken von Klosterorden in großem Umfang Gastfreundschaft gewährt wurde. Unterkunft und
Versorgung zu gewähren, wurde als Werk der Barmherzig-
keit betrachtet, was sich dann bei vielen Klosterorden zu einer Aufgabe entwickelte.
    So entstanden z.B. die Pflege- und Armenhäuser so-
wie die Hospize- die späteren Krankenhäuser -, die
häufig außerhalb der Stadtmauern gelegen waren.

Auch herrschte zu jener Zeit die Auffassung, daß
unerwünschte Elemente wie Müßiggänger, Trunkenbolde,
Verschwender und heruntergekommene Söhne wohlhabender
Eltern, "vom Teufel Besessene" und Entgleiste aus der
Gesellschaft zu entfernen seien, was zur Folge hatte,
daß die damaligen Stadtverwaltungen Besserungsanstal-
ten gründeten, in denen man davon ausging, daß schwere Arbeit ein Mittel zur Disziplinierung darstelle[11].
Ende des 19. Jahrhunderts entstanden Anstalten, die
nicht von Behörden oder religiösen Gemeinschaften gegründet wurden, sondern aus der sozialistischen Bewegung hervorgingen, Anstalten, die eine humanistische
Grundlage haben.

Mit diesen kurzen Beispielen soll nur darauf hingewiesen werden, daß historisch gesehen eine Differenzierung nach Weltanschauungen (Ideologien) entstanden
ist.

Daneben hat sich eine Differenzierung nach Art der
Hilfeleistung entwickelt. Während früher alle Hilfsbedürftigen unterschiedslos in die Pflege- und Armen-
häuser aufgenommen wurden, sind die heutigen Einrichtungen auf bestimmte Gruppen von Hilfsbedürftigen
spezialisiert. Diese Differenzierung ist mit der Zunahme wissenschaftlicher Kenntnisse und der Entwicklung der Sozialgesetzgebung einhergegangen.

So ist die Zunahme medizinischen Wissens für eine
Trennung nach Krankheitsarten und Behinderungen von
Bedeutung gewesen.

Die Verhaltenswissenschaften haben ebenfalls Einfluß auf den Differenzierungsprozeß gehabt.

Vor allem die Soziologie hat - ohne daß das jedoch
in den Anstalten immer anerkannt wird - mit ihrer
Forschung über die Gesellschaftsstruktur und die gesellschaftlichen Beeinflussungsfaktoren viel zur Klärung der Grundlagen für die Hilfeleistung der Anstalten beigetragen. Übrigens werden in dem Maße, in dem
die Verhaltenswissenschaften und die Medizin sich im
Bereich der Psychotherapie beeinflussen, die Zielsetzungen der Anstalten genauer bestimmt und gegenseitig
abgegrenzt werden können. Das könnte dann zur Umstrukturierung ihres Hilfeleistungsprozesses führen. Dies
könnte auch eine Nuancierung der Hilfeleistung und
eine Umverteilung der Anstaltspopulationen bedeuten.

Indem wir noch einmal auf das zurückkommen, was
über die Entstehung von Anstalten gesagt worden ist,
meinen wir, daß diese nur möglich ist, wenn

---

11 Vgl. Dörner, Bürger und Irre, 1969, bes. S. 27-30. (Anm. d.
Bearb.)

- die aufgetretene Notlage in der Gesellschaft erkannt wird;
- die Gesellschaft demzufolge bereit ist, Menschen
  und Mittel (Gelder) zur Verfügung zu stellen, um
  die Not zu lindern;
- die Gesellschaft auch bereit ist, die Art, wie die
  Anstalt die Notlinderung zu bewältigen gedenkt, zu
  unterstützen;
- die Anstalt "offen" ist[12].

Nur dann kann eine Wechselbeziehung zwischen Anstalt
und Gesellschaft entstehen. Dadurch kann die satzungs-
mäßige Zielsetzung (Gründungsziel) in dynamische Ziele
umgesetzt werden, die abgestimmt sind auf die sich
entwickelnden Auffassungen in der Gesellschaft und
der entsprechenden Bedarfsstruktur. Dies wiederum ist
eine Garantie für die Kontinuität. Daß dann auch die
Ziele von Zeit zu Zeit neu zu formulieren sind, ist
unseres Erachtens erforderlich, weil Abstimmungen auf
neuere Erkenntnisse bezüglich gesellschaftlicher Entwicklungen, die das Ergebnis wissenschaftlicher Untersuchungen und Erfahrungen sind, vorgenommen werden
müssen, wenn eine Anstalt lebensfähig bleiben will.
Das Streben nach Kontinuität einer Anstalt darf
jedoch keineswegs dazu führen, ihre alte Daseinsform
auf konservative Weise aufrechterhalten zu wollen,
sondern es sollte gerade darauf gerichtet sein, sich
für die Gesellschaft offen zu halten, räumlich wie
sozial. Gerade dadurch, daß Fühlung gehalten wird mit
dem Bedarf und der Entwicklung des Wissens, werden
neue Modelle Eingang finden und auf ihre Brauchbarkeit
hin geprüft werden können. Leider tut man sich noch
immer schwer damit, neue Modelle anzuwenden, weil für
die Behandlungsmöglichkeiten in den psychiatrischen
Anstalten noch zu krampfhaft am medizinischen Modell
festgehalten wird.
Zur Veranschaulichung der Differenzierung bestimmter Gruppen von Hilfsbedürftigen werden Einrichtungen
aufgeführt, in denen auch Arbeitstherapie angewandt
wird. (Die Reihenfolge hat nichts mit der Bedeutung
der einzelnen Einrichtungen zu tun):

---

12 Anmerkung des Bearbeiters: Diese 4 Punkte sind recht naiv
formuliert. Sie verniedlichen den Prozeß der Ausgliederung
des "Unvernünftigen", d.h. aller, die im beginnenden kapitalistischen Produktionsprozeß keine verwertbaren Arbeits-
kräfte waren. Vgl. Dörner, Bürger und Irre, 1969, bes.
S. 27-30 und 31-38.

- psychiatrische Krankenhäuser oder Zentren
- Zentren für Epileptiker
- Zentren für Asthmatiker
- Zentren für geistig Behinderte
- Auffangzentren für Obdachlose
- Anstalten für psychisch gestörte Delinquenten
- psychiatrische Abteilungen allgemeiner Krankenhäuser
- Sanatorien für Neurose-Patienten
- Sanatorien für Alkohol- und Drogenabhängige
- Kinderkrankenhäuser
- Landes- und Bezirks- und auch militärische Rehabilitationszentren
- Rehabilitationszentren für Blinde
- Anstalten für schwer erziehbare Jugendliche
- Einrichtungen für Mehrfach-Behinderte
- Pflegeheime für geriatrische Patienten
- Pflegeheime für chronisch Kranke
- allgemeine Krankenhäuser
- Werkstätten für Behinderte, in denen überwiegend geistig Behinderte beschäftigt sind
- Einrichtungen und Arbeitsplätze für Blinde
- Einrichtungen und Arbeitsplätze für Taubstumme
- Gefängnisse
- Tagesstätten für geistig Behinderte
- Test- und Trainingsabteilungen von Werkstätten für Behinderte

Nicht in allen Einrichtungen sieht die Arbeitstherapie gleich aus. Vor allem bei den psychiatrischen Anstalten besteht große Unklarheit.

4.3 Führungsaspekte

Die Zielsetzung einer Einrichtung bestimmt in hohem Maße die Perspektiven für ihre *Leitung*.
   Hat sich eine Einrichtung ein eng umgrenztes Ziel gesteckt, dann bedeutet dies, daß sich daraus eine eng begrenzte Anzahl von Perspektiven für die Leitung der Einrichtung ergibt. Ist das Ziel dagegen umfassender, so sind die Führungsperspektiven dementsprechend.

Hat z.B. eine Einrichtung die Versorgung und Pflege von seelisch Gestörten zum Ziel, dann bedeutet das genau genommen
a) daß nur psychisch Gestörte und deshalb keine Schwachsinnigen oder körperlich Kranken aufgenommen werden;

b) daß bei eventuell ungenügender Wiederanpassung eine langfristige Aufnahme möglich sein muß;
c) daß aufgrund von b dann auch eine geriatrische Abteilung vorhanden sein müßte;
d) daß es von der Art, wie die Begriffe Pflege und
Versorgung ausgelegt werden, abhängt, welche Behandlungsmethoden man für das gesteckte Ziel zu
verwenden gedenkt, mit anderen Worten, welche Fachkräfte man zu benötigen meint.

Ein großer Hemmschuh für die Leitung ist oft die Über-
belegung. Die fließende Überweisung wird blockiert.

Zum Beispiel wird ein Epilepsiekranker wegen einer
zusätzlich vorhandenen psychischen Störung in einem
psychiatrischen Zentrum aufgenommen. Wenn nach der
Behandlung dort die psychische Störung behoben ist,
würde der Patient diese Einrichtung verlassen können.
*Stellt es sich aber heraus, daß kein Platz in einem Epilepsiezen-
trum, einem Heim oder in einer Pflege- oder Gastfamilie zu finden ist, dann wird man diesen Patienten jedoch, trotz Heilung,
nicht aus dem psychiatrischen Zentrum entlassen können.* Ähnliche Situationen ergeben sich bei geistig Behinderten, Bejahrten und anderen Patienten, für die an-
schließende Unterbringungsmöglichkeiten fehlen, so
daß die geplante Entlassung nicht vorgenommen werden
kann.

Diese Überlegungen zeigen die dringende Notwendigkeit einer Koordination, um fließende Übergänge zu ermöglichen.

Wenn Patienten länger als nötig in einem Krankenhaus bleiben, so stellt das die Einrichtung vor große
Probleme, die mit der eigentlichen Zielsetzung nichts
mehr zu tun haben.

Das Ziel eines psychiatrischen Krankenhauses ist drei-
gliedrig:
a) Die völlige Wiederherstellung des Patienten zu bewirken, oder, wenn das nicht möglich ist:
b) dem Patienten zu einem so adäquaten Verhaltensmuster zu verhelfen, daß er in einer geschützten
Wohn- und Arbeitsumgebung mit seiner Behinderung
leben kann (Pflege- und Gastfamilie, Übergangsheim
oder sogenanntes half-way hostel)
c) wenn auch b nicht möglich ist, für den Patienten
einen stabilen status quo zu erreichen, so daß er
sich in einem Pflegeheim (Dauerwohnheim) behaupten
kann.

Sobald die Ziele b und c erreicht sind, kommt die
Frage der Weiterverlegung auf. Ist diese nicht gewähr-

leistet, wird die Einrichtung Vorkehrungen treffen
müssen, um Hospitalismus zu verhüten. Ferner mag es
als unzweckmäßig angesehen werden, daß der Mitarbeiterstab einer Anstalt auf mehr als ein Ziel hinarbei-
ten soll.
Die Heterogenität der Betreuten einer Anstalt sorgt
außerdem dafür, daß Kompetenzschwierigkeiten zunehmen.

Bedacht werden müssen:
- über welche Fachkräfte man verfügen sollte;
- die Unvereinbarkeit von gewissen Rollen bei den
  Angestellten, wenn eine Personalerweiterung nicht
  möglich ist;
- die Tatsache, daß verschiedene Behandlungsarten
  nebeneinander und in fließendem Übergang angewandt
  werden sollten, wofür dann häufig die gewünschten
  Voraussetzungen wie Räume, Apparate und spezielle
  Kapazitäten fehlen;
- die Tatsache, daß die Kommunikation durch die aus-
  einanderstrebende Zielsetzung der Abteilungen erschwert wird;
- die Möglichkeit, daß der Heilungsprozeß durch dies
  alles verzögert werden kann.

Häufig jedoch fehlen die Möglichkeiten, u.a., weil
nicht genügend Geld und Räumlichkeiten vorhanden sind,
aber auch, weil der Mitarbeiterstab zu sehr auf die
ursprünglichen Ziele a, b und c ausgerichtet ist.
Im Zuge der Bestrebungen zur Koordination sollten
die Anstalt übergreifende Besprechungen und Diskussionen angesetzt werden. Gerade das Diskutieren peri-
pherer Angelegenheiten zwingt eine Einrichtung dazu,
Einblick in Dinge zu gewähren, die bis dahin innerhalb der geschlossenen Struktur bewahrt blieben.
Somit konfrontiert die Einrichtung die Gesellschaft
mit ihren Problemen, wie z.B. Aufnahme und Entlassung
eines Kranken, andererseits gibt sie ihr damit die
Gelegenheit zum Einbringen in ihr vorhandener demokra-
tisierender Tendenzen.
Ein weiterer Aspekt der Leitung liegt in der Frage,
ob man eine hierarchische Struktur beibehält oder sich
demokratischeren Formen zuwendet.
Laut Douglas McGregor[13] gründet sich die konven-
tionelle Organisationsmethode auf die Voraussetzungen,
daß Herrschaft das zentrale, unentbehrliche Mittel

---

13 McGregor, De menselijke kant van het ondernemen (Die menschliche Seite des Unternehmens). Samson, S. 15ff.

zur Leitung ist. Herrschaft stellt jedoch nur eine
der vielen Formen sozialer Beeinflussung und Verwaltung dar.

"Herrschaft gründet sich", laut Douglas McGregor, "auf
drei wichtige Voraussetzungen, nämlich:
1) physischen Zwang, zu dem z.B. bei bestimmten Formen
   von verbrecherischem Verhalten gegriffen wird. Bei
   der elterlichen Aufsicht über kleine Kinder wird
   häufig Zwang angewandt. Ebenso gibt es Zwangsmaß-
   nahmen bei Patienten. Die abschreckendste Art von
   physischem Zwang findet sich in der Kriegsführung;
2) die Überredung in ihren verschiedenen Formen stellt
   ein weiteres soziales Regulierungs- und Steuerungs-
   mittel dar, z.B. beim Kauf und Verkauf und bei
   Tarifverhandlungen;
3) die Beeinflussung durch "sachkundige Hilfe", bei
   der man sich häufig auf die "Autorität der Wissen-
   schaft" beruft."

Wir möchten einen vierten Punkt hinzufügen, nämlich
die Autorität und die Achtung, die eine starke, emotional ausgeglichene Persönlichkeit ausstrahlt, eine
Persönlichkeit mit einer hohen Punktzahl auf der Liste
der fünf Eigenschaften, wie sie von Carkhuff und
Berendson formuliert sind, nämlich: Empathie, Achtung
vor dem anderen, Wahrhaftigkeit, Konkretheit und
Selbsterforschung, gestützt auf profunde Sachkenntnis.
    McGregor geht ferner davon aus, daß der Erfolg jeg-
licher sozialen Beeinflussung und Verwaltung letzten
Endes davon abhängt, daß die Fähigkeiten anderer, ihr
Ziel zu erreichen oder ihre Bedürfnisse zu befriedigen,
verändert werden. Diese Beeinflussung ist nur möglich,
wenn die eine Partei in gewissem Maße von der anderen
abhängig ist. Diese Abhängigkeit mag klein oder groß
sein, einseitig oder wechselseitig, aber wenn keine
Abhängigkeit vorhanden ist, fehlt die Möglichkeit zur
Beeinflussung (siehe auch Kapitel 2).
    Herrschaft ist deshalb ein relativer Begriff und
findet ihre Grenze in dem Maß von Abhängigkeit, das
sich dabei ergibt. Bei Herrschaft ist stets eine gegenseitige Abhängigkeit mit im Spiel, auch wenn das
nicht immer erkannt wird. Abhängigkeit besteht sowohl
auf vertikaler als auch horizontaler Ebene.
    Die vertikale Ebene bezieht sich auf die Ebene der
Direktiven, Anordnungen und Vorschriften von oben nach
unten (Direktion/Geschäftsführung - vorgesetzte Abteilungsleiter - Ausführende vor Ort - Patienten), die
horizontale Ebene dagegen auf das Verhältnis der einzelnen, gleichrangigen Abteilungen der Institution
untereinander.

Daneben muß noch der Personenkreis erwähnt werden,
dessen praktische Arbeit sowohl vertikale als auch
horizontale Elemente in sich vereinigt. Es handelt
sich um den Kreis der ausgebildeten Fachkräfte, die
nicht nur - der Geschäftsführung gegenüber - eine be-
ratende, sondern - ihren Untergebenen gegenüber - auch
eine anordnende Funktion ausüben.

Die leitenden Vertreter der einzelnen Fach- und
Teilbereiche beraten zwar einerseits die Direktion bei
Teamgesprächen und Gesamtkonferenzen, sie setzen jedoch andererseits die Empfehlungen in ihrem Verant-
wortlichkeitsbereich in Direktiven und Arbeitsanord-
nungen um.

Abhängigkeit besteht besonders dort, wo die Arbeit
einer Abteilung das Material für die andere bildet
(man denke an die Verlegung von Patienten), und sie
besteht in den Beziehungen innerhalb einer Gruppe von
Untergebenen, die einem Vorgesetzten unterstehen. Darüberhinaus sollte man bedenken, daß die Motivation
zur Arbeit in der aufsteigenden Bedürfnishierarchie
zu finden ist, wie diese durch Maslow (siehe Kap. 1,
S. 19) angegeben wurde, so daß Autorität gewiß nicht
die einzige Grundlage darstellt.

In der heutigen Gesellschaft ist die Befriedigung
sozialer Bedürfnisse als Motivation zur Arbeit ungemein wichtig geworden: das Bedürfnis, dazugehören zu
wollen, die Anerkennung der Menschen, mit denen man
verkehrt, zu gewinnen.

"Eine Geschäftsleitung glaubt oft zu Unrecht, daß
diese Bedürfnisse eine Gefahr für die Organisation
darstellen", meint McGregor (S. 29). Nur mittels einer modernen Führungsmethode ist zu erreichen, daß
die Bedürfnisse der höchsten Ebene realisiert werden
können, nämlich 1) das Ego-Bedürfnis und 2) die Selbstverwirklichung.

Ego-Bedürfnisse wären zu unterteilen in:
1) jene, die mit der Wertschätzung zusammenhängen, die
   ein Mensch für sich selbst empfindet, dem Bedarf
   an Selbstachtung, Selbstvertrauen, Selbständigkeit,
   Leistung, an Fähigkeit und Wissen;
2) jene, die im Zusammenhang stehen mit jemandes Ruf,
   dem Status, der Anerkennung, Wertschätzung und der
   verdienten Achtung der Menschen, mit denen man verkehrt.

Das Bedürfnis nach Selbstverwirklichung ist das Bedürfnis, die eigenen Möglichkeiten zu realisieren,
die eigene Entwicklung fortzusetzen, nach Kreativität
im weitesten Sinne des Wortes.

Bei der bestehenden hierarchischen Verwaltungsform sind diese Befriedigungen *häufig nur außerhalb* der Arbeit zu finden, und so hat *der Lohn* das Mittel zur Erlangung derselben zu bilden.

Bei der modernen Führungsmethode geht es nun gerade darum, diese beiden höchsten Ebenen der Bedürfnisse *in die* Organisation *zu integrieren*. Das läuft darauf hinaus, Verhältnisse zu schaffen, in denen die Mitglieder ihre eigenen Zwecke am besten erreichen können, wenn sie ihre Bemühungen auf den Erfolg der Organisation richten.

Dieser Integrationsgedanke beruht auf sechs Voraussetzungen, nämlich:

1. Körperlicher und geistiger Einsatz bei der Arbeit ist ebenso natürlich wie spielen oder ruhen.
   Abhängig von beherrschbaren Umständen kann Arbeit eine Quelle von Befriedigung sein (und wird dann freiwillig ausgeführt) oder eine Quelle von Strafe (man wird dann versuchen, sie zu umgehen).

2. Kontrolle von außen und Strafandrohung sind nicht die einzigen Möglichkeiten, um den Einsatz zugunsten organisatorischer Zielsetzungen zu erreichen.
   Der Mensch wird, um Bestrebungen, hinter denen er steht, zu dienen, Selbstleitung und Selbstkontrolle zum Ausdruck bringen.

3. Die Hingabe an Ziele wird bestimmt durch die Belohnung, die mit ihrer Verwirklichung assoziiert sind.
   Die wichtigste dieser Belohnungen, die Befriedigung von Ego-Bedürfnissen und Selbstverwirklichung können das unmittelbare Ergebnis des auf orgnisatorische Ziele gerichteten Einsatzes sein.

4. Der "Durchschnittsmensch" lernt unter geeigneten Umständen, Verantwortung nicht nur zu übernehmen, sondern sie zu suchen.
   Die Tendenz, jeder Verantwortung aus dem Wege zu gehen, wenig Ehrgeiz und das Streben nach Sicherheit um jeden Preis sind für gewöhnlich die Folge von schlechten Erfahrungen und keine angeborenen menschlichen Eigenschaften.

5. Die Fähigkeit, ein großes Maß an Phantasie, Findigkeit und Kreativität beim Lösen organisatorischer Probleme aufzubringen, findet man in weiten Kreisen und nicht nur in einer dünnen Bevölkerungsschicht.

6. Unter den in den heutigen Organisationen herrschenden Umständen werden die Verstandeskräfte des durchschnittlichen Menschen nur zum Teil genutzt.

McGregor's Theorie enthält als Führungsleitlinie: zu
versuchen, alle Teilnehmer einer Organisation zu veranlassen, sich in größerem Maße an ihr zu beteiligen,
von oben bis unten, also auch die Patienten. Seine
Theorie erfordert außerdem eine größere Koordination
der kooperierenden Kräfte und ein sachkundigeres Einsetzen der vorhandenen Disziplinen. Unter sachkun-
digerem Einsatz wird verstanden: weniger autoritär,
mehr formend und steuernd in der Ausführungs-Proble-
matik.

Wir haben uns länger bei verwaltungsorganisato-
rischen Gesichtspunkten aufgehalten, weil wir glauben,
daß es zwecks verantwortbarer Hilfeleistungsprozesse
für seelisch Kranke dringend erforderlich ist, daß
das hierarchische System sich unter Anwendung sozial-
psychologischer Gesichtspunkte mehr dem demokratischen
zuwendet.

Darauf, inwieweit diese Hilfe auch in Zukunft noch
von Anstalten aus vor sich zu gehen hat, werden wir
im letzten Kapitel näher eingehen.

4.4 Einiges Zahlenmaterial

Im vorigen Abschnitt haben wir gesehen, daß sich bei
den Einrichtungen historisch eine Differenzierung entwickelt hat, und zwar sowohl nach der Art der Hilfebe-
dürftigkeit als auch nach Religion und Weltanschauung.

Indessen geht die Differenzierung weiter: unter
dem Einfluß von Entwicklungen auf wissenschaftlichem
Gebiet, aber vor allem aufgrund der sich verändernden
Gesellschaftsstrukturen. Anlaß zur Veränderung ist
u.a. auch die immer größer werdende Bevölkerungsdichte.

Neue Institutionen wurden ins Leben gerufen: So
entstanden seit 1958 u.a. Pflegeheime, seit den sechziger Jahren wurden Releases (Auffangzentren für ent-
wurzelte Jugendliche - Niederlande) und JAC's (Beratungsstellen für Jugendliche) gegründet, und auch die
Kliniken für Suchtkrankheiten wurden mehr.

Zur Veranschaulichung einiges Zahlenmaterial:
Seit 1870 hat sich die Bevölkerung in den Niederlanden beinahe vervierfacht. Nach dem Statistischen
Taschenbuch 1973 bestand die Gesamtbevölkerung am
31. Dezember 1869 aus 3,6 Mill. Menschen, und seit
1858 war eine jährliche Zunahme von 0,79 % zu verzeichnen gewesen. Die Anzahl der Einwohner je Quadratkilometer betrug 109.

1972 sah es folgendermaßen aus:
13,4 Millionen Einwohner mit einer durchschnittlichen Zunahme von 0,89% seit 1971 und eine Bevölkerungsdichte von 369 je Quadratkilometer.
Dieser Zuwachs wurde durch viele Faktoren verursacht, wie Verminderung der Säuglings- und Kinder-
sterblichkeit, Erhöhung der durchschnittlichen Lebensdauer und eine höhere Geburtenziffer im Vergleich zur
Sterbeziffer bei der Bevölkerung der Niederlande.
Manches wird durch die Verbesserung hygienischer
Einrichtungen gefördert, durch den Ausbau medizi-
nischer Dienste und den sozialen Fortschritt, wie Verbesserung der Wohnungen, Sozialversicherung usw.
Will eine wachsende Bevölkerung reelle Existenzmöglichkeiten finden und beibehalten, dann ist zunehmende Industrialisierung eine der zur Verfügung stehenden Möglichkeiten.
Zunehmende Industrialisierung führt jedoch unter
anderem zu einer größeren Verstädterung (Urbanisie-
rung) und großer Bevölkerungsdichte.
Industrialisierung und große Bevölkerungsdichte
zusammen haben zur Folge, daß von der Gesellschaft
ausgehende krankmachende Faktoren, wie Umweltverschmutzung, Aggression und Frustration mehr Gewicht
bekommen.
Der Verkehr von der Wohn- zur Arbeitsstätte z.B.
wird immer umfangreicher, was zu verstopften Straßen
führt mit allen damit verbundenen Frustrationen.
Die Umweltverschmutzung nimmt immer mehr zu infolge
des Wachstums der Schwer- und chemischen Industrie.
In großen Städten Japans hat man sogar öffentliche
Sauerstoffapparate aufgestellt, an denen man für 25
Pfennige 2 Minuten lang gute, saubere Luft einatmen
kann.
Daß sich dies alles krankheitsfördernd auswirkt,
ist nur zu offensichtlich.
Zur Veranschaulichung eine Tabelle über Arbeitsausfälle wegen Krankheit, herausgegeben vom Nederlands
Instituut voor Preventieve Geneeskunde TNO, Statisti-
sches Taschenbuch 1973.
Teilt man jedoch die Fälle von Arbeitsversäumnis
wegen Krankheit und die Ausfälle an Arbeitstagen wegen
Krankheit bei Arbeitnehmern nach Diagnosen ein, dann
zeigt sich u.a., daß *Krankheiten der Atemwege* und *"psychische
Abweichungen"* von allen angegebenen Gründen an 2. bzw.
6. Stelle stehen.

Arbeitsausfälle wegen Krankheit

		1963	1968	1970	1971	1972
Durchschnittliche Anzahl von Krankmeldungen je Arbeitnehmer pro Jahr	Männer	1,5	1,6	1,7	1,7	1,6
	Frauen	1,9	2,3	2,6	2,6	2,5
Durchschnittliche Dauer des Arbeitsversäumnisses in Tagen	Männer	15	17	17	17	17
	Frauen	11	11	12	13	13
Arbeitsausfall wegen Krankheit in % der Arbeitstage						
Arbeiter	Männer	6,2	7,8	8,5	8,5	8,1
	Frauen	6,9	7,8	9,5	10,5	9,4
	gesamt	6,1	7,8	8,6	8,7	8,2
Angestellte	Männer	3,5	4,0	4,3	4,5	5,0
	Frauen	4,3	4,9	6,2	6,7	7,2
	gesamt	3,7	4,2	4,7	5,0	5,5
insgesamt	Männer	8,1	7,2	7,6	7,6	7,6
	Frauen	5,4	8,5	8,4	9,1	8,9
	gesamt	6,0	7,2	7,7	7,8	7,9

Hinsichtlich der Anzahl von Krankheitstagen nehmen
diese Krankheiten jedoch den zweiten (15,2%) bzw. den
fünften (10,3 %) Platz ein. Rechnet man die organischen
Krankheiten des Nervensystems und der Sinnesorgane zu
den Psychosen und "Psychopathien" dann stehen diese
beiden Gruppen mit 14,5% an dritter Stelle. Trotzdem
ist seit 1963 keine Zunahme an psychiatrischen Einrichtungen zu verzeichnen gewesen. Es waren 1971 noch
39 wie 1963.
  Obwohl die Statistiken keine Zunahme öffentlich anerkannter psychiatrischer Einrichtungen erkennen lassen, ist hier zu erwähnen, daß inzwischen eine Anzahl
noch nicht anerkannter Einrichtungen gegründet worden
ist. Außerdem wird die Behandlungsmöglichkeit über Tageskliniken erweitert, die häufig den vorhandenen Einrichtungen angeschlossen sind.
  Neben den psychiatrischen Krankenhäusern oder Zentren, in denen Drogenabhängige behandelt werden, gibt
es auch noch Auffangzentren, die durch Ausschüsse, Beratungsstellen für Alkoholiker oder "Stellen für alternative Hilfeleistung" wie JAC und Release ins Leben gerufen worden sind.

Wie aus einer Erhebung des Niederländischen Roten
Kreuzes hervorgeht, setzt sich die Hilfeleistung für
Drogenabhängige aus etwa fünf Teilen aufklärender Aufgaben zu vier Teilen hilfeleistender Funktionen zusammen. Und schließlich haben auch soziale Tätigkeiten
dort ihren Platz.

Bezüglich der Einrichtungen für geistig Behinderte
wäre zu ergänzen, daß deren Bedarf durch den enormen
Platzmangel noch immer wächst. Außerdem besteht hier
die Tendenz, schneller zu einer größeren Anzahl von
familienähnlichen Heimen für die nach Altersgruppen
eingeteilten erwachsenen Debilen unter den Oligophrenen zu kommen, wenigstens für diejenigen aus dieser
Gruppe, von denen man annehmen kann, daß sie in die
Gesellschaft integrierbar sind.

4.5 Klinikinterne Organisation der Arbeitstherapie

Da die Arbeitstherapie ihr Ziel dem Behandlungsprogramm für den Patienten entnimmt, wurde sie seit altersher als Teil der Pflege betrachtet.

Noch heute kann man erleben, daß die Arbeitstherapie bei der Pflegeabteilung angebunden ist. Das ist
m.E. unrichtig, da Arbeitstherapie keine Angelegenheit der Pflege ist.

Es droht die Gefahr, daß man Abteilungen für Arbeitstherapie, wenn sie im Pflegebereich angesiedelt
sind, als Verwahrungsort für Patienten betrachtet,
anstatt sie für eine zielgerichtete Abteilung zu halten, in der die Patienten dazu gebracht werden, ihre
Arbeitsfähigkeit zurückzuerlangen.

Arbeitstherapie ist *ein* Teil des Resozialisierungs-
prozesses. Sie darf nicht *unter* "Pflege" eingeordnet
werden, sondern steht *neben* ihr.

Ordnet man die Arbeitstherapie *unter* "Pflege" ein,
dann verliert sie ihre Wirkung und wird damit für den
Patienten zu einer unklaren Angelegenheit.

Die Betreuung bei der Arbeit kann auch nicht von
einem Laien auf arbeitstherapeutischem Gebiet ausgeübt werden, genauso wenig, wie ein Arbeitstherapeut,
der keine Ausbildung in Krankenpflege hat, sich mit
pflegerischen Angelegenheiten einlassen kann.

Außerdem gibt es Einrichtungen, in denen die Arbeitstherapie direkt dem Verwaltungsleiter untersteht.
Bei einer derartigen Regelung kann man sich fragen,
inwieweit der therapeutischen Seite dann wohl Aufmerksamkeit geschenkt wird.

Denn für einen Verwaltungsdirektor werden Produktivität, Etatüberwachung und verwaltungstechnische Angelegenheiten eher zu überblicken sein als die Frage, ob eine Arbeitstherapie nun wirklich therapeutisch funktioniert oder nicht. Bei einer derartigen Einordnung der Arbeitstherapie kann man denn auch oft erleben, daß deren Angestellte dadurch, daß sie selbst in den Produktionsprozeß eingeschaltet sind, eher produktionsfördernd zu arbeiten haben, als daß sie therapeutisch wirken.

In einer solchen Situation hängt alles davon ab, ob der Leiter der Arbeitstherapie über genügend Sachkenntnisse verfügt, um gerade die agogische Seite des arbeitstherapeutischen Prozesses sicherstellen zu können.

Innerhalb der heutigen Organisationsstruktur von Einrichtungen des psychischen Gesundheitswesens, bei denen die Leitung einem Arzt übertragen ist, ist eine direkte Kommunikation zwischen der Leitung der Arbeitstherapie und dem ärztlichen Direktor eine häufige Organisationsform.

In diesem Fall wird die Arbeitstherapie eher therapeutisch ausgerichtet sein, weil man vom ärztlichen Direktor annehmen kann, daß er therapeutisch eingestellt ist.

Das ist jedoch keineswegs ein unwiderrufliches Gesetz. Es hängt nämlich wesentlich von der Priorität des Interesses eines ärztlichen Direktors ab, inwieweit er - mit seiner im übrigen unzureichenden Kenntnis von arbeitstherapeutischen Angelegenheiten - bereit ist, der Arbeitstherapie Möglichkeiten einzuräumen.

Wenn seine Leitung sich jedoch z.B. mehr auf die Tagesprogrammierung für Patienten richtet oder auf Soziotherapie für besondere Patientengruppen oder auf neue Medikamente, dann wird den Aufgaben der Arbeitstherapie vielleicht weniger Aufmerksamkeit geschenkt. Übrigens findet die Streuung der Aufmerksamkeit ihre menschlichen Grenzen. Das ist auch einer der Gründe, warum man zur Spezialisierung auf Sachgebieten hat kommen müssen.

Die Spezialisierung kann jedoch, vor allem bei der Hilfeleistung an Menschen, dazu führen, daß menschliche Teilaspekte behandelt werden, nicht der ganze Mensch. Darum versucht man, ihn auf dem Wege über ein Mittel zu beeinflussen, das auf einen seiner Teilaspekte wirkt. Das Mittel bestimmt sozusagen gleichzeitig die Eigenart der Therapieform.

Wenn der Aspekt "Verhalten" beeinflußt werden soll, dann wird die Bewegungstherapie das Mittel Bewegung anwenden, um ein anderes Bewegungsverhalten zu erreichen. Und die Arbeitstherapie das Mittel Arbeit, um Veränderungen im Arbeitsverhalten zu bewerkstelligen.

Doch wird für alle Therapieformen die völlige seelische und soziale Rehabilitation im Vordergrund stehen, ob es sich nun um die Erholungs-, Kreativitäts-, Beschäftigungs-, Soziotherapie, die Pflege, die Psychotherapie oder sonstige Therapien handelt.

Störungen im Arbeitsverhalten werden jedoch einen Bewegungstherapeuten niemals dazu veranlassen, mit seinem Mittel "Bewegung" zu versuchen, Arbeitsverhalten zu verbessern.

Natürlich gibt es zahllose Berührungspunkte zwischen den Therapieformen. So wird Angst vor dem Versagen sich sowohl bei der Arbeitstherapie, der Bewegungstherapie, der Kreativitätstherapie usw. manifestieren. Jede Therapie wird jedoch versuchen, dieser "Verhaltensstörung" mit ihren eigenen Mitteln zu begegnen.

Obwohl alle Therapieformen in einer Einrichtung dasselbe Ziel haben, nämlich die vollständige psychische und soziale Rehabilitation, unterscheiden sich die vorläufigen Ziele untereinander, und zwar folgendermaßen:

- der Arbeitstherapeut strebt nach einem sozial akzeptablen Arbeitsverhalten;
- der Bewegungstherapeut nach einem akzeptablen Bewegungsverhalten;
- der Kreativtherapeut nach einem kreativen Verhalten;
- der Psychotherapeut nach einem stabileren psychischsozialen Gleichgewicht.

Die anzuwendenden Mittel unterscheiden sich deutlich nach der Art ihrer Spezialisierung. Aufgrund der zunehmenden Kenntnisse auf jedem Spezialgebiet und der bereits an früherer Stelle aufgezeigten Begrenzungen des Aufmerksamkeitsumfangs muß es als nicht zu erfüllende Forderung angesehen werden, zu verlangen, daß die Leitung einer Einrichtung, die manchmal aus einer, manchmal aus drei Personen besteht, alles ordnungsgemäß überblicken kann, und daß dem ärztlichen Direktor allein die Endverantwortung übertragen wird.

Im juristischen Sinne jedoch ist in unserer Gesellschaft noch immer der ärztliche Direktor der verantwortliche Mann, womit hierarchische Strukturen in den Anstalten aufrechterhalten werden. Allerdings trifft

man in einigen Einrichtungen, bedingt durch die nötige
Koordination zwischen den verschiedenen Therapieformen, "Top-Stäbe" an, die für einen gemeinsamen Behandlungsplan gemeinsam verantwortlich sind.
Doch auch für diese Organisationsformen gilt noch
immer, daß der ärztliche Direktor weiter die Verantwortung nach außen hin trägt. Vielleicht wird jedoch
die Form der gemeinsamen Leitung infolge gesellschaftlicher Strukturveränderungen und der sich ebenfalls
verändernden Stellung und der größeren Mündigkeit sowohl vom Arbeitnehmer als auch von Patienten, zu demokratischeren Führungsmethoden in unseren Anstalten
führen.

Die Arbeitstherapie selbst kann bessere Therapiemög-
lichkeiten in der Gesamtorganisation durchsetzen:
- das offene Diskutieren und die profunde Begründung
  der arbeitstherapeutischen Ziele, ausgerichtet auf
  die jeweilige Population der Anstalt;
- das Einreichen eines jährlichen Etats, um nachzuweisen, welcher Teil aus dem Gesamtbudget für die
  Arbeitstherapie eingesetzt werden sollte;
- genaue Kostenüberwachung;
- die Festsetzung auf die therapeutischen Ziele ab-
  gestimmter Arbeitsobjekte und Beachtung der Preis-
  kalkulation;
- die gute Organisation der Arbeit, vor allem hinsichtlich folgender Punkte;

I. *Besetzung mit Patienten:*
   a) Entlassung auf Probe, endgültige Entlassung,
      Neueinweisungen, Teilnahme an anderen Therapien,
      Besuche bei Spezialisten usw.
   b) Störungen bei Zugängen und entsprechenden Auf-
      fangmöglichkeiten und
   c) Arbeitsausfall sollten berücksichtigt werden.

II. *Führen/ Sich führen lassen*
   a) Platz in der Organisation
   b) Mitbestimmung - Mitverantwortung
   c) Interne Arbeitsbesprechungen
   d) Einstellung und Behandlung von Auszubildenden

III. *Verwaltung für*
   a) Patienten
   b) eigene ausgeführte Tätigkeiten
   c) von Patienten ausgeführte Tätigkeiten
   d) vom Lagerpersonal ausgeführte Tätigkeiten
   e) vom Verwaltungspersonal ausgeführte Tätigkeiten

IV. *Technik der Besprechungen*
  sowohl mit dem therapeutischen Personal als auch
  mit den Patienten.

Im Kapitel 7 werden wir im Zusammenhang mit der Aufgabenanalyse näher auf diese vier Bestandteile der
Organisation eingehen.

4.6 Zielsetzung der Arbeitstherapie – untergliedert nach Art der Einrichtungen

Im Abschnitt 1, arbeitstherapeutischer Rahmen, wurde
eine allgemeine Zielsetzung von Arbeitstherapie gegeben. Es sind nämlich Unterschiede bei den Unterzielen
von "Arbeit" zu machen:

1. Arbeitstherapie in einer Anstalt für geistig
   Behinderte
2. Arbeitstherapie in einem psychiatrischen Zentrum
   und in einem Zentrum für Epilepsiekranke
3. Arbeitstherapie in einer Werkstatt für Behinderte
   einschließlich Test- und Trainingsabteilungen
4. der übrigen "Arbeitstherapie" in Gefängnissen und
   Erziehungsanstalten.

4.6.1 Arbeitstherapie in einer Anstalt für geistig Behinderte

Unter geistiger Behinderung ist eine angeborene oder
in früher Kindheit erworbene Störung der psychischen
Funktionen und ihrer Entwicklungsmöglichkeiten zu verstehen, wobei der Intelligenzmangel am meisten auf-
fällt und die soziale Anpassung oft erschwert ist oder
unmöglich gemacht wird.

Einige allgemein vorkommende Symptome der Oligophrenie (der geistigen Behinderung) sind:
- ein deutlicher Rückstand in der allgemeinen Entwicklung im Vergleich zu gleichaltrigen Kindern;
- Konzentrationsstörungen; mangelhafte Wahrnehmung
  und Orientierung in der Welt;
- mangelhaftes und gestörtes Denken;
- Urteilsschwäche;
- unharmonisches und schlecht beherrschtes "Trieb-
  leben";
- und häufig eine Fehlentwicklung der Motorik.

Der größte Teil der Betreuten einer Anstalt für geistig Behinderte ist jedoch neben diesen Symptomen mit
mehreren Verhaltens- und körperlichen Abweichungen be-
haftet, wie etwa:

Verhaltensabweichungen

- Störungen des Gefühlslebens, die zu Erziehungsschwierigkeiten führen können,
- abnorme Bewegungen (Stereotypien wie Wippen, Schau-
  keln und Schütteln);
- Formen von Autismus, wie z.b. abnorme Kontaktscheu,
  Mutismus, Depressionen.

Neurologische Abweichungen

- epileptische Erscheinungen; spastische Erscheinungen;

Körperliche Abweichungen

- "Mongolismus", Makrozephale (Großköpfige); Mikro-
  zephale (Kleinköpfige); Kretinismus (Zwergwuchs).

Bis auf einige Ausnahmen werden Makrozephale, Mikro-
zephale und alle die zur Gruppe der schwerst geistig
Behinderten gehören, für eine zielgerichtete Arbeitstherapie nicht infrage kommen. Ihr Lernvermögen ist
im allgemeinen derart gering, daß sie gänzlich auf
Versorgung, Pflege und Sonderpädagogik angewiesen sind.
   Um hier das Ziel der Arbeitstherapie definieren zu
können, sollte man von den charakteristischen Handi-
kaps geistig Behinderter ausgehen, nämlich:
- niedrigeres Funktionsniveau der Intelligenz und dadurch geringeres allgemeines Entwicklungsniveau,
  oft verbunden mit Verhaltensstörungen und motorischen Störungen.
Geistige Behinderung ist keine Krankheit, sondern ein
gegebener Zustand mit offenen Entwicklungsgrenzen.

Die Arbeitstherapie wird an diese Gegebenheit anzu-
knüpfen haben und man muß berücksichtigen:
a) Die Arbeit muß einfach sein. Die Einfachheit kann
   man suchen in:
- der Einfachheit der Verrichtung;
- der kurzen Dauer;
- in Verrichtungen, die gut zu überblicken sind;
b) Die Art der Tätigkeiten darf nur beschränkt wech-
   seln, für eine Arbeitsart sind lange Zeiträume einzuhalten;

c) Sind für eine Arbeit verschiedene Handgriffe hinter-
einander erforderlich, dann dürfen sie nur kurz-
zyklisch sein;
d) Der Schwierigkeitsgrad wird nur langsam und etappen-
weise gesteigert werden können;
e) Verrichtungen für eine größere Motorik sind leichter zu lernen als jene, für die eine feinere Motorik erforderlich ist.

Das Ziel muß sein: den Oligophrenen über die Arbeit
zu helfen, zeitliche Strukturierung zu finden (Tageseinteilung); Rhythmus; über die Regelmäßigkeit, die von
der Arbeit ausgeht, ein Lebensmuster zu erlangen, doch
auch, Strukturierung zu finden in ihrer Umwelt, und
zwar dadurch, daß sie mit Materialien, Geräten und Ar-
beitsräumen in Berührung kommen.

4.6.2 Arbeitstherapie in psychiatrischen Zentren

Die Patienten eines psychiatrischen Zentrums weisen
eine Vielzahl von Krankheitsbildern auf.
    Seit sich jedoch sozialwissenschaftliches Denken
immer mehr durchsetzt, steht die Einordnung nach
Krankheitsbildern immer weniger im Mittelpunkt. Unter
der Einwirkung verhaltenspsychologischer Methoden
bildet das abweichende Verhalten immer mehr den Ausgangspunkt, von dem aus man versucht, dem Patienten
zu begegnen.
    Wo jeder Mensch seine Gegebenheiten mitbringt, gibt
es auch ebensoviele Verhaltensvarianten.
    In den modernen Auffassungen steht deshalb auch
eine Verhaltensmodulation in Richtung einer komplexeren
Endsituation im Mittelpunkt. Daß dazu alle Mittel,
also auch Arbeit, angewandt werden sollten, so daß
Kontaktsituationen auf allen Gebieten des "Menschseins" zur Verhaltensveränderung aufgeboten werden,
ist einleuchtend.
    Dieser Aspekt bedeutet für die Arbeitstherapie in
psychiatrischen Zentren, daß sie auch im Anbieten von
Arbeitssituationen vielseitig sein sollte. Die Viel-
schichtigkeit der Patienten liefert u.a. Einteilungskriterien für das Einbringen von Arbeitssituationen.
Nicht selten ist es erforderlich, nach einer Kombination von Einteilungskriterien vorzugehen.
Die folgenden Einteilungskriterien werden vielleicht
klarstellen, was mit der Betonung der Notwendigkeit
zur Kombination gemeint ist.

1. Ein Einteilungskriterium ist die *Behandlungsdauer*
   oder die Prognose hinsichtlich dieser Zeitdauer,
   und zwar
   a) kurz Aufnahmen, Zeitdauer bis zu maximal 1 Jahr;
   b) lange Verbleibende, sogenannte "chronische Kranke";
   c) vorläufig noch länger Verbleibende, nämlich jene,
      bei denen Aussicht auf Unterbringung in besser ge-
      eigneten Einrichtungen besteht.
   Wenn die Dauer der Behandlung als Einteilungsfaktor
   herangezogen wird, bedeutet das automatisch, daß
   Übergangsformen zwischen Beschäftigung (als Anlauf
   zur Arbeit) und einer Arbeitsauswahl (von einfacher
   bis hin zu komplizierterer) angewandt werden müssen,
   wie auch Tagesprogramme in Verbindung mit anderen
   Therapieformen.

2. Der folgende Einteilungsgesichtspunkt bezieht sich
   auf *die Gruppenzusammensetzung.*
   a) In den drei unter 1 genannten Behandlungsgruppen
      erscheinen Patienten sämtlicher Altersstufen, Kin-
      der, Jugendliche wie Ältere.
      Wenn man gesellschaftsähnliche Zustände herstellen
      möchte, würde die Zusammensetzung einer Gruppe, in
      der alle Altersstufen vorkommen, ein Spiegelbild
      der Gesellschaft sein können, und es wäre deshalb
      als günstig anzusehen, Gruppen mit großer Alters-
      streuung zu bilden;
   b) gleichzeitig folgt daraus, daß es Männern und Frau-
      en möglich sein muß, zusammen zu arbeiten;
   c) manchmal wird es aber wichtig sein, daß ein junger
      Patient nicht nur mit Älteren zusammen ist. Die
      Möglichkeit, sich im Wettbewerb mit Altersgenossen
      zu steigern, kann man bei der Zusammenstellung z.B.
      einer Gruppe Jugendlicher der wichtigste Grund sein,
      eine horizontale Gruppe zusammenzustellen.

3. Ein dritter Einteilungsgesichtspunkt sind *Arbeitsmöglichkeiten und Interesse des individuellen Patienten.*
   a) Hier sind Angaben über Berufsausbildung und -erfah-
      rung von Bedeutung, vor allem auch Angaben zur
      Restkapazität und Prognose, ob die Arbeitsfähig-
      keit teilweise oder völlig wiedererlangt werden
      kann;
   b) In direktem Zusammenhang damit steht die Frage, ob
      ein angemessener Therapieplatz zur Verfügung steht
      oder nicht;

c) Vor allem, um die Voraussetzungen für 3 a prüfen
zu können, sollte eine Beobachtungsabteilung vorhanden sein, in der man aus allen verfügbaren Projekten der gesamten Arbeitstherapie für alle vorkommenden Schwierigkeitsgrade ein Angebot machen
können sollte.

4. Letzten Endes sind es die *verhaltenstherapeutischen
Absichten, die eine Einteilung ausschlaggebend beeinflussen.*
Diese können u.a. sein:

a) Festsetzung der Dauer der täglichen Arbeitszeit,
die die arbeitstherapeutische Wirkung gewährleisten soll;
b) Festsetzung von Kombinationsprogrammen mit anderen
Therapien;
c) das individuelle Arbeitstraining und die Rehabili-
tationsproblematik jedes Patienten;
d) die bei jedem Patienten spezifischen Schwierigkeiten hinsichtlich der Verhaltensmodulation;
e) als spezifisch therapeutisch anzusehende Möglichkeiten, die eine bestimmte Gruppenzusammenstellung
für einen Patienten in sich birgt.

Aus dem Vorhergehen wird klar geworden sein, daß je
nach Relevanz bestimmter Interessen eine Kombination
von Einteilungskriterien gefunden werden muß.

Außerdem besteht ein wesentlicher Zusammenhang
zwischen den Einteilungskriterien und dem Angebot an
Arbeitsmöglichkeiten, denn vor allem vom therapeu -
tischen Einteilungskriterium her wird man ein breites
Angebot von Arbeitsprojekten und damit verbundenen
Schwierigkeitsgraden zur Verfügung haben müssen, wenn
diesem Kriterium keine Gewalt angetan werden soll.

Durch die Anwendung verschiedener Therapieformen
versuchen wir, dem Patienten das Rüstzeug anzubieten,
das er brauchen wird, um sich in der Gesellschaft oder
der Anstalt behaupten zu können. Das bedeutet, bei dem
Patienten ein Stück Resozialisierung zustande zu bringen. Resozialisierung heißt für ihn jedoch noch nicht
Rehabilitation. Denn schließlich kann nur die Gesellschaft ihn rehabilitieren, und das wird zu einem großen Teil von seiner Anpassung und seiner Widerstandsfähigkeit gegen Frustrationen abhängen, wodurch es
ihm schließlich gelingt, bedeutungsvolles Verhalten,
das verständlich ist für die Gesellschaft, zum Ausdruck zu bringen.

Bei den Mitteln, die dem Patienten auf dem Wege zur
Resozialisierung über die Arbeitstherapie angeboten
werden, handelt es sich um:

1. Erforschung seiner selbst mittels seiner Beziehung zu seinen Mitpatienten;
2. Festigung seiner Rolle als Arbeitnehmer;
3. Rollenstabilisierung in seiner Beziehung zu Vorgesetzten (Arbeitstherapeut als Modell);
4. Übung in Selbstdisziplin hinsichtlich Ordnung und Regelmäßigkeit bei der Arbeit.

Es geht hier um Arbeitsverhalten im engeren Sinne, wie etwa:
- rechtzeitig zur Arbeit erscheinen;
- nicht vor Feierabend fortzugehen;
- sich an die Pausenzeiten zu halten;
- Aufträge den Anweisungen entsprechend auszuführen;
- für Geräte, Materialien und Arbeitsplatz zu sorgen.
5. Die Möglichkeit der Selbstkontrolle mittels Meßmöglichkeiten (Arbeitskunde) und Beobachtungsmaterial (Diskussion der Beurteilungen).
6. Hilfsmöglichkeiten durch angepaßte Hilfsapparaturen.
7. Das Lernen einer zweckmäßigen Bewegungskoordination, so daß die Arbeit mit weniger Anstrengung verrichtet werden kann.

Ein günstiger Nebenaspekt der beabsichtigten Resozialisierung ist, daß der Einzelne in der Gesellschaft durch bessere "Erkenntnis" - weil sein Verhalten als relevanter erlebt wird - zu einem größeren Selbstwertgefühl kommen kann, womit gleichzeitig seine Möglichkeit zur Selbstbehauptung zunimmt.

Alles, was über die Arbeitstherapie in psychiatrischen Zentren gesagt ist, gilt ebenso für die Arbeitstherapie in Epilepsiezentren.

Jedoch sind die Epilepsien keine psychischen Krankheiten im engeren Sinne, sondern überwiegend Störungen auf neurologischer Basis. Ferner ist zu beachten, daß seit der verbesserten Früherkennung durch Beratungsstellen immer mehr jugendliche Patienten in diesen Zentren zu finden sind, weshalb Akzentverschiebungen für Arbeitstherapie in der Ausrichtung auf Resozialisierung angezeigt sind.

Insbesondere springen dabei ins Auge:
- daß junge Leute einen Beruf erlernen müssen;
- daß durch das Mittel "Arbeit" zu lernen ist, mit der Behinderung zu leben;
- Regulierung motorischer Störungen;
- das Wiedererlangen von Selbstwertgefühlen;
Daraus ergibt sich von selbst eine größere Selbstbehauptung.

4.6.3 Arbeitstherapie in Werkstätten für Behinderte

Werkstätten für Behinderte haben zwei Ziele:
a) einen Arbeitsplatz für jene bereitzustellen, die ohne eigenes Zutun, bedingt durch unzureichende Arbeitsleistung, in der Gesellschaft keinen geeigneten finden können;
b) die Arbeitsfähigkeit dieser Menschen wieder herzustellen, zu erhalten und zu fördern.

Man kann voraussetzen, daß das Bereitstellen von Arbeitmöglichkeiten für die obengenannte Gruppe schon ein Stück Therapie enthält.

Diese Arbeitsplätze bewahren ja die Betreffenden vor weiterem Zurücksinken und ermöglichen es, ein gewisses Maß an Selbstwertgefühl aufrechtzuerhalten.

Aufgrund von Ziel b jedoch hat man Test- und Trainingsabteilungen gegründet, wo geprüft wird, inwieweit ein Bewerber zu einer Leistung hingeführt werden kann, die ca. 33% der Leistung in der "normalen" Produktion entspricht.

Ergeben z.B. Geschicklichkeitstests, daß der Bewerber diese Norm schafft, dann wird er in der sogenannten A-Kategorie untergebracht. Ist eine lange Trainingszeit zu erwarten, um auf diesen Stand zu kommen, dann erfolgt die Unterbringung in der B-Kategorie mit einem Trainingsschema.

Neben schwer Körperbehinderten werden in der B-Kategorie immer häufiger geistig Behinderte und psychiatrische Patienten untergebracht.

Das ist u.a. auch darauf zurückzuführen, daß die Arbeitstherapie in den Anstalten ein immer höheres Niveau erreicht und die Überweisung in beschützende Werkstätten intensiver gefördert wird. Die Unterbringung in einer Werkstatt für Behinderte bedeutet für den Betreffenden:

a) Selbstbehauptung
- sozialwirtschaftlich (Lohn)
- Selbstwert, durch das Verrichten gesellschaftlich anerkannter Arbeit
- eine gewisse Anhebung des Status (man gilt nicht mehr als ausrangiert).

b) Schutz, trotz der Behinderung, durch die Sicherung des Arbeitsplatzes, trotz niedrigeren Tempos. Sowohl in den Test- und Trainingsabteilungen wie in B-Abteilungen sind die Arbeitstherapiegedanken, wie sie in Anstalten, psychiatrischen und Epilepsie-Zentren herrschen, anwendbar.

4.6.4 Arbeitstherapie in Gefängnissen, Jugendstrafanstalten und Einrichtungen für Fürsorgeerziehung

1595 gründete man auf Anregung führender kalvinistischer Kaufleute in Amsterdam das sogenannte "Rasphuis voor mannen" (Raspelhaus für Männer).
1597 folgte die Einrichtung des "Spinhuys" (Spinnhaus) für Frauen in einem alten Kloster in Amsterdam.

Einerseits kam man zur Errichtung dieser Zuchthäuser und damit zur Einführung der Gefängnisarbeit aus Abneigung gegen blutige Körperstrafen, andererseits aber auch aus Ärger über Dieberei, Prostitution und Arbeitsscheu.

Der betriebswirtschaftliche Aspekt stand damals im Mittelpunkt, was sich aus dem Streit um das Monopol für das Holzraspeln für ganz Nord-Holland ersehen läßt (der 1602 zugunsten von Amsterdam entschieden wurde).

Ein solches Raspel- und Spinnhaus hatte Gewinn abzuwerfen, mit entsprechenden Folgen für die Gefangenen. Sie wurden mit der Peitsche zu Spitzenleistungen angetrieben, hatten lange Arbeitstage und wenig Nahrung und Lohn.

Damals betrachtete man die schwere Arbeit in erster Linie als Mittel, den durch das "Verbrechen" hervorgerufenen Schaden an der Gemeinschaft wiedergutzumachen, und erst in zweiter Linie als Mittel zur Besserung.

In dem Maße, in dem die Differenzierung im Gefängniswesen voranschritt und ihren vorläufigen Niederschlag fand in der Erneuerung des Gesetzes über das Gefängniswesen in den Niederlanden vom 6. April 1949, begann man, Arbeit in anderem Licht zu betrachten.

H.F. Grondys führte als Grundlage für Gefängnisarbeit u.a. an: "Durch Arbeit wird Arbeitsscheu überwunden, Mangel an fachlichem Können ergänzt, Fleiß und Lust zum Einsatz von Geist und Körper herangezogen werden müssen"[14].

Hier stehen pädagogische Überlegungen im Vordergrund. Grondys war denn auch der Meinung, daß man im Gefängniswesen zu echter Werkstattarbeit übergehen sollte, und zwar im Gegensatz zur Zellenarbeit wie Tütenkleben, Körbeflechten usw., Arbeiten, die von den Gefangenen als sinnlos empfunden wurden.

Schulung und Umschulung wurden für äußerst wichtig gehalten, weil Gefangene, so Grondys, in bezug auf Arbeit die folgenden Anzeichen erkennen lassen:

---

14 Maandschrift van het gevangeniswezen (Monatsschrift für das Gefängniswesen), 1. Jahrgang 1949/50, Nr. 3-5 und 7

1. *Mangel an Arbeitsinteresse:* der durch konzentrierte (interessante) Arbeit beseitigt werden sollte;
2. *Mangel an Ausbildung:* der durch Fachausbildung verbessert werden kann;
3. *Widerwille gegen die Arbeit:* dem durch Erziehung abgeholfen werden könnte.

Selten hat ein Gefangener nur mit einer der drei Schwierigkeiten zu kämpfen.

Dazu führte Grondys eine genaue Einteilung nach Persönlichkeit, Strafzeit und Alter ein, die auch heute noch im Gefängniswesen Gültigkeit hat:

a) In den Anstalten für Straftäter mit *sehr kurzer Haftzeit.*
Diese sollten mit Arbeiten beschäfigt werden, die nur wenig Routine erfordern oder wenn möglich an eine bereits vorhandene Fähigkeit anknüpfen. Häufig wird dies etwa auf Instandhaltungsarbeiten, Küchen- und Kantinendienst hinauslaufen.

b) In Anstalten für Straftäter mit *längerer Haftzeit.*
Man wird ihnen Arbeiten beschaffen, die nach kurzer Anleitung, hauptsächlich praktischer Unterweisung, mit einiger Fertigkeit und entsprechender Übersicht ausgeführt werden können, einer Fertigkeit, die jedoch nicht über die einer spezialisierten Routinetätigkeit hinausgehen wird. Hier wäre an Arbeiten auf dem Metall-, Holz- und Montagesektor zu denken.

c) In Anstalten für Straftäter mit *sehr langer Haftzeit.*
Hier wird eine solide Fachausbildung (Berufsausbildung) möglich sein.

Eine wichtige Überlegung ist, daß man sämtliche Gefangene so schnell wie möglich durch die Ausbildungszeit laufen lassen muß, vor allem, weil ein Arbeiter, der noch keine Berufserfahrung hat, draußen nur einen sehr geringen Lohn erzielen kann.

Einer statistischen Übersicht, die sich über den Zeitraum vom 1. Januar bis 30. September 1949 erstreckte und in der genannten Monatsschrift für das Gefängniswesen (Nov. 1949) veröffentlicht wurde, ließ sich jedoch keineswegs entnehmen, daß man mit den Möglichkeiten zur Fachausbildung Ernst gemacht hätte.

Es ist leider auch heute noch festzustellen, daß viel zu sehr von dem produktiven Einsatz des Gefangenen ausgegangen wird, anstatt von der Entwicklung seiner potentiellen Arbeitsmöglichkeiten auf therapeutischem Wege. Das Gefängniswesen steht heute wieder im Mittelpunkt der Aufmerksamkeit.

Veränderte Ansichten über die Strafzumessung sollten realisiert werden, unter anderem durch Verkürzung
des freiheitsberaubenden Strafmaßes.

Statistischen Übersichten läßt sich entnehmen, daß
seit Ende der sechziger, Anfang der siebziger Jahre
die Aufenthaltsdauer in Strafanstalten kürzer geworden ist: ein weiterer Grund, für eine mehr therapeutische Form der Arbeit im Gefängniswesen zu plädieren.

5 Das arbeitstherapeutische Vorgehen

5.1 Einleitung

Arbeitstherapie in psychiatrischen Einrichtungen hat
den Zweck, eine individuell angepaßte Arbeit in einer
realistischen Arbeitsatmosphäre anzubieten, so daß
durch die Begleitung des Arbeitsgeschehens der Einzelne oder Gruppen zu erstrebten Arbeitsergebnissen und
zu erwünschten Verhaltensänderungen gelangen.

In diesem Sinne ist Arbeitstherapie nicht als paramedizinische, sondern als agogische Aktion zu sehen,
auch wenn sie in medizinisch orientierter Umgebung
stattfindet.

Das schließt nicht aus, daß Arbeitstherapie, ebenso wie andere Formen agogischer Arbeit (zu denken ist
dabei z.B. an Sozialarbeit in Betrieben und Krankenhäusern) als selbständiges Fachgebiet anzusehen ist und
ihre Ziele zuerst an agogischen Ausgangspunkten zu messen hat: Methoden und Techniken.

Noch viel zu oft muß man in Anstalten die Beobachtung machen, daß die Arbeitstherapie die Hegemonie der
medizinischen Welt hinnimmt, was u.a. zur Folge hat,
daß ihr Platz und ihre Funktion unklar bleiben. Zu
lange ist sie als Verlängerungsstück der Pflege betrachtet worden, und die Abteilung galt eher als Auf-
bewahrungsort für Patienten, denn als Ort, wo Arbeit
als Therapie anzuwenden ist. So lange nicht die arbeitstherapeutischen Fachleute, sondern der Arzt zu
bestimmen hat, auf welcher Abteilung der Arbeitstherapie ein Patient unterzubringen ist, stimmt etwas nicht
mit ihrer Funktion.

Der Fehler liegt darin, daß der Arbeitstherapie
nicht die Eigenschaft einer selbständigen Fachrichtung
zuerkannt wird, die sie in einem Behandlungsplan einzunehmen hätte.

Zu dieser unerfreulichen Situation haben beigetragen:
- die bereits erwähnte Hegemonie der Medizin;
- die Tatsache, daß sich die Arbeitstherapie noch immer in der Entwicklung befindet und Ziel und Funktion sucht;
- der Mangel an Überblick über die Arbeitstherapie als Ganzes und an einer "Grundphilosophie" für die Verhaltensbeeinflussung;
- Mangel an Forschung und fehlendes wissenschaftliches Interesse auf diesem Gebiet;
- Mangel an ausgebildeten Fachkräften;
- das Fehlen arbeitstherapeutischer Mitarbeiter, wodurch das "Mittelfeld" zu wenig Richtlinien für den Erwerb von Sachkenntnissen erhält;
- schließlich wird eine Funktionsbestimmung der Arbeitstherapie sehr erschwert durch sich verändernde gesellschaftliche Auffassungen über den Wert der Arbeit und den Platz, den sie bezüglich des Wohlergehens des Individuums einnehmen kann oder nicht.

Damit sind nur einige Faktoren angeführt, die die unklare Funktion der Arbeitstherapie in psychiatrischen Einrichtungen verursachen.

Von der Überlegung ausgehend, daß Arbeitstherapie eine verhaltensbeeinflussende Art der Annäherung an den Einzelnen darstellt, möchten wir als Definition für das arbeitstherapeutische Handeln vorschlagen:

Arbeitstherapeutisches Vorgehen ist eine agogische Aktion mit dem Mittel einer – dem jeweiligen Entwicklungsstand gemäßen – Begleitung der Individuen oder Gruppen in einer auf die jeweilige Person zugeschnittenen Arbeitsmöglichkeit und in einer dazu geeigneten Arbeitssituation, und zwar mit dem Ziel: die Arbeitsfähigkeit zu entfalten und dadurch zu einer optimalen Selbstverwirklichung der daran teilnehmenden Personen zu kommen (Verhaltensbeeinflussung) (s. Kap. 2).

Die einzelnen Teile dieser Definition erfordern eine nähere Erläuterung.

5.2 Verhaltensbeeinflussende Handlungen: die agogische Aktion

Mit van Beugen (1969) möchten wir durch den Begriff "agogische Aktion" ein klares Gebiet abstecken innerhalb spontan ausgeführter Tätigkeiten und den sich daraus ergebenden Möglichkeiten zur Beeinflussung.

Van Beugen schreibt:
"Den Ausdruck Agogik möchten wir für jene natürlichen
Lebenssituationen reservieren - in Familien, Gruppe
und Gemeinschaft -, in denen Beeinflussungsprozesse zu
erkennen sind, die wir als Erziehung, Bildung oder
Hilfeleistung bezeichnen, bei denen die Beziehung zwi-
schen den beiden Parteien jedoch nicht absichtlich zum
Zwecke dieser Beeinflussung eingegangen worden ist."

Und weiter:
"Den Ausdruck 'agogische Aktion' möchten wir jedoch
als Bezeichnung für eine künstliche Relation verwenden, eine Relation, die mit Absicht in jenen Fällen
geschaffen wird, in denen die natürlichen Lebenszusammenhänge in irgendeiner Hinsicht fehlen."

Wir möchten jedoch behaupten, daß die Arbeitsaktion
nicht eine willkürlich ausgeübte Tätigkeit sein darf,
sondern eine auf den Patienten zugeschnittene Arbeitsmöglichkeit sein muß. Das heißt, daß, bevor der Patient in der Arbeitstherapie angemeldet wird, Ziel und
Möglichkeiten seiner Behandlung *mit ihm* durchgespro-
chen worden sind, und daß er weiß, was in dem Arbeitsprozeß von ihm erwartet wird, aber ebenso, was er
selbst davon erwarten kann. Dazu ist erforderlich,
daß eine gegenseitige Beziehung eingegangen wird zwischen:

a Klient und Arbeitsterhapie-Betreuer;
b Klient und Arbeitsauftrag;
c Klient und Mitklienten (Arbeitsgruppe).

Ferner ist agogische Aktion durch Planmäßigkeit gekennzeichnet.
    "Es sollte nicht nur vorher eine Planung vorliegen,
sondern auch während der ganzen Aktion sollte Planung
integraler Bestandteil des Handelns sein", so van
Beugen.

Zu den wichtigsten Planungs-Momenten hat man die in
Kapitel 3 aufgeführten 4 Voraussetzungen für eine
Therapie zu rechnen, und zwar:
1. die Voruntersuchung (mit dem Stellen der Diagnose);
2. Die Vorbereitung für das Arbeitsziel und das zu erreichende mögliche Endziel (Prognose);
3. das Ingangsetzen einer - dem jeweiligen Entwicklungsstand gemäßen - Begleitung zur Realisierung
   des gesteckten Zieles mit den für die Therapie geeigneten Mitteln;
4. die regelmäßige Überprüfung und Bewertung dieses

Prozesses, um festzustellen, inwieweit das gesteckte Ziel zu erreichen ist, oder aufgrund neuer Daten
umgesteuert werden sollte.

Bei Punkt 3 bedeutet das in unserem Fall:
- die Motivation des Patienten mit diesem gemeinsam
  festzustellen;
- die Einsatzmöglichkeiten und die Fähigkeiten des Patienten über Test, Berufsausbildung und berufliche
  Erfahrung zu prüfen;
- die Schwierigkeitsabstufungen, wie sie bei der Arbeit in Erscheinung treten, in Phasen aufzuteilen;
- an die Möglichkeiten der Zusammenarbeit mit der
  Gruppe zu appellieren;
- Aspekten nachzugehen, die für die Diagnostik relevant sind, und über die mehr Information benötigt
  wird;
- die eigenen Grenzen hinsichtlich der Gesamtproblema-
  tik des Patienten feststellen zu können und nötigenfalls Koordination mit anderen Disziplinen zu suchen.

"In dieser Ausführungsphase", stellt van Beugen fest,
"ist ebenfalls ein ständig planmäßiges Element vorhanden: die bewußte Abstimmung auf die unmittelbaren
situationsbedingten Gegebenheiten, wie z.B. Gemütsver-
fassung, Arbeitsauftrag und das Gruppenklima."

Bei der Bewertung, wie in Punkt 4 angeführt, handelt
es sich um ein dauerndes Kontrollelement, das Daten
liefert:
a) am Anfang: ob die Ausgangspunkte beiderseits ausreichend bekannt sind;
b) während des Beeinflussungsprozesses: feedback auf
   dem Weg über die Reaktionen des Patienten und der
   Gruppe von Mitpatienten;
c) am Ende: ist nachzuprüfen, ob die Schlußfolgerun-
   gen auf objektiven Gegebenheiten beruhen und "nicht
   auf einer emotionellen Selbsteinschätzung des Ago-
   gen", wie van Beugen schreibt.

Diese Selbsteinschätzung kann, bedingt durch eine un-
zutreffende und verzerrte Vorstellung von sich selbst,
zu niedrig oder zu hoch sein, was in beiden Fällen zu
einem ungenauen Urteil führt.
    Beide Parteien gehen eine Beziehung der Zusammen-
arbeit ein.
    Für das arbeitstherapeutische Wirken kann voraus-
gesetzt werden, daß der Arbeitstherapeut aufgrund seiner Kompetenz von der Organisation oder Einrichtung

mit der er ein Dienstverhältnis eingegangen ist, den
Auftrag zu seinem Vorgehen erhalten hat. So bilden
die Organisation und der individuelle Hilfeleistende
je eine Komponente des Hilfeleistungs- oder Dienst-
leistungssystems.
Beim Arbeitstherapeuten liegt dann die Komponente
in seinem methodischen Handeln, einem Aspekt des berufsmäßigen Funktionierens, und in der Handhabung der
Beziehung sowohl zwischen einzelnen Personen als auch
innerhalb der Gruppe.
Bei der Organisation besteht die Komponente darin,
daß sie die zum ordnungsgemäßen Betrieb der Anstalt
erforderlichen Mittel bereitzustellen hat: mag es
sich darum handeln, Satzungen aufzustellen, Verfahren
zu veranlassen oder die für die Arbeitstherapie nötigen Arbeitsräume, Materialien und Geräte zur Verfügung
zu stellen. Besonders die Einstellung von ausgebildeten Arbeitstherapeuten gehört dazu.
"Das dienstleistende System sollte sich in einer
'psychologisch unabhängigen Stellung' befinden, was
auf die folgenden Charakteristiken hinausläuft",
meint van Beugen.

- Es wird nur auf Antrag gehandelt.
- Es werden keine Informationen entgegengenommen oder
  gegeben, die nicht allen Beteiligten zugänglich
  sind.
- Es wird kein Druck ausgeübt, man tritt ausschließlich ratgebend oder erklärend an den Klienten heran.
- Es herrscht eine streng professionelle Vertraulich-
  keit.
- Die Beziehung hat funktionell zu bleiben, d.h. es
  ist zu vermeiden, daß sie persönliche Formen an-
  nimmt.
- Jene, die indirekt an der Aktion beteiligt sind,
  z.B. dadurch, daß sie die Wirkung zu spüren bekommen, haben ihre Zustimmung zu dieser Aktion zu geben.

Leider werden diese Merkmale noch ziemlich oft mißach-
tet. Besonders die Punkte 1, 2 und 6 sind in dieser
Beziehung ein Stein des Anstoßes.
Häufig wird ein Patient in der Arbeitstherapie untergebracht, ohne vorher gefragt zu werden (Punkt 1).
Es sollte vermieden werden, ohne Mitwissen des Patienten Informationen über ihn einzuholen, oder es
ist zum mindesten darauf zu achten, daß ihm erklärt
wird, warum und wo man Angaben einzuholen gedenkt,
wenn er einen Vorteil davon haben soll (Punkt 2).

Falls dies durch das Unvermögen des Patienten nicht
möglich sein sollte, gilt, daß man sich gegenüber dem
Wie und Warum der Notwendigkeit der Informationsbe-
schaffung kritisch einzustellen hat.

Sich ein eigenes Arbeitsziel zu setzen, ist hier
von allergrößter Bedeutung, wobei das Eingrenzen der
eigenen Aufgabe und Zielsetzung ausschlaggebend sein
sollten.

Ehe man z.B. mit neuen Möglichkeiten von Arbeits-
vorgängen experimentiert, ist das zuerst gründlich
mit den Beteiligten durchzusprechen.

Man kann auch nicht ohne weiteres einen Patienten
- von einem Tag auf den anderen, ohne die geringste
Vorbereitung - in einer anderen Abteilung unterbringen. Das ist sowohl für den Patienten, wie für die
Gruppe, die er verläßt, und die Gruppe, in die er
kommt, nachteilig.

Bei der Beeinflussung des Klientensystems (das
kann eine Person sein, eine Gruppe oder Gemeinschaft)
hat man zu berücksichtigen, daß es eine Verbindung
zwischen den unmittelbaren Arbeitskontakten des Therapeuten und dem Klientensystem gibt, diese aber auch
gleichzeitig Folgen für den "Hintergrund" beider Parteien hat: Wenn dieser Hintergrund beider Parteien
bei den Veränderungen im Klientensystem zu weit zu-
rückbleibt, liegt ein Rückfall in das alte Muster des
Klientensystems auf der Hand.

Man sollte nämlich bedenken, daß ein Klientensystem selten ein geschlossenes System darstellt, sondern daß es sich immer um fließende Übergänge verschiedener Systeme handelt.

Zeigt es sich nun, daß der Hintergrund bei den Veränderungen nicht ausreichend mitgezogen hat, dann
wird die Neigung des Klientensystems zur Stabilität
und Kontinuität dazu führen, daß nur eine vorüberge-
hende Änderung oder sogar eine Rückkehr zum alten Zustand eintritt.

Vielleicht liegt einer der wichtigsten Gründe für
die vielen Wiederaufnahmen in der unzureichenden Beeinflussung der direkten Umgebung des Patienten und
deren geringer Vorbereitung auf seine Rückkehr in die
Gemeinschaft. Diese Annahme führt zu der Notwendigkeit, bei der Behandlung von Patienten eine größere
Koordination anzustreben und dafür zu sorgen, daß
die Subsysteme des Klientensystems stärker integriert
werden.

Für die Arbeitstherapie führt dies zu der Konsequenz,
daß man neben dem Veränderungsprozeß selbst der Koordination in diesem Veränderungsprozeß des Klientensystems und seinem direkten Hintergrund den größten Vorrang zuzuerkennen hat, und zwar:
- dem Team der Therapeuten;
- der Wohnumgebung in der Anstalt;
- der Arbeitsumgebung in der Anstalt (Mitpatienten);
- der Arbeitsumgebung vor der Aufnahme des Patienten;
  Schul-, Berufsausbildung und Arbeitsplatz;
- dem Freizeitmilieu in der Anstalt;
- der Familie, die über das Behandlungsteam und die
  Sozialarbeiter in den Veränderungsprozeß miteinbe-
  zogen werden sollte.

Sowohl der Veränderungsprozeß wie die Koordination
zur Beeinflussung des Hintergrundes des Klientensystems sollten auf der Basis funktioneller Beziehung
in Zusammenarbeit geschehen. Dies ist durch eine stets
wechselnde, aber organisierte gegenseitige Abstimmung
der Teilnehmer gekennzeichnet.
    Dabei sollte eine derartige funktionelle Beziehung
in der Mitte liegen zwischen der persönlichen Ich-Du-
Beziehung (Martin Buber), gekennzeichnet durch ein
gefühlsmäßiges Aufeinander-Abgestimmt-Sein, und der
konventionellen Beziehung, die aus Verhaltensformen
aufgrund festgelegter Normen besteht.
    Denn für eine funktionelle Beziehung in der Zusam-
menarbeit gilt als Ausgangspunkt das gemeinsame, von
allen teilnehmenden Parteien festzusetzende Ziel (das
bedeutet also auch, daß der Behandlungsplan *zusammen*
mit dem Patienten aufgestellt wird), demzufolge Normen für die Beziehung festgesetzt werden. Das hat zur
Folge, daß das Verhalten in der Beziehung in hohem
Maße vorauszusagen ist.
    Diese Möglichkeit der Voraussage wird abgeschwächt
durch den persönlichen Aspekt der Beziehung, in der
auch Spontaneität und Emotionen eine Rolle spielen,
doch damit gewinnt sie an Intensität (Wärme).

5.3 Der Prozeß

Das arbeitstherapeutische Vorgehen sollte planmäßig
voranschreiten. Das bedeutet, daß man von der unerwünschten Ausgangssituation her einen Weg von agogischer Arbeit festsetzt, um zu einer mehrwertigen Endsituation zu kommen.

Den Auffassungen von Ten Have zufolge wird dies als exagogische Arbeit bezeichnet (die vom Griechischen abgeleitete Bezeichnung ist: hinausbringen, hinausführen) und manchmal, wenn man beabsichtigt, das Niveau aufrechtzuerhalten: präventive agogische Arbeit.

Zur Ermittlung der unerwünschten Ausgangssituation ist erforderlich:
1. Diagnose über den Zustand des Klienten bezüglich seines Arbeitsverhaltens, dabei sind Mängel und Probleme festzustellen.
2. Die Feststellung, inwieweit diese Mängel oder Probleme im Hinblick auf die zu bestimmende Endsituation (Ziel) ständig eine Rolle spielen werden (noch vorhandene oder endgültige Fähigkeit des Klienten).
3. Das Ergründen der Motivation zur Arbeitstherapie.

Diese drei Punkte sind hier zwar getrennt aufgeführt, sollten jedoch als Ganzes betrachtet und deshalb in engem Zusammenhang angewandt werden.

Beim Stellen einer dynamischen Diagnose geht es um mehr als ein Wort: wie verhält sich dieser Klient und warum, um danach *mit ihm* zu überlegen, wie Arbeitstherapie an dieses Verhalten anknüpfen könnte.

Zu 1:
Um eine Anfangsdiagnose hinsichtlich des Verhaltens des Patienten während der Arbeit stellen zu können, wird eine Beobachtungsperiode erforderlich sein (14 Tage bis maximal 4 Wochen). Ein zu langer Untersuchungszeitraum führt zu Unsicherheit und Unklarheit.

Während dieser Zeit wäre das Arbeitsverhalten sowohl im engeren wie im weiteren Sinne zu beobachten.

Unter Arbeitsverhalten im *engeren Sinne* ist jenes Verhalten zu verstehen, das ausschließlich bei der Ausführung der aufgegebenen Tätigkeiten zu beobachten ist, also:
a) inwieweit hält der Betreffende sich an Maße, Formen, Farben, Mengen;
b) inwieweit kann von abweichenden Arbeitsmethoden gesprochen werden, wie etwa Weitschweifigkeit, verkehrte Reihenfolge der Teilhandlungen, aufstapeln von Material, so daß man dahinter verborgen bleibt; Sicherheitsgefährdung durch falschen Umgang mit dem Material;
c) inwieweit weicht die Leistung von der Norm ab, wie etwa: hoher Prozentsatz an Ausschuß, großes Risiko, die Arbeit abzubrechen, äußerst träge, viel zu hohes und unregelmäßiges Arbeitstempo, viele Fehler.

Das alles ist durch Messungen (Bewertungssystem) zu
bestimmen (siehe: Meßtechniken, S. 184 ff).

Unter Arbeitsverhalten im *weiteren Sinne* wird jenes
Verhalten verstanden, das nicht ausschließlich mit der
Ausführung selbst zusammenhängt. Hier hat man es damit
zu tun, welches Verhalten der Betreffende in bezug auf
Mitpatienten und Therapeuten an den Tag legt, inwieweit der Arbeitsauftrag ihn beeinflußt, und wie er als
Persönlichkeit agiert. Dies allgemeine Arbeitsverhalten könnte sich z.B. so manifestieren:
- daß Aggression gezeigt wird, die sich sowohl gegen
  den Arbeitsgegenstand, die Gruppe, die Therapeuten,
  wie auch gegen die eigene Person richten kann;
- daß man sich von der Gruppe absondert, oder im Gegenteil sich ihr geradezu aufdrängt, was auch Therapeuten gegenüber geschehen kann;
- daß man versucht, Aufmerksamkeit zu erregen;
- Halluzinieren;
- unmotiviertes Lachen.

Will man die Ausgangssituation ausreichend prüfen,
dann sollte man den Betreffenden in einem dazu geeigneten Beobachtungs- oder Testraum alle Differenzie-
rungen - die sowohl nach Objekten wie nach Schwierigkeitsgraden geordnet sein sollten - durchlaufen lassen, damit Stärken und Schwächen erkannt werden.

Selbstverständlich wird man eine reduzierte Differenzierung anbieten, wenn bereits aus dem ärztlichen
Bericht, einem psychologischen Test und eventuellen
Geschicklichkeitstests deutlich hervorgeht, wo Mängel
vorliegen. Nicht selten jedoch zeigt es sich, daß die
vorliegenden Daten für die arbeitstherapeutische Ausgangssituation zu vage sind.

Zu 2:
Die Feststellung, inwieweit diese Mängel oder Probleme im Hinblick auf die zu bestimmende Endsituation
(Ziel) ständig eine Rolle spielen werden (noch vorhandene oder endgültige Fähigkeit des Klienten).

Bevor wir darauf näher eingehen, ist erst einmal
klarzustellen, warum die unterschiedlichen Begriffe
"noch vorhandene Fähigkeit" und "endgültige Fähigkeit"
(Rest- oder Endkapazität) verwendet werden.

Von "noch vorhandener Fähigkeit" (Restkapazität)
kann nur bei Personen gesprochen werden, die wohl eine
normale Entwicklung aller Fähigkeiten durchgemacht haben, bei denen jedoch infolge eines Krankheitsprozes-
ses oder Unfalles eine Schädigung eingetreten ist, so
daß es einen bleibenden oder vorübergehenden Rückschritt in der Entwicklung der Fähigkeiten gegeben hat.

Von "endgültiger Fähigkeit" (Endkapazität) ist dort zu sprechen, wo entweder bei der Geburt oder in den ersten Lebensjahren ein Intelligenzmangel festgestellt worden ist. Dies geht häufig mit Störungen bei der Anpassung an die Umgebung einher.

Im allgemeinen wird bei Oligophrenen von "endgültiger Fähigkeit" (Endkapazität") zu sprechen sein. Außerdem bei jungen Menschen, bei denen in den ersten Lebensjahren, also noch ehe die Entwicklung zum Abschluß gekommen war, durch Gehirnverletzungen (Unfall) oder Krankheiten (wie etwa Meningitis) die Entwicklung zu einem Stillstand gekommen ist.

Um die Schwächen und die sich daraus ergebenden Probleme hinsichtlich der geistigen Fähigkeiten, der Motorik und des adaptiven Verhaltens feststellen zu können, wird ein Team von Fachleuten erforderlich sein.

Die Aufgabe des Arbeitstherapeuten ist es jedoch, in der Praxis festzustellen, bis zu welchem Grade die betreffende Person noch zu fördernde Fähigkeiten besitzt.

Auch hier gilt, daß eine bloße Anfangsdiagnose nicht ausreicht, da durch Übung bestimmte Funktionen zurückkehren oder von anderen Funktionen übernommen werden können.

Zu denken ist dabei an Störungen der Motorik, bei denen durch Prothesen und Anpassung von Hilfsapparaturen bei der Arbeit der Motorik Korrektur und Unterstützung geboten werden kann.

Natürlich ist in diesem Fall eine Kooperation mit Bewegungstherapeut, Krankengymnastin, Arbeitstherapeut u.a. erforderlich.

Wenn es sich um auf's neue zu erlernendes Verhalten handelt, wird man vornehmlich Verhaltensbeeinflussungsmethoden anwenden, wobei die Wahl zwischen den (in Kapitel 2 vorgestellten) Methoden mitbestimmt wird von den vorhandenen geistigen Fähigkeiten.

Dort, wo das Gedächtnis noch intakt, das Urteilsvermögen jedoch ernsthaft eingeschränkt ist, wird man z.B. eher eine Konditionierungsmethode anwenden, ist aber das Urteilsvermögen noch ausreichend, werden eher die Einsicht vermittelnden Methoden am Platze sein.

Das regelmäßige Messen von Fortschritt, Stillstand oder Rückschritt ermöglicht, dem Prozeß genau zu folgen und ihn evtl. zu steuern. Außerdem wird dem Therapeuten eine mögliche Voraussagbarkeit von Ergebnissen an die Hand gegeben, die mit allen Beteiligten erörtert werden kann.

140

Zu 3:
Das Prüfen der Motivation des Einzelnen zur Arbeitstherapie.

Arbeiten ist eine Art Verhaltenslinie, die sich
auf Motive, Antriebe und Beweggründe zu einem bestimmten Handeln gründet. Wie bei allen Motiven zum Handeln
sind sowohl bewußte wie unbewußte Triebfedern zu unterscheiden, die immer nebeneinander und durcheinan-
der wirken, wobei das bewußte Motiv, das man für sein
Handeln angeben kann, aus unbewußten Bestrebungen,
Wünschen und Gefühlen resultiert und so der Vernunft
ihre Gründe zum Handeln gibt.

Dazu schreibt Wiesenhütter (1968, S. 61 ff)*:
"Will man die Bereitschaft zur Arbeit oder Mitarbeit
wecken oder fördern, so wird es darauf ankommen, das
Arbeitsziel so auszuwählen oder die Akzente bei der
Arbeit so zu setzen, daß möglichst viele bewußte und
unbewußte Tendenzen dabei ihre Befriedigung finden
können: das Streben nach Besitz, Geltung und Macht,
nach Anerkennung, Geborgenheit und Sicherheit, der
Wunsch, sich zu unterwerfen oder zu herrschen: das
Bedürfnis, vorhandene Funktionen oder Fähigkeiten zu
betätigen."

Daraus läßt sich eine wichtige Zielsetzung für die
Arbeitstherapie ableiten: "Praktisch heißt das, man
wird eine Arbeit daraufhin untersuchen, welchen möglichen Verhaltensmotiven man entgegenkommt, und man wird
die Patienten je nach ihren vorherrschenden bewußten
und unbewußten Strebungen zu den entsprechenden Arbeiten einteilen. Dann jedenfalls erweckt man das Interesse, die affektive Zuwendung der Patienten zur Arbeit am besten" (a.a.O.).

Die Untersuchung dieser Motivation braucht nicht
nur verbal zu sein, sie kann ebensogut aus nicht-
sprachlichen Ausdrucksmöglichkeiten abgelesen werden.

Diese letztere Art wird vornehmlich bei schwer geistig Behinderten anzuwenden sein. Außerdem sollte die
Untersuchung der Motivation keine einmalige Angelegenheit bei der Ausgangssituation sein, sondern sollte
kontinuierlich erfolgen.

Ein Hilfsmittel dazu ist, die Arbeitstherapie zu
phasieren (stufen), so daß die Motivierung bei jeder
Phase mit Sicherheit Teil der Behandlung sein kann.

Eine Phasierung sollte
- den Differenzierungsablauf der Arbeitsobjekte,
- den Differenzierungsaufbau der Schwierigkeitsgrade,
  jedoch ebenfalls das Nachstehende berücksichtigen:

* E. Wiesenhütter: Arbeit als Mittel psychiatrischer Therapie,
  in: Harlfinger (Hrsg.);

A *Beschäftigungsphase mit Arbeitscharakter als Vorlauf zur*
  Arbeitstherapie

Dabei sind bestimmte Voraussetzungen zu erfüllen:
1. Die Unverbindlichkeit, die Beschäftigung normalerweise kennzeichnet, wird nicht aufrechtzuerhalten
   sein.
   Man wird vom Patienten verlangen müssen, daß etwas
   Angefangenes fertig gemacht wird. Es ist auch nicht
   zu tolerieren, daß der Betreffende seine eigene
   Norm wählt, sondern er sollte der der Arbeit auferlegten Norm entsprechen.
2. Die Beschäftigungen sollten in einem separaten Raum
   der Arbeitstherapie vor sich gehen, nicht zwischen
   den anderen Arbeitstherapiegruppen hier und da erledigt werden. Das würde u.a. das planmäßige Arbeiten anderer ernstlich beeinträchtigen.
3. Je nach Fortschritten, Fähigkeiten und Motivation
   des Betreffenden werden nach und nach Qualitäts-
   und Tempoforderungen an die Beschäftigung zu stellen sein.

B *Die eigentliche Arbeitstherapiephase:* Bereits gegen Ende
der Beschäftigungsphase werden Qualitäts- und Tempo-
forderungen gestellt.
   Nun führt man die Person auf Ordnung und Regelmäs-
sigkeit in der Arbeit zu, versucht *mit ihr* herauszufin-
den, was sie bewältigen kann und was nicht, und welche Tätigkeiten im Rahmen des Behandlungsplans am besten nacheinander durchzuführen sind.
   Häufig wird es in diesem Stadium von großer Bedeutung sein, daß - wenn es möglich ist - mit dem Patienten besprochen wird, welche Möglichkeiten verschiedene
psychologische Tests erkennen lassen.
   Die Sondierung der Schul- und Berufsausbildung,
die dabei geäußerten Wünsche, Vorlieben und als negativ erlebten Teilaspekte, stellen zusammen mit der
früheren beruflichen Entwicklung ein wichtiges Element für die weitere Arbeitshilfe dar. Da bei Oligophrenen selten von früherer Berufstätigkeit die Rede
ist, aber gerade bei ihnen festgestellt werden sollte, wo die günstigsten Berufsaussichten liegen, werden Geschicklichkeits- und Fuß-Hand-Auge-Koordina-
tionstests ungemein wichtig sein.
   Am Ende der Arbeitstherapiephase wird auch die Qualität im Zusammenhang mit der Quantität bereits berücksichtigt worden sein.

C Arbeitstrainingsphase. Wollen wir dem Betreffenden ein
so menschenwürdiges Dasein wie möglich zuteil werden
lassen, sei es in der Klinik, sei es außerhalb, dann
ist es wichtig, daß er immer bestimmten, wenn auch
manchmal auf die einzelne Person zugeschnittenen Arbeitsnormen entsprechen kann, wie etwa:
- immer gleichbleibende Qualität und Quantität zu liefern, so weit wie möglich orientiert an den Anforderungen der Gesellschaft;
- gute Umgangsformen Kollegen (hier Mitpatienten) gegenüber an den Tag zu legen;
- Auftraggebern und Vorgesetzten gegenüber eine allgemein akzeptable Haltung zu zeigen.

Von großer Bedeutung in dieser Phase sind:
1. Die Ermutigung durch den begleitenden Betreuer;
2. richtige, klar verständliche Anleitung;
3. die regelmäßige Bewertung der erzielten Leistungen
   und des Arbeitsverhaltens im weiteren Sinne.

Die Aussicht auf Überweisung in eine Werkstatt für
Behinderte oder Rückkehr in einen Betrieb mag dabei
einen Ansporn bilden.

D Rehabilitation als Endphase. Eigentlich müssen wir sagen,
daß von dem Augenblick an, da der Betreffende in die
Arbeitstherapie kommt, man sich praktisch mit Rehabilitation beschäftigt.
    Worum geht es nun hier?
    Das allgemeine Ziel ist, dem Betreffenden zur Wie-
derherstellung seiner Arbeitsfähigkeit zu verhelfen
oder ihn diese finden zu lassen (Oligophrene).
    In der Rehabilitationsperiode, als Schlußphase der
Arbeitstherapie, geht es um den letzten Schliff.
    Der Betreffende hat die Sicherheit zu erwerben,
daß er der für Werkstätten geltenden Leistungsnorm,
nämlich 1/3 der Norm des sog. Gesunden, entsprechen
kann*.
    Er muß von sich selbst wissen, daß er über das Tem-
po, die Geschicklichkeit und die Verhaltensmuster verfügt, um sich behaupten zu können.
    Zu dieser Zeit muß man vor allem lernen, daß man
selbst Verantwortung trägt und sich entsprechend verhält.
    Werden alle diese Gesichtspunkte berücksichtigt,
dann wissen sowohl der Betreffende als auch der begleitende Betreuer, daß man dem Arbeitsprozeß außerhalb der vertrauten Welt der Klinik ruhig entgegensehen
kann.

---

* Anm. d. Bearbeiters: Regelung der niederländischen Sozialgesetze

Um genauen Einblick in die nötige Frustrationstoleranz[15] hinsichtlich der Belastbarkeit erlangen zu können, wird es in dieser letzten Phase nicht möglich sein, Unterbrechungen im Arbeitsprozeß zuzugestehen. Denn im normalen Arbeitsprozeß außerhalb der Klinik bzw. in Werkstätten für Behinderten ist dies schließlich auch nicht möglich.

Aus diesem Grunde wird die Zeit zur Teilnahme an anderen therapeutischen Angeboten außerhalb der Arbeitstherapiezeit zu finden sein müssen.

Außerdem sollten alle Unterbrechungen während der Arbeitstherapiephasen genau geplant werden, und sei es nur deshalb, weil bei vielfacher Unterbrechung der Arbeitseinsatz jedesmal gründlich gestört wird. Diese Störung führt zu längeren Lernzeiten, geringerer Motivation und geringerer Leistung, so daß es nicht möglich ist, sich ein richtiges Bild von den Fähigkeiten des Betreffenden zu machen.

Dieser Ausgangspunkt zwingt zu der Feststellung, daß man, wenn Arbeitstherapie indiziert ist, ebenfalls die Zeitspannen festsetzen sollte, in denen der Betreffende *ununterbrochen* an der Arbeitstherapie teilnehmen kann.

Multi-Momentaufnahmen[16] zeigen uns, daß viele Anstalten heute noch weit davon entfernt sind, und daß diesem Punkt innerhalb der Koordinationsproblematik die erste Priorität zukommt.

---

15 Mit Frustrationstoleranz wird das Ausmaß bezeichnet, in dem frustrierende Ereignisse ertragen werden können, so daß die Anpassung sich behaupten kann oder verbessert wird.
Frustration ist durch eine die persönliche Integrität bedrohende Situation gegeben.

16 Eskens, *stencil arbeidskunde*, Haarlem, Institut für die Ausbildung von Sozialarbeitern.

Ideal wäre die Anwesenheit der Teilnehmer an der Arbeitstherapie während der vier Phasen, wie in untenstehender Skizze veranschaulicht:

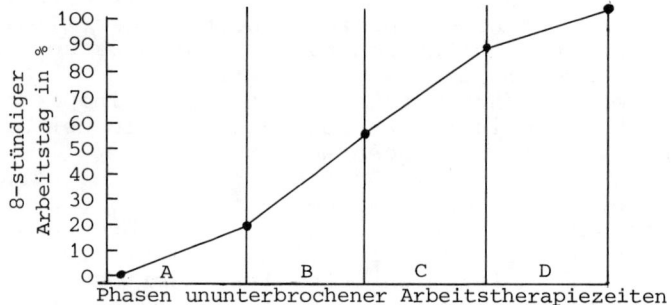

Phasen ununterbrochener Arbeitstherapiezeiten

Die übrige Tageszeit (oberhalb der Linie) kann für andere Therapieformen verwendet werden, wobei es für den Tagesrhythmus des Betreffenden von Bedeutung ist, daß er jedesmal an einem bestimmten Teil des Tages (sei es morgens oder mittags) seine Arbeit ausübt.

Für viele ist es nicht möglich, und manchmal auch gar nicht wünschenswert, daß sie alle Phasen der Arbeitstherapie durchlaufen. Dabei ist jedoch zu beachten, daß man niemanden die Weiterleitung zur nächsten Phase vorenthält, es sei denn eine genaue Untersuchung gebietet diese Maßnahme.

Die Einordnung in eine Phase sollte fortwährend in Abstimmung auf den Betreffenden und mit ihm zusammen überprüft werden. Eventuell negative Entscheidungen, wie die Wegnahme zusätzlicher Aufmerksamkeit und zusätzlichen Einsatzes mit dem Ziel, die Situation des Betreffenden zu verbessern, dürfen niemals endgültig sein. Sie sollten jedesmal zu bestimmten Zeiten neu auf ihre Richtigkeit hin überprüft werden, gerade dann, wenn es sich um Personen handelt, die bereits seit Jahren in einer Anstalt leben.

Eine Indikation zur Teilnahme an der ersten Phase der Arbeitstherapie, Beschäftigung mit Arbeitscharakter, kann gefunden werden bei:

- *Der Gruppe geriatrischer Patienten.* Die Begründung geht aus der Überlegung hervor, daß ihre Altersgenossen "draußen" ebensowenig an Arbeit gebunden sind, daß sie die Arbeitsphase ihres Lebens hinter sich haben. Das schließt nicht aus, daß viele gern etwas zu tun haben, um sich sinnvoll beschäftigen und um einen gewissen Lebensrhythmus aufrechterhalten zu können.

Manche jedoch, und das mag wohl auch für einige Patienten gelten, ziehen es vor, ihre Arbeit in geringerem Umfang fortzusetzen, z.B. als Teilzeitarbeit.
In diesem Fall unterwirft man sich auch den normalen Anforderungen, die ein solcher Arbeitszusammen-
hang - auch bei Teilzeitarbeit - mit sich bringt.
Diese Forderungen werden auch an jene geriatrischen
Patienten zu stellen sein, die einen Teil ihrer Zeit
mit Arbeit zu verbringen *wünschen*, dann jedoch in Phase 2 oder 3. Man wird dann nicht aus verschiedenen,
häufig auch emotionellen Gründen bei diesen Anforderungen "ein Auge zudrücken" können. Damit ist schließlich dem Selbstwertgefühl des Betreffenden in keiner
Weise gedient.

- *Der Gruppe der schwer geistig Behinderten*. Sie werden
hauptsächlich Freude und strukturelle Perspektive erleben, wenn sie in die erste Phase eingeordnet werden.
Nur sehr wenige werden für eine Überleitung in Phase 2
der Arbeitstherapie in Frage kommen.
Sicher ist, daß für *alle* Oligophrenen ein Start in
Phase 1 als notwendig anzusehen ist. Denn ein zu schnel-
les Einpassen in ein starres Muster von Forderungen,
das in Phase 2 bereits zu erkennen ist, würde eine zu
hohe Belastung darstellen, was Depressionen oder erhöhte Aggressionsbereitschaft zur Folge haben kann.

- *Ernsthaft gestörten, sogenannten "Dauerpatienten"* werden
häufig ebenfalls in Phase 1 die geeignetsten Möglichkeiten geboten werden können, jedoch sollte man sich
bei dieser Patientengruppe immer offen halten für
weitere Aufbaumöglichkeiten.
Eine Kontraindikation für die Einordnung in Phase
1 liegt unseres Erachtens bei der Gruppe der "kurzfristig Aufgenommenen" vor. Sie werden in absehbarer
Zeit wieder entlassen und müssen dann den Forderungen,
die an sie gestellt werden, gewachsen sein.
Sie widerstandsfähig zu machen, vor allem durch
eine schnelle Aufnahme in den Arbeitstherapieprozeß,
ist für diese Gruppe vom therapeutischen Standpunkt
aus sehr günstig. An die berufliche Vergangenheit an-
zuknüpfen, unter der Bedingung, daß keine Kontraindi-
kationen in ihr zu finden sind, ist von äußerster
Wichtigkeit für die Wiederherstellung von Arbeitsrhyth-
mus.
Unter Kontraindikation ist in diesem Zusammenhang
zu verstehen: z.B. falsche oder unerwünschte Berufs-
wahl; krankheitsbedingte Aufgabe des früher ausgeübten Berufes, die u.U. eine Umschulung erforderlich
macht. Damit sind nur einige Beispiele für Indikation

und Kontraindikation bei Einordnung in die Arbeitstherapiephasen gegeben. Weiter verweisen wir auf Kapitel. 3, S. 94 und 99.

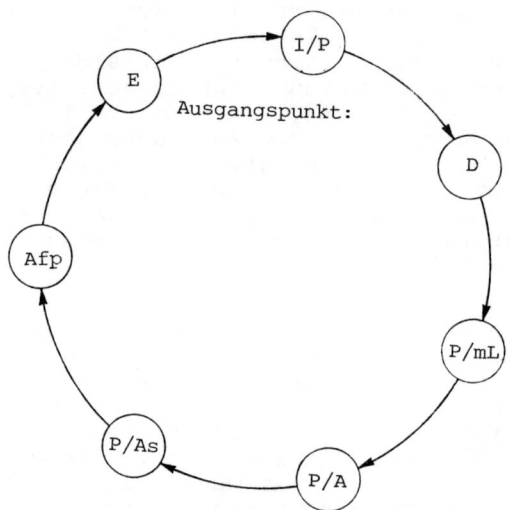

Ausgangspunkt:

I   = Inventarisierung der Problemstellungen
P   = Prüfung der Brauchbarkeit oder Zweckmäßigkeit
D   = Diagnose
mL = mögliche Lösungen
A   = Auswahl
As = Ausarbeitungen
Afp = Ausführungsphase
E   = Evaluation (Bewertung)

Erklärung:
Beim Ausgangspunkt versucht man, eine Übersicht über die Problem-
stellung zu erlangen, durch Bestandsaufnahme der dazugehörigen
Daten.

P.   Man prüfe diese Daten auf Zweckmäßigkeit und Relevanz für
     die Problemstellung. Eine Phase, die häufig überschlagen
     wird.
D.   Diagnose. Man stelle die Diagnose zu dem Problem und gebe
     dazu die notwendige Erklärung.
mL. mögliche Lösungen (-swege) werden geprüft und
P.   alle auf ihre Brauchbarkeit hin überprüft.
A.   Eine Endauswahl wird auf einen der Lösungswege gestellt,
P.   die getroffene Wahl wird noch einmal geprüft.

As. Ausarbeitung der getroffenen Wahl.
P. Sie wird auf ihre Brauchbarkeit hin überprüft.
Afp. Wirkliche Ausführungsphase.
E. Evaluation (Bewertung) aller vorhergehenden Phasen und Be-
sinnung auf das Hier und Heute, um von dort aus den Kreis-
lauf erneut in Gang zu setzen.

Es war hier klarzustellen, daß man sich bei einem planmäßigen Vorgehen fortwährend darauf zu besinnen hat,
wie und warum man etwas tut, und daß das Ergebnis jedes Versuchs, die Situation des Patienten zu verbessern, im Auge zu behalten ist.
Eine verantwortliche Handhabung eines Veränderungs-
prozesses kann als Kreislauf dargestellt werden wie
auf Seite 146 angegeben.
Wenn man sich genau nach diesem Schema richtet, arbeitet man ständig planmäßig und hat die größte Chance, ausgeglichen und zweckmäßig zu handeln.

5.4 Die Betreuung

5.4.1 Eigenschaften nach Carkhuff und Berendson

Für eine emotional ausgeglichene Betreuung sollte man
über eine Anzahl von Eigenschaften verfügen, die
Carkhuff und Berendson (1970) die fünf elementaren
Dimensionen der Hilfe genannt haben:
Empathie oder Einfühlungsvermögen
Achtung, Respekt
Wahrhaftigkeit
Konkretheit
Selbsterforschung.

Wenn man hinsichtlich dieser Merkmale selbst auf einem
qualitativ hohen Niveau "funktioniert", kann man den
Gefühlen des Klienten äußerst wichtige Dinge hinzufügen. Man kann ihm dann klar machen, wo seine schwachen
Stellen liegen, man kann auch völlig mitgehen in seinen tiefsten Momenten. Doch nur wenige erreichen ein
so hohes Niveau. Untersuchungen, bei denen diese Eigenschaften auf einer Skala von 1-5 eingestuft werden, haben ergeben, daß die meisten Menschen auf dem 2. und
einige auf dem 3. Niveau "funktionieren". Diese Untersuchungen haben auch ergeben, daß nur ein Therapeut,
der auf einem höheren Niveau "funktioniert", dem Kli-

enten konstruktiv helfen kann, sein Verhalten zu ändern (Kap. 3, S. 96 ff).

Wenn man z.B. bei der Eigenschaft Konkretheit selbst auf Stufe 4 "funktioniert", dann kann man den Klienten in den Stand setzen, einen persönlichen Stil zu entwickeln.

Für die Selbsterforschung gilt:

1. Stufe - Klient spricht nicht über persönliche Dinge.
2. Stufe - Klient spricht nur auf Befragung und nur in der ersten Person über persönliche Dinge.
3. Stufe - Klient spricht nur mechanisch über persönliche Dinge.
4. Stufe - Klient ist aktiv und spontan mit persönlichen Dingen beschäftigt.

Oft ist es bei der Hilfeleistung so, daß man dem Klienten nur Rettungstechniken anbietet, die an Rollen anknüpfen und nicht an Eigenheiten, weil man als Helfer nicht zulassen kann, daß der Klient im Leben etwas findet, das man selber nicht darin gefunden hat.

Darum ist Empathie das wichtigste für alle Lehr- und Lernprozesse. Ist diese Eigenschaft nicht ausreichend vorhanden, dann wird sich der Beeinflussungsprozeß eher negativ als positiv auf den Klienten auswirken.

Carkhuff schreibt: "Das Individuum ist einer breiten Skala von Gefühlen und Erfahrungen anderer gegenüber in demselben Maße empathisch, achtungsvoll und wahrhaftig, wie es das hinsichtlich seiner eigenen Gefühle und Erfahrungen ist."

Das bedeutet, daß man für eine gute Hilfeleistung bzw. für die begleitende Betreuung anderer, über ein intaktes Selbstverständnis verfügen sollte.

Dieses Selbstverständnis ist nämlich erforderlich, um Kenntnis der eigenen Fähigkeiten und Gefühle zu erlangen und um sich auf die Wellenlänge des Klienten einstellen zu können, um dessen Isolation überwinden zu helfen.

Das Ziel einer auf den Klienten eingestellten Therapie wird immer sein müssen: daß man sich auf einer Ebene von Gefühlen bewegt, die "tiefer" sind als die vom Klienten selbst zum Ausdruck gebrachten Gefühle, die von ihm aber noch konstruktiv gebraucht werden können.

Allerand ("Beyond counseling and therapy", 2. Kapitel) unterstreicht die Tatsache, daß es die Art des

Therapeuten ist, daß es nicht seine Theorien und Techniken sind, womit er dem anderen am besten sein Verständnis, seine Wärme begreiflich machen kann. Die
Worte des Klienten nur mechanisch zu reflektieren oder
ein intellektuelles Verständnis für dessen Probleme
zu zeigen, tut es nicht.
Vor allem ist entscheidend, wie etwas beim Klienten ankommt.
Die respektvolle Kommunikation, verbal wie nicht-
verbal, hebt Isolierung auf und bildet die Grundlage
für gegenseitige Empathie.
Das gegenseitige Austauschen von Gefühlen von Wärme und Verständnis bildet das Werkzeug für die respektvolle Kommunikation. Hierzu gehören 3 Komponenten,
- gegenseitiges Engagement
- Verständnis für einander
- Spontaneität.
Wärme und Verständnis zu zeigen, ist Voraussetzung
für ein wirkungsvolles therapeutisches Vorgehen.
Das braucht jedoch nicht zu bedingungslosem Akzeptieren zu führen in dem Sinne, daß alles gutgeheißen
wird, wohl aber zu einem Akzeptieren des Anderen, so
wie er ist, mit allen Stärken und Schwächen.
Die Wahrhaftigkeit steht in engem Zusammenhang mit
dem Ausmaß, in dem der Therapeut ehrlich gegenüber
sich selbst ist.
Wenn wahrhaftig zu reagieren für den Therapeuten
bedeutet, negativ zu reagieren, dann müssen diese Reaktionen auch konstruktiv geändert werden können.
Steht der Klient z.B. mit seiner Wahrhaftigkeit selbst
auf einer niedrigen Stufe, dann braucht man darauf
nicht unmittelbar mit einem hohen Niveau von Wahrhaftigkeit zu reagieren, sondern man sollte, sich dem
Niveau des Klienten anpassend, versuchen, dieses
schrittweise zu erhöhen.

Bei der Konkretheit geht es um einen fließenden, direkten und vollständigen Ausdruck von spezifischen Gefühlen und Erfahrungen durch Therapeut und Klient, unabhängig von ihrem emotionalen Inhalt. Drei Funktionen
sind dabei angezeigt:
- die Reaktion des Therapeuten wird immer an die Gefühle des Klienten anknüpfen;
- für das Begreifen ist Genauigkeit erforderlich, so
  daß gegebenenfalls die nötige Korrektur in der Kommunikation angebracht werden kann;
- der Klient ist aufzufordern, emotionelle Probleme
  zu besprechen.

Carkhuff und Berendson geben an, daß ein ausgewogener
Gebrauch der 5 Kerndimensionen für die Betreuung die
folgenden dynamischen Aspekte in sich trägt:
- das erleichternde Auftreten bringt den Klienten dazu, mit Angst beladenes Material zu erforschen;
- Angst-Reduzierung wirkt verstärkend auf das Ego
  (reinforcing);
- der Therapeut wird so möglicherweise ein "Verstär-
  ker" für den Klienten;
- so wächst dann eine gegenseitige affektive Möglichkeit;
- diese Bedingungen zusammen zerstören Isolation und
  Hoffnungslosigkeit.

Die Erforschung der Gefühle des Klienten ist zu ver-
stärken durch:
- die Verringerung der Angst, wenn er seine Probleme
  in ein günstiges Klima einbringt, nämlich in die
  warme Beziehung, die im Gegensatz steht zu *seiner
  Lebenssituation;*
- die Entwicklung einer verbesserten Einsicht in die
  mögliche Lösung seiner Probleme, die erfahrene Verstärkung ruft Motivation hervor!

Man bedenke, daß z.B. ein Psychotiker auf Dimensions-
stufe 1 funktioniert, die von Carkhuff beschrieben
wird als:
"Die negative Konsequenz einer Aufeinanderfolge von
Beziehungen auf niedrigem Niveau. Relevante Personen
in seinem Leben hatten kein wirkliches Verständnis
für ihn."
    Seine Entwicklung ist von anderen gehemmt worden,
er wird nun seinerseits die anderer hemmen.
    Die meisten Menschen funktionieren auf Stufe 2, was
so erklärt werden kann: Es hat Beziehungen gegeben,
die hemmend, und andere, die wachstumsfördernd gewesen
sind.
    Wenn sich die Waagschale mehr den Wachstumsbezie-
hungen zuneigt, wird die Entwicklungsmöglichkeit in
Richtung der Stufen 3, 4 und 5 vorhanden sein oder
möglich werden.
    Eines der grundlegenden Motive für das Aufsteigen
zu einem höheren Niveau ist wohl das Rollenmodell,
das von der Person, die sich auf einer höheren Stufe
befindet, dargereicht wird zwecks eines effektiven
Funktionierens des anderen. Dies bedeutet, daß man als
begleitender Betreuer für den anderen Instrument und
Katalysator sein muß, indem man ihn durch das Beispiel
eines vorbildlichen Verhaltens gleichsam unterrichtet

und korrigiert, so daß dem Klienten die Konditionen
für ein wertvolleres und nützlicheres Leben aufgezeigt
werden. Im Anschluß an das Vorhergehende kommen noch
einige inhaltliche Betreuungsaspekte für nähere Überlegungen in Betracht.

Die Betreuung von Veränderungsprozessen findet heute noch größtenteils im institutionellen, und nur in
geringem Maße im freiberuflichen Rahmen statt wie etwa in den Praxen niedergelassener Psychotherapeuten.

Das Funktionieren im institutionellen Rahmen fügt
der Betreuung eine Dimension hinzu. Man hat nämlich
die Begrenzung zu berücksichtigen, die in der Zielsetzung des Institutes begründet ist.

Die begleitende Betreuungstätigkeit hat darüberhinaus das Ziel des Patienten, das der Einrichtung und
das des begleitenden Betreuers, wie es sich aufgrund
seiner speziellen Ausbildung stellt, miteinander in
Einklang zu bringen. Sowohl Klient, Therapeut als auch
die Institution müssen ihre Ziele klar erkennen. Diese Ziele könnten in ein Dreieck innerhalb des gesellschaftlichen Rahmens plaziert werden:

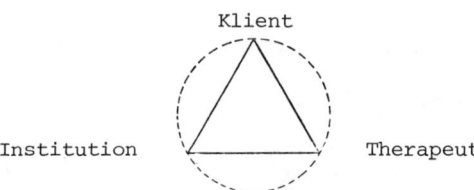

Klient

Institution

Therapeut

Der Klient hat anfänglich ein eigenes Erwartungsbild
bezüglich der von der Abteilung Arbeitstherapie zu
leistenden Hilfe. Der Therapeut wird sich auf dieses
Erwartungsbild einzustellen haben und muß dabei deutlich vor Augen behalten, inwieweit die Hilfeleistungs-
möglichkeiten der Einrichtung, in der er beschäftigt
ist, dem Erwartungsbild des Klienten entsprechen können. Das bedeutet, daß der Therapeut einen guten Überblick über die Zielsetzung und Organisation der eigenen Einrichtung haben muß, wenn er in der Lage sein
will, zu beurteilen, wieweit seine spezifische Möglichkeit zur Hilfe reicht.

Mit anderen Worten: Der Moment der Überweisung an
eine andere Abteilung kann hierdurch deutlicher bestimmt werden.

Es ist gewiß nicht immer möglich, alle Ziele harmo-
nisch aufeinander abzustimmen. Im Gegenteil, vor allem
aufgrund der Dynamik in Gemeinschaft und Gesellschaft
können Konfliktsituationen entstehen. Aber allzu häu-

fig muß man erleben, daß das Ziel der Einrichtung zu
statisch formuliert und festgelegt ist und daß die konkreten Ziele der therapeutischen Praxis den satzungs-
mäßigen weit voraus sind, was interne Konflikte hervorrufen kann. Auch Zielsetzungen der Therapeuten können
der Grund für eine unzweckmäßige Hilfeleistung sein,
wenn z.B. der aus einer anderen Gesellschaftsschicht
stammende Therapeut die Lebensweise des Klienten nicht
für akzeptabel hält und meint, ihm seine eigene vorhalten zu müssen oder dies manchmal unbewußt durch seine
Haltung zu verstehen gibt. Es ist erforderlich, die
eigene Zielsetzung dem Hilfeleistungsziel unterzuord-
nen, und dazu ist in hohem Maße Selbstreflektion erforderlich.

5.4.2 Elementare agogische Arbeitsprinzipien

Für eine zweckmäßige Hilfeleistung gelten elementare
agogische Arbeitsprinzipien, von denen einige mit den
5 Dimensionen von Carkhuff identisch sind.

1. *Akzeptierung* des anderen so wie er ist, mit allen
   Stärken und Schächen, ungeachtet der Rasse, Herkunft und anderer sozialer Faktoren.
2. *Selbstbestimmungsrecht des Klienten.* Der Klient sollte
   die Möglichkeit behalten, selbst und auf seine Art
   das gemeinsam gestellte Ziel zu erreichen. Daß die
   Selbstbestimmung Grenzen hat, die durch die Fähigkeiten des Klienten bedingt sind, ist selbstverständlich.
   Man sollte jedoch fortwährend versuchen, sich auf
   das Niveau des Klienten einzustellen und ihn das,
   wozu er imstande ist, selbst tun lassen.
   Ein geistig Behinderter wird auf einem niedrigeren
   Niveau Beschlüsse für sich selbst fassen können als
   jemand, der über seine vollen Verstandeskräfte verfügt. Wenn man einem geistig Behinderten Taschen-
   geld gibt, dann wird man es vollständig ihm überlassen müssen, wie er es auszugeben gedenkt, auch
   wenn es unseres Erachtens nicht gut angelegt wird.

   Für einen Betagten Kleidung zu kaufen unter dem Vor-
   wand, daß er nicht mehr selbst in ein Geschäft gehen könne, bedeutet, ihn seiner Freiheit zur Selbst-
   entscheidung zu berauben!
   Erfinderisch darin zu sein, Wege zu finden, jemanden so lange wie möglich selbst entscheiden zu lassen, ist deshalb ein wichtiger Teil der Hilfeleistung.

3. *Die Partizipation des Klienten* ist logische Voraussetzung und Schlußfolgerung des Selbstbestimmungsrechtes. Es sollte danach getrachtet werden, daß der Klient an allem was mit ihm, für und durch ihn geschieht, beteiligt wird. So sollte das eventuelle Einholen von Informationen vorher mit ihm besprochen werden. Die Begründung zum Einholen von Informationen wird durch den Klienten akzeptabel sein, wenn sie nicht seinen eigenen Interessen zuwiderläuft und wenn sie nicht nur im Interesse des Therapeuten oder der Einrichtung geschieht. Eine Weigerung des Klienten sollte respektiert werden, obwohl das manchmal für ihn die Konsequenz haben kann, daß ihm nicht weiter geholfen werden kann, und auch das ist ihm dann ohne Umschweife zu erläutern.

4. *Selbstreflektion des Therapeuten* hinsichtlich seines eigenen "Funktionierens". Man sollte um seine eigenen Vorurteile wissen und erkennen, daß man Sympathien hegt. Immer wieder hat man sich zu fragen, welchen Einfluß man durch die eigene Haltung ausübt, davon ausgehend, daß die eigene Haltung die Haltung anderer wechselseitig beeinflußt.
Wenn man selbst gegen Geschlechtsverkehr außerhalb der Ehe ist, kann es geschehen, daß man eine negative Haltung aufkommen läßt, wenn man z.B. einer unverheirateten Mutter helfen soll, oder daß man im Gespräch mit ihr nicht weiß, wie man sich verhalten soll. Das kann dazu führen, daß die Hilfeleistung ernstlich erschwert oder manchmal sogar unmöglich gemacht wird. Und wenn eine Hilfeleistung nicht glückt, kann man nicht einfach sagen, der Klient sei ja auch so unmöglich, sondern man wird erst einmal zu überlegen haben, inwieweit man selbst durch die eigene Haltung dazu beigetragen hat, daß Hilfe unmöglich geworden ist. Grundsätzlich muß konsequent danach getrachtet werden, in der Haltung zum Ausdruck zu bringen: Akzeptierung des anderen durch eine wirkliche Begegnung mit diesem anderen; Empathie oder die Fähigkeit, sich in die Person und Situation des anderen einfühlen zu können und schließlich Wahrhaftigkeit, womit gemeint ist, daß in der Beziehung zum Anderen für Übertreibung kein Platz ist.
Das Bild der eigenen Persönlichkeit, das man dem Klienten vermittelt, darf nicht verzeichnet sein und unnatürlich wirken.
Ein unnatürliches Bild gibt dem Klienten nur ein Gefühl von Gekünsteltheit und führt zur Distanz zwischen Therapeut und Patient.

5.4.3 Verhältnis Hilfeleistender – Hilfeempfänger

Es kann von einem Machtverhältnis zwischen Hilfeleistendem und Hilfeempfänger gesprochen werden. Das läßt
sich folgendermaßen erklären:

1. Es besteht ein gewisses Maß an Unfreiheit bei dem
   Hilfesuchenden. Er befindet sich in einer Situation,
   die ihn nötigt, zur Lösung seiner Probleme um Hilfe
   zu bitten.
2. Somit ist der Klient ziemlich abhängig, und zwar
   weil:
a) sein Wohlergehen nun vom Urteil des Hilfeleistenden abhängig gemacht wird;
b) der Klient sich selbst damit auch als Hilfesbe-
   dürftiger erlebt und als abhängig vom Hilfeleistenden. Dies kann den Klienten dazu veranlassen, Ab-
   wehrmechanismen zu entwickeln, um das verletzte
   Selbstwertgefühl zu kompensieren;
c) der Hilfesuchende sich hierdurch in einer unterge-
   ordneten Stellung sieht.

Diese Ungleichheit erschwert die Akzeptierung, die ja
im wesentlichen eine Begegnung auf der Grundlage der
Gleichwertigkeit als Mensch erfordert. Das kann dazu
führen, daß der Helfer von seiner Machtstellung Gebrauch macht. Hier ist viel Selbsterkenntnis erforderlich und auch, daß man sich immer wieder fragt: Was
will ich, was fühle ich selber, und wie würde ich mich
fühlen, wenn ich an der Stelle des anderen wäre? Würde
ich dann wünschen, so behandelt zu werden?
    Man lasse sich vor allem nicht dazu verleiten zu
denken: Der Klient zeigt sich ja so abhängig, er findet es also wohl gut so.
    Überlegen Sie dann lieber: Finde ich es vielleicht
angenehm, daß der andere sich so an mich anlehnt, fühle ich mich dabei als "ganzer Kerl"?
    Auch könnte man sich fragen: Warum ist er so abhän-
gig? Traut er sich vielleicht keine Verantwortung zu,
und wie kann ich ihm auf die Sprünge helfen?
    Dabei gilt als Faustregel: *Dort anfangen, wo der Klient
sich befindet.* Also keine vorgefertigte Möglichkeiten anbieten, sondern erst einmal abtasten, wie der Klient
sich selbst in der Situation sieht und wie sie seiner
Meinung nach zu ändern wäre.
    Ist der andere vielleicht passiv, weil er sich noch
nicht so zeigen will, wie er ist? Will er sich nicht
bloßstellen und liegt der Grund vielleicht darin, daß
die Beziehung noch nicht vertrauensvoll genug ist?

Wird der Klient dagegen aggressiv, dann gehe man
mit sich zu Rate, inwieweit die eigenen Reaktionen
dem Klienten gegenüber geändert werden könnten.

5.4.4 Wie entstehen stereotype Vorstellungen und Vorurteile?

Es gibt einige Elemente, die beim Entstehen von Stereotypen mitwirken. Es ist wichtig, diese zu kennen,
weil man dann bewußt werden lassen kann, welche Konflikte dem zugrunde liegen.
Bei einer stereotypen Vorstellung kann u.a. von
einem fatalistischen Fluch gesprochen werden, den man
voraussetzt: Man denkt z.b., daß eine schwangere Frau,
die das Kind eigentlich nicht haben wollte, mit der
Geburt eines unglücklichen Kindes bestraft werden
wird.
Das Entstehen der stereotypen Vorstellung hängt mit
der Entwicklung unseres Denkmusters zusammen (vgl.
Krech, Crutchfield and Ballachey, S. 14-51).

5.4.5 Wie entwickelt sich ein Denkmuster?

Wir alle betrachten die Welt, aber jeder lebt in seiner eigenen Welt, hat seine eigene Vorstellung von
den Dingen. Unsere persönliche Anschauung hindert uns
oft daran, den anderen zu begreifen. Diese eigene Anschauung wird von 4 Faktoren verursacht:
1. Jeder lebt in seiner eigenen physischen und sozialen Umgebung. In der Soziologie wird dies als Sub-
   kultur bezeichnet. Man hat seine eigene Lebens-
   sphäre.
2. Jeder Mensch hat seine eigene physiologische Struktur, seinen eigenen Atmungsrhythmus, seinen eigenen Stoffwechsel usw.
3. Jeder Mensch hat seine eigenen Erfahrungen.
4. Jeder Mensch entwickelt seine eigenen Wünsche, Bedürfnisse und Ziele.

Jede Wahrnehmung eines Individuums wird aufgrund dieser Faktoren in das bereits Bestehende selektiv organisiert.

Wir nehmen jede neue Wahrnehmung in uns auf mittels:
a) des sogenannten stimulierenden Faktors,
b) des sogenannten persönlichen Faktors.

Zu a):
Der *stimulierende Faktor* ist derjenige, der Aufmerksamkeit auf sich zieht (Reiz):
- die Farbe, die ins Auge fällt;
- die Häufigkeit, mit der etwas geschieht;
- die Intensität, mit der es geschieht;
- die Bewegungen und Veränderungen davon;
- die Anzahl, in der es vorkommt.

Zu b):
Der persönliche Faktor. Der Reiz wird erwartungsgemäß verarbeitet, d.h. die Erwartung der Gesellschaft und die Auffassung anderer wird von der betreffenden Person in den Reiz projiziert. Beachten Sie in diesem Zusammenhang die Begriffe Rollen und Rollenerwartungen auf S. 35-37. Wohl macht der Betreffende bei dieser Projektion einerseits Unterschiede aufgrund eigener Wünsche und Bedürfnisse, aber andererseits auch aufgrund eigenen Widerstandes, eigener Aversionen, die er empfindet.

Der persönliche Faktor wird bestimmt von:
- dem Umfang des Wahrnehmungsvermögens, über den das Individuum verfügt, z.B. was es mit einem Blick wahrnehmen kann. Das mögliche Blickfeld wird u.a. vom Stand der Augen, von der Schärfe der Augenlinie eingeschränkt;
- der selektiven Empfindsamkeit, die ein Mensch entwickelt hat. Wahl und Bedeutung der Dinge sind z.B. wichtig vom Standpunkt des Berufes aus gesehen, den jemand ausübt. Die Schneiderin blickt nach Auslagen von Modewaren, der Pilot nach Reisebüros;
- selektiven Verdrehungen, die der Person unterlaufen. Man versucht z.B., die eigenen Erwartungen, die man hegt, beim anderen abzulesen.

Das spielt u.a. mit, wenn man von sich selber meint, daß man seine Arbeit schließlich sehr gut erledige; man erwartet und hört dann nur gute Punkte in der über einen abgegebenen Beurteilung. Nur die positiven Aspekte werden aufgenommen, nicht die negativen, im günstigen Fall werden letztere abgeschwächt.

Zusammenfassung
Stimulusfaktor und persönlicher Faktor üben zusammen einen weitreichenden Einfluß auf jede erkennende ("kognitive") Funktion aus und sind in einem System eingebettet.
　　Außer diesen beiden Faktoren spielt bei der Bildung von Stereotypen noch die sogenannte Kausalitäten- oder Ursachenreihe eine Rolle.

Bei der Wirkungsweise der Kausalitätenreihe geht es
darum, daß wir dazu neigen, zwischen bestimmten Dingen, die wir gleichzeitig wahrnehmen, einen Zusammenhang herzustellen.

So wurde z.B. die Wirtschaftsdepression vor dem
zweiten Weltkrieg in Deutschland den Juden zur Last
gelegt. Warum?

Man sah, daß viele Juden große Betriebe leiteten
und an der Spitze des Bankwesens beschäftigt waren. Daher meinte man, sie seien die finanziellen Drahtzieher,
und der Staat sähe keine Möglichkeit, den Kopf in wirt-
schaftlicher Hinsicht über Wasser zu halten. Folge:
Die Juden wurden zum Sündenbock gemacht.

In Amerika sagt man: Neger sind dumm, sie können ja
doch nichts lernen, also brauchen sie keine Schulen.
Man hat jedoch selten versucht, ihnen zu geben, was
sie brauchen, um zu zeigen, was sie können und was
nicht.

Was geschieht, wenn man derartig argumentiert?

Die Wahrnehmung wird direkt beeinflußt von dem bereits ausgebildeten System, von dem jede neue Wahrnehmung ein Teil zu werden hat.

Mit anderen Worten: Der Teil eines Ganzen wird nach
dem Ganzen beurteilt, ohne daß zuerst geprüft wird, ob
der neue Teil wohl genau den Eigenschaften des großen
Ganzen entspricht oder vielleicht diametral entgegen-
gesetzt ist.

So entstehen Begriffe wie: alle Juden sind schlitz-
ohrig, alle Deutschen sind schlecht, alle Neger sind
dumm, die Jugend ist verdorben.

Ob diese Meinung gerechtfertigt ist und für alle
gilt, wird gar nicht erst untersucht. Man geht einfach
von dieser Auffassung aus!

Einem stereotypen Gedankengang verfallen zu sein,
bedeutet deshalb, daß man dem anderen nicht näher
kommt, so lange wir ihn in der Stereotypen-Ecke unterbringen. Es bedeutet außerdem, daß wir den anderen
nicht werden begreifen können, so lange wir nicht versuchen, dahinter zu kommen, wie er denkt, und wie Auffassungen dieses anderen in sein Denkmuster eingefügt
sind.

So können wir häufig nicht feststellen, wie das
Denkmuster eines Schizophrenen verläuft, und folglich
können wir ihn nicht begreifen und oft auch nicht nach-
empfinden, wie seine Angst geartet ist, wie und was er
fühlt.

Es gehört schon etwas dazu, zu bewerkstelligen, daß
Vorurteile aufgegeben werden. Wir möchten nur einige

grundlegende Bemerkungen dazu machen: Will man eine bestehende stereotype Vorstellung beeinflussen, dann sollte man zu allererst in Erfahrung zu bringen versuchen, wie das Denkmuster sich zusammensetzt, d.h. aus welchen festen Bestandteilen es zusammengefügt ist.

Darüber kann man bereits einigermaßen Aufschluß erhalten, wenn man dem anderen gut zuhört und auf das von ihm verwendete Normenmuster achtet. Man kennt sie schließlich: die ethischen, logischen, ästhetischen, die Gefühls- und nicht zu vergessen, die religiösen Normen.

Ferner ist es von Bedeutung, dem Zusammenhang des Systems nachzugehen, denn ein Mensch hegt häufig zusammengekoppelte Vorstellungen über z.B. Religion, Wirtschaft und Politik.

Wenn der Zusammenhang zwischen den Komponenten des Denksystems sehr eng ist, wird es schwierig sein, eine Meinungsänderung herbeizuführen, weil in einem solchen Falle neue Erkenntnisse in dem bereits bestehenden, eng gefaßten System untergebracht werden müssen und dadurch das bereits vorhandene Denksystem stören können.

Außerdem spielt dabei eine Rolle, daß die Zuverlässigkeit der Quelle, aus der die Erkenntnis stammt, in hohem Maße das Motiv zur Meinungsänderung beeinflußt. Schließlich besteht bei jedem Individuum die Neigung, im Denksystem einen Gleichgewichtszustand zu erreichen (Heider: Balance-Theorie), was leicht dazu führt, daß neue Vorurteile entstehen. Dabei ist es von großer Bedeutung, wie Personen sich zu einander verhalten. Ist das Verhältnis positiv, dann ist eine Veränderung schneller möglich, ist die Beziehung des einen zum anderen jedoch negativ oder ambivalent, ist die Folge oft eine negative Meinung, somit aufs neue ein Vorurteil.

Wie verwenden wir nun dieses Wissen in bezug auf die Hilfeleistung? Wir wollen nicht zeigen, wie unmöglich es ist, mit jemanden ein gutes Gespräch zu führen, sondern darauf hinweisen, was in jedem von uns an Vorurteilen vorhanden ist, und wie wir immer wieder darauf gefaßt sein müssen.

Wollen wir anderen helfen, dann haben wir zuerst uns selbst gegenüber eine kritische Haltung einzunehmen und uns bei jedem Fehlschlagen eines Hilfeleistungskontraktes zu fragen: womit haben wir den anderen abgestoßen? Kann ich mich ausreichend in andere Meinungen hineinersetzen, und wenn ja, warum halte ich die dann für weniger richtig oder weniger gut als meine eigene Meinung? Kommt das vielleicht daher, daß diese andere Meinung bestimmte Gefühle in mir verletzt? Und um welche

Gefühle handelt es sich dann, sind sie in Ordnung, oder sollte ich etwas daran ändern? Zweifel? Sprechen Sie dann einmal in Ruhe mit Menschen, die Sie gut kennen, und bitten Sie sie, ehrlich zu sagen, was sie von Ihnen halten. Die Ergebnisse eines derartigen Gesprächs können manchmal sehr aufschlußreich und überraschend ausfallen!

Wir haben gesehen, daß eine Anzahl von Faktoren im Spiel sind, wenn wir eine Meinungsänderung zustande bringen wollen. Es hat sich gezeigt, daß einer dieser Faktoren die Art der Beziehung ist, die wir zu dem Hilfeempfänger haben. Will man diese Beziehung auf ihre Wirksamkeit hin beurteilen, dann wird das immer auf dem Hintergrund jener Vorstellung geschehen, die wir bezüglich unserer Stellung in dieser Beziehung haben.

In diesem Zusammenhang erscheint es sinnvoll, die Auffassungen von Boekestijn über soziale Beziehung und Selbstbild zur Diskussion zu stellen.

Boekestijn erklärt, daß William James bereits 1890 in seinen "Principles of psychology" von dem "social self" gesprochen hat.[17]

James bemerkt dazu: "A man has as many social selves as there are individuals who recognize him and carry an image of him in their mind" (Ein Mensch besitzt ein mehrfaches gesellschaftliches "Ich", und zwar in dem Maße, wie es Individuen gibt, die ihn wahrnehmen und ein Bild von ihm in ihrer Vorstellung mit sich tragen).

James behauptet auch, daß der Mensch in unterschiedlichen Gruppen, zu denen er gehört, jeweils andere Seiten von sich selbst zeigt, womit James eigentlich das Kennzeichen von Rollenverhalten angibt.

Die Eigenart, von sich selbst verschiedene Seiten zu zeigen, kann zu einem Loyalitätskonflikt führen. Außerdem erklärt James, daß die Gruppe eine Rollenerwartung hegt und damit einen Gruppendruck auf das Individuum ausübt.

Das Individuum ist häufig bereit, diesem Druck nachzugeben, weil eins der durchschlagenden Bedürfnisse des Menschen ist: die Anerkennung durch andere. Auch Cooley meint, daß die Entwicklung zum gesellschaftlichen "Ich" durch die Interaktionen mit anderen zustande kommt, vor allem in Gruppen, in denen ein face-to-

---

17 W. James, Principles of psychology, Dover Publ. Inc.,
    1950, S. 294

face-Kontakt zwischen den Mitgliedern besteht. Es bedeutet sogar, laut Cooley, daß unser Selbstbild von der Vorstellung geformt wird, die wir uns selbst von der Auffassung machen, die andere von uns haben, was zur Folge hat, daß unsere Selbsteinschätzung in hohem Maße von dem Urteil anderer abhängt! Dabei können leicht Mißverständnisse entstehen, weil wir nicht immer imstande sind, die Meinungen anderer über uns genau zu beurteilen. Cooley hat bezüglich der Wechselwirkung, die bei der Entstehung unseres Selbstbildes eine Rolle spielt, von "reflected or looking glass self" gesprochen. Die anderen bilden einen Spiegel, in dem der Mensch sich selbst sieht.

Boekestijn weist jedoch ausdrücklich darauf hin, daß wir es bei diesem gegenseitigen Beeinflussungsprozeß nicht mit einem einfachen automatischen Mechanismus zu tun haben, sondern mit einem sehr komplizierten sozialpsychologischen Prozeß. In diesem Zusammenhang zitiert er die Auffassung von G.H. Mead, der schrieb: Sogar das Rollenbewußtsein und die Selbstreflexion ist nur durch Interaktion mit anderen möglich. Das "Selbst" setzt Abstand voraus, die Einnahme einer Position, von wo aus man sich selbst erkennen kann. Dieses Abstandnehmen lernt der Mensch durch die symbolischen Interaktionen, wie etwa Gebrauch der Sprache oder von Zeichen, die von den Mitgliedern der Gruppe, in der die Interaktion stattfindet, verstanden werden.

Wenn man dabei bedenkt, daß der Wortgebrauch - vom Gebrauch von Zeichen gar nicht zu reden - nicht immer eindeutig ist, ist es verständlich, daß auch bei dieser symbolischen Interaktion viele Mißverständnisse auftreten können. Dennoch antizipiert man die Reaktionen anderer - wie verkehrt sie manchmal auch aufgefaßt werden mögen - und die geäußerte Mitteilung. Mead geht davon aus, daß der Mensch einen Großteil seiner Selbsteinschätzung anhand von Begriffen und (Be)- Deutungen konzipiert, die den jeweiligen kulturellen Vorstellungen entnommen sind.

Boekestijn kommt deshalb zu dem Schluß, daß sich bei der Ausprägung der Selbsteinschätzung starke soziale Einflüsse geltend machen, und er stellt die Frage, wie diese Beeinflussung verläuft.

Nach seiner Darstellung gehen zwei, eng miteinander verbundene Prozesse vor sich, nämlich die Wahrnehmung des anderen und die Beeinflussung der Person als Folge dieser Wahrnehmung.

Mit anderen Worten: Wenn man einen Einfluß auf die Selbsteinschätzung des Klienten ausüben möchte, dann

muß der Klient einen Eindruck von dem Urteil anderer
über ihn erlangen können.
    Inwieweit dieser richtig oder nicht richtig gewonne-
ne Eindruck die Selbsteinschätzung des Klienten beeinflußt, hängt u.a. mit jenen Faktoren zusammen, die bei
den stereotypen Vorstellungen bereits besprochen wurden, doch in großem Maße auch mit der Beziehung, die
man zu ihm hat. Ist diese Beziehung positiv und ist
man für den Klienten eine zuverlässige Quelle, aus der
er neue Erkenntnisse über sich selbst schöpfen kann,
dann besteht die Möglichkeit, seine Selbsteinschätzung
zu beeinflussen. In der Realität kommt es jedoch immer
wieder vor, daß man sein Urteil, gerade aufgrund dieser Beziehung, verschleiert. Das hat dann laut
Boekestijn zur Folge, daß entweder eine große Unsicherheit in der Beziehung entsteht, oder daß der Klient
einen falschen Eindruck vom Urteil über ihn gewinnt.
    Das führt zu einer falschen Selbstdefinierung, die
eine Grundlage für schwere persönliche und interperso-
nelle Schwierigkeiten bilden kann (abweichendes Verhalten).
    Es hat sich gezeigt, daß bei vielen Menschen Wider-
stände bestehen, dem anderen unangenehme oder bedrohliche Informationen zu vermitteln. Dies verursacht
eine Verschleierung des Urteils über einen anderen.
    Beispiele dafür gibt es mehr als genug: Wenn es
gilt, mitzuteilen, daß jemand bei der Prüfung durchge-
fallen ist; die Bekanntgabe einer unehrenhaften Entlassung; die Konfrontation eines Patienten mit einer
unheilbaren Krankheit oder dem nahen Tod.
    Das alles sind Dinge, die vielen zu sagen schwer
fallen, und manchmal ist dieser Widerstand so groß,
daß die eigentliche Nachricht verheimlicht wird (Arzt-
Patient, Sozialarbeiter-Klient). So haben viele mit
großem Widerstand gegen die jährliche Besprechung von
Personalbeurteilungen zu kämpfen, weil auch die schwachen Seiten des Betreffenden dabei zur Debatte zu stellen sind. Es zeigt sich, daß es leichter ist, vor den
Mitgliedern einer Gruppe positive Gefühle zu äußern
als negative.
    Ferner hat sich aus einer Untersuchung von Robinson
und Rhode ergeben, daß man aus der Distanz leichter negative Aussagen über jemanden macht als im Falle einer
Beziehung zu ihm.
    Versuchspersonen ließen nämlich bei einem Interview
solchen Interviewern gegenüber, die ein jüdisches
Äußeres hatten oder sich mit jüdischen Namen vorstell-
ten, seltener eine anti-semitische Gesinnung erkennen

als gegenüber Interviewern, die als *Nicht-*Juden auszumachen waren.

In der Beziehung zwischen dem Hilfeleistenden und
dem Empfänger der Hilfe, einer Beziehung, die, wie wir
im Vorangegangenen sahen, durch Autorität und Macht gekennzeichnet ist, spitzt sich der Widerstand gegen negative Informationen in Anwesenheit der als mächtiger
angesehenen Person zu. Dies wiederum hat einen negativen Einfluß auf die Kommunikation, und für den Hilfeleistenden bedeutet es, daß er damit zu rechnen hat,
daß ihm ein unklarer Spiegel vorgehalten wird. Ein unklarer Spiegel, der eine inadäquate Selbstbewertung
verursachen kann, und ein inadäquates Bewerten von jemandes Anteil an der Beziehung zum Hilfeempfänger.

Boekestijn kommt zu den folgenden Hypothesen:
- In einer Beziehung, die durch Autorität und Macht
  gekennzeichnet ist, erhält der mächtigere Teil nur
  in begrenztem Umfang negative Informationen über
  sich selbst, und zwar umso weniger, je größer seine
  Macht und Autorität im Vergleich zu der des anderen
  sind.
- Der weniger Starke in dieser Beziehung hat von dem
  überlegenenen Teil eine objektivere Information über
  sich zu erwarten, eine Objektivität, die in dem Mas-
  se zunimmt, in dem der Unterschied in Macht und Autorität größer wird.

Die Grenze der Macht liegt in der Möglichkeit, daß B
die Beziehung zu A abbricht. In dem Maße, in dem die
alternativen Beziehungen von B zunehmen, nimmt die
Macht von A ab.

In diesem Zusammenhang als Beispiel die gespannte
Arbeitsmarktlage: In Zeiten, in denen großer Mangel
an Arbeitskräften herrscht, kann man sich fragen, wer
der Mächtigere ist: Arbeitgeber oder Arbeitnehmer.
Steigt aber die Arbeitslosigkeit, nimmt die Macht des
Arbeitgebers zu, weil es weniger Ausweichmöglichkei-
ten gibt.

Die Beeinflussung der Selbsteinschätzung mittels einer
menschlichen Beziehung enthält laut Boekestijn zwei
wichtige Punkte, und zwar:
a) die Glaubwürdigkeit;
b) die Verständlichkeit der beeinflussenden Person.

Die *Glaubwürdigkeit* kann man unterteilen in:
1. Sachkundigkeit
2. Vertrauenswürdigkeit.

Die Vertrauenswürdigkeit ist der wahrgenommenen Uneigennützigkeit des anderen zu entnehmen, also dem
Eindruck, daß er keine Nebenabsichten verfolgt. So
wird ein Patient nicht das Gefühl haben dürfen, daß er
das Versuchskaninchen zu spielen hat, wenn der Arzt
ihm glaubwürdig erscheinen soll. Jedes Handeln muß
klar erkennbar auf die Interessen des anderen gerichtet sein.

Darum auch sollte der Klient in Richtung seiner
eigenen Interessen motiviert werden und nicht nach
denjenigen des Arbeitstherapeuten oder der Einrichtung. Die Glaubwürdigkeit wird gleichzeitig unterstützt
durch die intensive Mühe, die man sich zum Wohle des
anderen gibt.

Hinsichtlich der Verständlichkeit gilt, daß man sich,
um den anderen beeinflussen zu können, Rechenschaft
darüber abzulegen hat, daß diese Beeinflussung nur
wirksam sein kann, wenn die Mitteilung in den kogniti-
ven und emotionellen Bezugsrahmen desjenigen aufgenommen werden kann, an den sie gerichtet ist.

5.5 Individuen und Gruppen

Die Arbeitstherapie ist sowohl für das Individuum mit
seinen Möglichkeiten und Beschränkungen gedacht, als
auch für Gruppen von Individuen, die sich im Arbeitsprozeß bilden. Diese Gruppen können aufgrund therapeutischer Kriterien absichtlich zustandekommen (formell zusammengestellt sein), jedoch auch spontan in
der Arbeitssituation entstehen (informell).

Auch im letzteren Fall hat der Betreuer mit seinem
arbeitstherapeutischen Vorgehen dahin zu wirken, den
Interaktionsprozeß möglichst positiv zu beeinflussen.

Bevor wir auf die Handhabung des Gruppenprozesses
eingehen, sind noch ergänzende Bemerkungen am Platze.

Jeder, der für Arbeitstherapie in Frage kommt, hat
seine eigene Vergangenheits-, Gegenwarts- und Zukunfts-
perspektive. Komponenten davon sind u.a.:
- die durch Vererbung bedingten Eigenschaften, die im
  psychischen Sinn die Anlage der Fähigkeiten bestimmen und im physischen Sinn die Konstitution mitge-
  ben;
- die Einflüsse, die Umgebung und Erziehung darauf
  ausüben, wozu u.a. die gebotenen und nicht genutz-
  ten Chancen gehören, die Bildung des Ideal-Ichs und
  des Gewissens (siehe Strukturmodell Freud);

- die Möglichkeiten zu positiven und/oder negativen
  Identifizierungen, die Tatsache, ob Freiheit zur
  Selbsterforschung ermöglicht wurde oder nicht und
  die Art, in der das Individuum davon Gebrauch hat
  machen können, mit der daran anschließenden Schul-
  und Berufsausbildung, sowie die berufliche Vergangenheit.

Dabei sei noch einmal darauf hingewiesen, daß man
wichtiges Material für die gegenwärtige und zukünftige arbeitstherapeutische Betreuung gewinnt, wenn man
berücksichtigt, welche Berufe und Fachgebiete vom
Klienten in den Jahren seiner Ausbildung bevorzugt
oder abgelehnt wurden, aber auch welche berufliche Tätigkeit im nachhinein als "falsch gewählt" empfunden
wird. Selbstverständlich gehört es nicht zur Kompetenz
des Arbeitstherapeuten, die ersten drei erwähnten Komponenten festzustellen, doch sollte er sie sich über
andere Mitarbeiter der Klinik verschaffen, soweit dies
für das Behandlungsprogramm erforderlich ist.

Das Ausmaß, in dem ein Mensch Gebrauch von diesen
Komponenten hat machen können, mit den dabei erlebten
Enttäuschungen und die Tatsache, ob diese in adäqua-
ter Weise verarbeitet worden sind oder nicht, bestim-
men die Ebene des sozialen, physischen und psychischen
"Funktionierens" des Individuums in der Gegenwart.

Je größer die Harmonie zwischen dem sozialen, phy-
sichen und psychischen Funktionieren ist, desto mehr
wird den Bedingungen für das Wohlergehen des Individuums entsprochen. Für alles, was dem Menschen wider-
fährt, findet sich ein Ansatzpunkt unter den drei
Komponenten und wirkt sich dann auf die anderen Felder
aus. Ein Beispiel: Hunger, ein physischer Vorgang,
führt zu Gefühlen von Unbehagen (Verhalten - ein gesellschaftliches Geschehen).

So wird also auch die arbeitstherapeutische Beeinflussung eine breitere Auswirkung haben, was sich z.B.
sehr deutlich bei Oligophrenen zeigt:

Ihnen gibt Arbeitstherapie die Möglichkeit zur motorischen Anstrengung (physisch), was zu einem bestän-
digen Rhythmus (Lebensrhythmus) mit festen Punkten innerhalb des chaotischen Bildes ihrer Umgebung (Psyche)
führt, und es verhilft ihnen zu einem mehr zielgerichteten Verhalten (soziale Komponente).

Für demente Patienten liegt der Ansatzpunkt von
Beschäftigung mit Arbeitscharakter in erster Linie im
physischen Bereich. Diese Patienten haben ja die Neigung, die Nacht zum Tage und den Tag zur Nacht zu machen. Beschäftigungen, die eine dosierte Anstrengung

erfordern, führen sie zu einem normalen Tagesrhythmus
zurück, so daß die vitalen Bedürfnisse (Essen und Trinken) stimuliert werden, was seinerseits sowohl die
psychische Verfassung als auch das Verhalten günstig
beeinflußt.

Die gegebenen Komponenten von Vergangenheit, Gegenwart
und Zukunft, mit Faktoren wie:
- Mangel an Fähigkeiten;
- Störung in der Entwicklung der Fähigkeiten;
- durchgemachte Krankheiten und Unfälle
sind mitbestimmend bei der End- oder Restkapazität des
Individuums, womit gleichzeitig die Grenzen für das
künftig Mögliche gegeben sein können.

Der gegenwärtige Stand der Dinge kann für das Individuum dadurch eine zusätzliche Belastung darstellen -
sowohl von innen wie von außen kommend -, daß die Forderungen der Gesellschaft an dieses Individuum zu hoch
bleiben.
    Es hängt in erster Linie von der Tragfähigkeit[18]
des Einzelnen ab, inwieweit er imstande sein wird,
eine Last angemessen zu verarbeiten und in akzeptable
soziale Rollenerfüllung und angemessene Anpassung in
der Arbeitssituation umzusetzen.
    Hinsichtlich der Tragfähigkeit gilt, daß man be-
stimmen muß, inwieweit die Erwartungen, die in das Individuum gesetzt werden, angesichts der noch übrigge-
bliebenen Fähigkeiten nicht zu hoch geschraubt sind.
    Es sollte genauestens abgewogen werden, was jemand
bewältigen kann, inwieweit die Umgebung mit ihren Forderungen herunterzugehen hat, und in welchem Ausmaß
eine zu lösende Aufgabe zu erschweren oder zu erleichtern ist. Auch hier wird die Hilfe anderer Disziplinen
für eine zu verantwortende Betreuung nötig sein, ebenso wie selbstentwickelte Meßtechniken. Daß die Bereitschaft zur Tätigkeit ständig durch Motivationsverstär-
kung stimuliert wird, ist äußerst wichtig, wobei die
Rolle des begleitenden Betreuers eine ausgesprochene
Hilfe darstellt, wenn es gilt, dem Individuum zu helfen, seine Schwierigkeiten zu überwinden. Die Mittel,
die dem Betreuer dafür zur Verfügung stehen, sind:

---

18 Unter Tragfähigkeit ist die Fähigkeit des Ichs zu verstehen,
   hoffnungsvolle wie unangenehme sozial akzeptable Wünsche und
   Zielsetzungen angemessen in Tätigkeiten umzusetzen.

der Arbeitsauftrag, die Arbeitssituation und die Meßtechniken, die im Abschnitt 5.9 besprochen werden,
aber auch der Gruppenprozeß. Zum letztgenannten Punkt
werden im nächsten Abschnitt einige elementare Aspekte genannt.

5.6 Der Gruppenprozeß

Die arbeitstherapeutische Situation stimmt hinsichtlich der Gruppenbeeinflussung mit den Ausgangspunkten
der sozialen Gruppenarbeit überein. Zur Veranschaulichung dieser These folgen hier drei Definitionen von
sozialer Gruppenarbeit.

1949 *Wilson und Ryland: Social groupwork practice
(Houghton-Mifflin).*
"Gruppenarbeit ist darauf ausgerichtet, Individuen zu
helfen, von Gruppen Gebrauch zu machen mit dem Zweck,
ihre Entwicklung zu emotional ausgeglichenen, sich intellektuell frei äußernden und körperlich gesunden
Persönlichkeiten zu fördern."

1957 *Helen M. Philips: Essentials of social groupwork skills
(Association Press, New York).*
Anders ausgedrückt: "Mitgliedern einer Gruppe zu helfen, sich selbst zu werden, zu einem Selbstwertgefühl
zu finden und ihnen über die Teilnahme an der Gruppe
zu helfen, ihre potentiellen Fähigkeiten zu entdecken,
zu benutzen und zu entfalten, so daß sie zu anderen
Gruppenmitgliedern, Therapeuten der Einrichtung sowie
der Gemeinschaft eine befriedigendere Beziehung aufbau-
en können."

1968 *Gisela Konopka: Soziale Gruppenarbeit: ein helfender Prozeß
(deutsche Übers. Beltz Verlag, Weinheim und Basel).*
"Gruppenarbeit ist eine der Methoden der Hilfeleistung
auf dem Gebiet der Sozialarbeit. Dabei wird Personen
über zielgerichtete Gruppenerfahrung dazu verholfen,
sozial besser zu funktionieren und möglichen Problemen in der persönlichen Situation, in der Gruppe oder
in der Gesellschaft besser gewachsen zu sein."
    Vielleicht ist die Definition von Helen M. Philips
am besten auf die arbeitstherapeutischen Situationen
anwendbar.
    Denn diese Definition läßt an eine natürlichere
Ausgangssituation denken als das bei Konopka der Fall
ist. Die natürlichere Ausgangssituation und die spon-

tanen Entwicklungsmöglichkeiten des Individuums, die die Formulierung der Definition nahelegt, korrespondieren deutlich mit dem, was beim arbeitstherapeutischen Geschehen vonnöten ist. Die Ausrichtung des Funktionierens einer Gruppe auf ein Ziel hin ist durchaus vorhanden, und zwar im Arbeitsprozeß. Sie wird jedoch nicht zuallererst als Hauptmotiv gehandhabt. In der arbeitstherapeutischen Situation geht es in erster Linie um die Förderung des Entfaltungsprozesses des Individuums. Dazu kann die Gruppensituation mit herangezogen werden, aber nicht so wie z.B. bei gruppentherapeutischen Sitzungen, bei denen der Gruppenprozeß als erste und wichtigste Methode zur Anwendung kommt. Es geht in der Arbeitstherapie vornehmlich darum, das Hier und Heute einzusetzen, gerade bei dieser Arbeitssituation und viel weniger darum, den Gruppenprozeß um der Gruppe willen methodisch und zielbewußt aufzubauen.

Daß dennoch Komponenten einer methodischen Anwendung des Gruppengeschehens vorhanden sind, ist der Grund dafür, daß hier einige elementare gruppentechnische Aspekte, wenn auch nur sehr summarisch, dargestellt werden.

Von einer Gruppe kann bereits gesprochen werden, wenn zwei oder mehr Menschen für kürzere oder längere Zeit zu einem bestimmten Zweck zusammenkommen.

Bei den gruppendynamischen Charakteristiken handelt es sich um folgende:
1. Jede Gruppe hat ein Ziel, aufgrund dessen Menschen mitmachen bzw. teilnehmen.
   Zieht die Zielsetzung einer Gruppe jemanden an, dann wird er den Wunsch haben, Mitglied zu werden.
2. Je nach Art der Zielsetzung hängt die Mitgliedschaft in einer Gruppe ab von z.B. einem bestimmten Lebensalter, dem Geschlecht, der Überzeugung, der Ausbildung, der Fähigkeit usw.
3. Es ist eine Leitung vorhanden, entweder formell oder informell. Die formelle Leitung wird in einem offiziellen Verfahren bestimmt, während die informelle spontan aus der Gruppe heraus entsteht, oder manchmal auch durch Einflüsse von außerhalb.
4. Der Status einer Gruppe.
   Dieser hängt aufs engste mit dem "Wir-Gefühl" und der Vorstellung zusammen, die die Mitglieder von ihrer Gruppe haben, und damit, wie die Außenwelt (out-group) ihr Bild von der Gruppe vermittelt.
5. In jeder Gruppe entwickelt sich ein Rollenmuster. So wird man u.a. die Rolle des Leiters antreffen können, die Rolle des Initiators, des Planers, des Angreifenden, des Ausgleichenden usw.

Auf einige Rollen werden wir, im Zusammenhang mit den positiven und negativen Einflüssen, die von ihnen ausgehen, später zurückkommen.

6. Jede Gruppe hat eine beschränkte Lebensdauer, variierend von einem Tag bis zu mehreren Jahren. Dabei spielt die Häufigkeit der Zusammenkunft eine Rolle.

7. Innerhalb der Gruppe entsteht unter den Mitgliedern eine gegenseitige psychische und soziale Offenheit. Dadurch, daß man sich in der Gruppensituation kennenlernt, entwickelt sich eine wachsende Achtung vor den gegenseitigen Fähigkeiten.

8. Es gibt Gruppen mit freiwilliger und Gruppen mit unfreiwilliger Mitgliedschaft.
Am deutlichsten zeigt sich die unfreiwillige Gruppenmitgliedschaft beim Strafvollzug und in der Resozialisierung, jedoch auch bei Anstaltspatienten kann von einem gewissen Maß an Unfreiheit gesprochen werden.

9. In einer Gruppe entsteht eine gegenseitige Zusammengehörigkeit, die als Kohärenz bezeichnet wird.
Diese Kohärenz kann sehr eng sein, also äußerst stark, so daß die Mitglieder gleichsam nichts ohne einander anfangen können.
Sie kann auch ein Stück Offenheit zu erkennen geben, so daß Einflüsse von außen in der Gruppe wirksam werden können.

10. Über die Kommunikations- und Interaktionsmöglichkeiten entstehen Kommunikations- und Interaktionsstrukturen.
Diese sind mit Hilfe der Soziometrie[19] festzustellen, doch ist dabei zu bedenken, daß man mit soziometrischen Techniken nur Momentaufnahmen erhält.

11. Jede Gruppe hat ihre Konflikte. Gruppenkonflikte im Anfangsstadium werden sich eher negativ auswirken als solche, die in einem späteren Stadium entstehen.
In einem späteren Stadium der Gruppenentwicklung lassen die Mitglieder einander nämlich mehr Spielraum, eigenständig zu sein. Dann hat sich die Kohärenz konsolidiert und so kann die Gruppe als Ganzes konstruktiver sein.

---

19 Die Soziometrie ist ein Verfahren, affektive Beziehungsgefüge in Gruppen aufzudecken, indem man den Mitgliedern Standardfragen stellt und die Antworten auf eine bestimmte Art auswertet.
Definition: J.A.A. van Leet in "Sociale psychologie in drie dimensies" (Soziale Psychologie in drei Dimensionen).
Aula 52, 1970, S. 88.

12. Normen und Werte innerhalb der Gruppe entwickeln
    sich vor allem aus dem gestellten Gruppenziel, der
    Zusammensetzung der Mitglieder, dem Status, der Ko-
    härenz und den Kommunikations- und Interaktions-
    strukturen.
    Da demnach diese Normen und Werte u.a. vom Grad
    der Kohärenz abhängig sind, werden sie unter Um-
    ständen auch auf dem Wege über die Außenwelt zu
    beeinflussen sein und sich ändern können.
13. Die Schichtung bzw. die Rangordnung in der Gruppe
    hängt von den entwickelten Kommunikations- und In-
    teraktionsstrukturen ab. Auch der Führungsstil übt
    Einfluß aus.
14. In einer Gruppe entstehen Identifizierungsmöglich-
    keiten.
15. Schließlich entsteht ein Gruppenbewußtsein, das
    sich häufig im Wir-Gefühl äußert und in dem Wis-
    sen, daß man zu dieser Gruppe gehört (vgl. schon
    9).
    Selbstverständlich hängt das Gruppenbewußtsein von
    dem Ausmaß ab, in dem das Gruppenziel lebendig
    bleibt, auch von dem Status, den eine Gruppe of-
    fensichtlich hat, oder den die eigenen Mitglieder
    damit in Verbindung bringen.

Im Entwicklungsprozeß einer Gruppe kann man vier Sta-
dien unterscheiden:

A *Vor dem Zusammenschluß*
Verhaltensrollen und Gefühle, die man in anderen Gruppen, zu denen man bereits gehörte, erworben hat, werden in die Gruppe eingebracht. Es besteht eine egozen-
trische Voreingenommenheit und Zurückhaltung in bezug
auf kreative Beziehungen zu anderen Gruppenmitgliedern.
    Wenn das Mitglied sich in eine potentiell bedroh-
liche Situation bringt oder versetzt sieht, ist die
Willensorganisation hoch. Sowohl das Problem der
Gruppenmitgliedschaft als auch die gehegte Hoffnung
auf Veränderung werden zusammengefaßt in den Fragen
"Was mache ich hier? Was habe ich in Gang gesetzt?"
    Die vorhandenen Empfindungen sind ambivalent, aber
in den meisten Fällen für die Gruppenmitglieder nicht
klar erkennbar.
    Die Kohärenz hängt mehr mit der Klarheit des Grup-
penziels zusammen als mit den Beziehungen der Gruppenmitglieder untereinander.
    Die Barrieren sind noch niedrig, d.h. daß jetzt
Mitglieder noch leicht ein- und austreten können. Die
Gruppe hat sich noch nicht konsolidiert.

B *Die Zusammengehörigkeit wächst*

Nun werden vielfach Empfindungen, analog zu solchen,
die während der Mitgliedschaft in einer anderen Gruppe aufgekommen sind, symbolisch geäußert und auf die
Mitglieder der jetzigen Gruppe projiziert. Damit hat
eine vorerst noch zögernde und tastende Kontaktsuche
zu den anderen Mitgliedern begonnen.

Hinsichtlich der ambivalenten Gefühle zur Gruppen-
zugehörigkeit entsteht mehr Klarheit. Es ist eine
Zeitspanne, in der Gefühle auflodern und Konflikte
verursachen können.

Diese Konflikte bewirken, daß die diversen Rollen
in der Gruppe "abgeklopft" werden, vor allem auch die
des Leiters.

Die Hauptaufgaben der Gruppe und der Wille, zusam-
menzubleiben, zeichnen sich klarer ab, und die Bereitschaft, sich für diese Ziele gemeinsam einzusetzen,
wird größer.

C *Differenzierung*

In diesem Stadium fängt man an, die anderen Gruppenmitglieder objektiver zu betrachten, und zwar als Menschen mit einem ganz konkreten Hintergrund. Der Pro-
jektionsprozeß schwächt sich in dem Maße ab, wie die
Gruppenmitglieder dazu kommen, ihre Verantwortlichkeit
für ihre Funktion und Rolle in der Gruppe zu akzeptieren.

Man kommt dazu, eigene Aktivitäten einzubringen.

In diesem Stadium wird eine echte Differenzierung
klarer erkennbar, und das Mitglied ist eher imstande,
seine Rolle in Übereinstimmung mit seinem eigenen Le-
bensstil zu spielen.

Die Aufgaben zur Erreichung des Gruppenzieles zeichnen sich deutlicher ab, Prozesse und Strukturen festi-
gen sich.

Der Normenstandard wird formuliert, woraufhin sich
Traditionen entwickeln, die Meinung einer Minderheit
wird leichter toleriert.

Die auf gegenseitige Beziehungen gegründete Kohärenz ist jetzt groß, auch die Zusammenarbeit hat gute
Chancen.

D *Zusammenbruch oder erneute Konsolidierung*

Bedingt durch innere oder äußere Ursachen schwindet
u.U. das Interesse an Mitgliedschaft.

Manchmal müssen Gruppenmitglieder die Bedeutung,
die die Gruppe für sie gehabt hat, verleugnen, um
sie verlassen zu können. Mitunter werden Widerstände,
oder auch positive Gefühle für die Gruppe bzw. für
einzelne Mitglieder verdrängt.

Mitunter fühlen sich die Mitglieder durch den Zusammenbruch der Gruppe hilflos und sind davon überzeugt, daß sie ohne sie nicht weiter können. Andere übertreiben ihre neue gefundene Kraft und suchen ein abruptes Ende, ohne Erfahrungen zu machen oder Gefühle zu erleben, die nun mal zur Endphase einer Gruppe gehören.

Es besteht sowohl ein Verlangen zu gehen, wie ein Verlangen zu bleiben (Ambivalenz).

Wie kann der Betreuer nun am besten auf die Gruppe einwirken?

Auch dafür gilt, genau wie bei der individuellen Beziehung, daß man über gewisse Eigenschaften zu verfügen und sich darin zu üben hat.

Neben den bereits vorher genannten Eigenschaften wie Empathie, Achtung, Wahrhaftigkeit, Konkretheit und Selbsterforschung sind für den Umgang mit einer Gruppe folgende Gesichtspunkte von Bedeutung:

1. *Akzeptierung*
Akzeptierung muß eine Grundhaltung sein. Das bedeutet, daß man unbelastet von der Überlegung sein muß, ob man in der Gruppe akzeptiert wird oder nicht, denn erst dann hat man Energie für sie frei. Es mag schwierig sein, die eigenen Gefühle dabei zu erkennen. Jeder Betreuer möchte gern eine erfolgreiche, gut "laufende" Gruppe haben.

Wenn es immer Lärm und Aggressivität in der Gruppe gibt, hat man vielleicht das Gefühl, als Betreuer keinen Erfolg gehabt zu haben oder man meint, sich bei den Gruppenmitgliedern oder den Vorgesetzten lächerlich zu machen. Wagt man es jedoch, dieses Risiko einzugehen, dann kann man sich eher entspannen und freier mit der Gruppe umgehen und es entsteht mehr Sicherheit, sowohl für den Betreuer wie auch für die Gruppe, was beruhigend und deshalb aggressionsvermindernd wirken kann.

Akzeptierung bedeutet gleichzeitig, daß man von vollkommen gleichen Chancen für jedes Gruppenmitglied ausgeht, daß man demokratisch handelt und die eigene Meinung nicht immer und überall für die beste hält.

Als begleitender Betreuer hat man auch den Wert individueller Initiativen zu erkennen.

2. *Die Fähigkeit, mit Beziehungen umzugehen*
Eine Gruppensituation beinhaltet mindestens drei Möglichkeiten, Beziehungen einzugehen:

a vom Gruppenbetreuer zur Gruppe als Ganzes;
b vom Gruppenbetreuer zum Gruppenmitglied;
c von Gruppenmitgliedern zueinander.
Die wichtigste Aufgabe für den Betreuer ist es,
zu helfen, Interaktionen in Gang zu bringen und vorhandene Kräfte und Möglichkeiten zu koordinieren.
Dazu ist es erforderlich, daß man Beziehungen zu
beurteilen versteht. Man muß erkennen können, wann
man das Entstehen einer Beziehung abzubremsen oder sogar zu unterbrechen hat.
Wenn die Vorherrschaft einer Untergruppe zu stark
wird, muß man wissen, wie eine solche Dominanz in Richtung auf die Gesamtgruppe durchbrochen bzw. umgelenkt
werden kann.
Beziehungen zu abrupt abzubrechen führt jedoch
zur Verunsicherung und somit zu Spannungen innerhalb
der Gruppe.
Auch mit Rücksicht auf eine ausgeglichene Realisierung von Individualisierung in der Gruppe ist eine Einsicht in das Funktionieren von Beziehungen innerhalb
einer Gruppe erforderlich, sie ist durch Erfahrung
und Übung zu erlangen. Ein anderer Aspekt der Beziehungen in der Gruppe betrifft die Freiheit der Entscheidung zum Mitmachen. Man kann z.B. wohl die Anwesenheit
eines Gruppenleiters fordern, doch nicht immer und unter allen Umständen auch die Teilnahme an den Aktiti-
vitäten.
Damit vorsichtig umzugehen bedeutet praktisch, die
Würde des anderen zu achten.
Man hat als Betreuer auch ein Auge darauf zu halten, daß die Gruppe einen Eigenbrötler oder Quertrei-
ber nicht hinausdrängt. In einer solchen Situation
wird man die Gruppenmitglieder mit ihren Grenzen konfrontieren müssen.

3. Enabling (befähigen) und supporting (unterstützen)
Will man den Gruppenprozeß positiv beeinflussen, dann
sollte die Gruppe weitestgehend an der Vorbereitung,
Planung, Programmierung und den Änderungen beteiligt
werden.
Das bedeutet, daß man demokratisch betreut, und
daß man sich nicht nur darauf beschränkt, Anweisungen
zu geben.
Ziel ist vor allem, daß Einzelmitglieder und Gesamtgruppe lernen, sich selbst und andere zu akzeptieren.
Ein Nebenziel ist, zu lernen, eigene Gefühle zum Ausdruck zu bringen und mit bestimmten Aktivitäten ein
Ziel für sich selbst zu erreichen. Der begleitende

Betreuer sollte versuchen, die Gruppe dadurch zu moti-
vieren, sich für das Programm zu interessieren, indem
er sie auch selbst Beschlüsse tragen läßt.

Enabling und supporting sind erforderlich, um sowohl das Individuum als auch die Gruppe größere Einsicht in ihre momentane Situation gewinnen zu lassen
und es ihnen dadurch zu ermöglichen, ein Gefühl von
Sicherheit zu erwerben. Mit Hilfe der begleitenden Betreuer sollte es den Gruppenmitgliedern ermöglicht
werden, innerhalb der Gruppensituation sich selbst zu
sein, um dann, aus der Gruppensituation heraus auch
draußen, in der Realität des Lebens, fähig zu sein,
in dem immer größer werdenden Freiheitsraum ihren
Standort und ihre Möglichkeiten zur Entfaltung ausfin-
dig zu machen.

Genau das ist der große therapeutische Wert einer
guten begleitenden Gruppenbetreuung.

4. *Beschränken des Verhaltens der Gruppenmitglieder*
Das Verhalten der Gruppenmitglieder hat drei Bedingungen zu erfüllen:
1. Die Gruppenmitglieder dürfen einander nicht wirklich verletzen. Gibt eine Situation Anlaß zu der
   Annahme, daß dies möglicherweise der Fall sein wird,
   dann hat der Gruppenleiter einzugreifen und dem Verhalten deutliche Beschränkungen aufzuerlegen.
2. Das Eigentum der Mitglieder und das der Einrichtung
   darf nicht beschädigt werden. Auch hier ist Wachsamkeit erforderlich.
3. Die Haltung der Gruppenmitglieder ist so zu beeinflussen, daß sie es lernen, Achtung vor dem anderen
   zu haben, so wie er ist: Die Beziehungen untereinander sind also so wenig wie möglich zu verletzen.
   Gegenseitiges Ärgern sollte nicht überhand nehmen,
   so daß Freundschaft in der Gruppe möglich bleibt.
   Manchmal muß der Gruppenbetreuer geradezu darauf
   hinwirken, daß gewisse Beziehungen abgebrochen werden, weil sie schädlich sind.
   Man sollte jedoch bedenken, daß der Begriff "Schäd-
   lichkeit" ein sehr diffiziler, vielseitiger ist,
   und somit jeder konkrete Fall differenziert beurteilt werden sollte.
   Ein Stück Verhaltensbeschränkung erreicht man bereits dadurch, daß man bestimmte Regeln aufstellt
   über den Zeitpunkt, an dem die Versammlung beginnt
   bzw. aufhört, daß man die Zeitdauer des Auftrages
   angibt usw.

a *Regeln aufzustellen* wird oft negativ gesehen, doch im Licht der Selbstdisziplin erhält es eine positive Färbung.

b *Wichtig* ist, die Regeln in diesem Licht erscheinen zu lassen und nicht erst dann, wenn sich Zwischenfälle ereignet haben.

c *Von vornherein Regeln aufzustellen,* schafft eine größere Sicherheit, weil die Gruppe dann weiß, woran sie ist.

d Die aufgestellten Regeln sind immer sehr genau *zu begründen,* damit die Gruppenmitglieder sie internalisieren können.

Man sollte das Wagnis eingehen, klar umrissene Forderungen zu stellen.

Wenn man diese Klarheit nicht schafft, macht man es sich als Gruppenleiter auf die Dauer nur noch schwerer, weil die Situation dann jedesmal unklar bleibt und die Gruppe verunsichert wird.

e Man denke daran, daß es bereits eine gewisse Hilfeleistung darstellt, die Regeln deutlich zu erklären, weil sich dabei gleichzeitig Diskussionsmöglichkeiten ergeben.

5. Die Fähigkeit zum Leiten von Gesprächen und Diskussionen
Man sollte ständig zur Verfügung stehen und nicht starr auf einen Teil fixiert bleiben.

Man muß beobachten, wenn Mitglieder sich unterhalten und versuchen, die Teilnahme der anderen zu fördern; man muß prüfen, ob bestimmte Gruppenmitglieder blockiert werden usw.

6. Die Fähigkeit, Spannungen, Konflikte, Ängste und Schuldgefühle in der Gruppe abzubauen
Das bedeutet, daß man in der Lage ist, Emotionen und Gefühlsregungen zu erkennen und mit ihnen umzugehen.

Hemmungen, die innerhalb oder außerhalb des Gruppenverbandes auftreten, soll man erkennen und auffangen. Das mag manchmal zur Folge haben, daß man sich einem Gruppenmitglied gesondert zuwendet. Wenn die Gruppe dadurch gestört wird, muß man versuchen, die Hemmungen aufzulösen, indem man die Situation auf verbale oder andere Weise entspannt. Wichtig ist die richtige Einschätzung des Gruppenklimas.

7. Das Interpretieren
a der Funktion der Gruppe,
b der Funktion der Einrichtung
c der Therapeuten,
d des Verhaltens des Individuums gegenüber der Gruppe.

Im eigenen Verhalten und in der Art, wie man mit
der Gruppe umgeht, wird diese Interpretation manifest.
Manchmal sollte diese Tatsache der Gruppe sehr deutlich erklärt werden. Es dürfte in bestimmten Situationen viel zur Klärung beitragen.

Zur korrekten Interpretation des Verhaltens ist es
erforderlich, daß man über hinreichende psychologische
Kenntnisse hinsichtlich Alter, Art der Gruppe, Art der
Patienten usw. verfügt.

Es gibt auch das Phänomen der gegenseitigen Anstek-
kung, z.B. wenn alle sich "schief" lachen und nicht
mehr aufhören können. Man sollte wissen, wie man darauf zu reagieren hat.

Für die Interpretation des Gruppenverhaltens sind
fundierte Kenntnisse der Sozialpsychologie und der
Gruppendynamik Voraussetzung.

8. Die Beobachtung

Es geht hier um eine diagnostische Beschäftigung mit
dem Verhalten des Einzelnen und dessen Wirkung auf die
Gruppe als Ganzes. Also: Wie reagieren die anderen auf
das Verhalten eines bestimmten Gruppenmitgliedes?

Hier besteht eine Wechselwirkung zwischen den Gruppenmitgliedern. Das Verhalten einer bestimmten Person
kann z.B. Verwirrung, Aggression oder Interesse bei
den anderen hervorrufen.

Es gibt auch eine Beobachtung des *Gruppenverhaltens*.

Gruppenverhalten ist nicht die Summe des Verhaltens aller Mitglieder, sondern es ist der Gesamtein-
druck der Gruppe. Ferner spielt auch die Wirkung, die
das Verhalten des Gruppenleiters auf jedes einzelne
Gruppenmitglied und auf die Gruppe als Ganzes ausübt,
eine Rolle. Es ist wichtig zu wissen, ob man hemmend
oder stimulierend auf die Gruppe wirkt.

Nach einer gezielten Beobachtung ist immer eine Bewertung (Evaluation) möglich.

Man kann dann festzustellen versuchen, was schiefgegangen ist und warum, woran noch gearbeitet werden
muß usw. Die Anfertigung von Protokollen ist also
äußerst wichtig.

9. Planung und Vorbereitung

Die Gruppenzusammensetzung sollte in jedem Stadium
überprüft werden.

Auch sollte überlegt werden, ob das Ziel der Gruppe noch mit den ausgeübten Aktivitäten übereinstimmt.
Das Programm muß, wenn möglich, mit den Gruppenmitgliedern besprochen und vorbereitet werden.

Zum Abschluß noch einige Bemerkungen über *Rollen und Funktionen von Gruppenmitgliedern*.

Wenn wir Menschen in einem Gruppenverband tätig sehen und sie beobachten möchten, worauf haben wir dann zu achten?

Wichtig ist, festzustellen, wie das Verhalten jedes einzelnen Gruppenmitgliedes eine Wirkung auf das Verhalten der Gruppe als Ganzes auszuüben vermag oder auf das Verhalten jedes Einzelnen.

Verhalten äußert sich z.B. in:
a) Haltung
b) Gebärden
c) Sprachgebrauch.

Jemand kann Interesse für die vorgeschlagenen Aktivitäten zeigen, indem er gleichsam federnd hochschnellt (Körperhaltung), indem er enthusiastisch zunickt (Gebärde), oder indem er zustimmende Ausrufe hören läßt (Sprachgebrauch).

Auch kann man sich (ablehnend) zurückziehen. Das äußert sich z.B. dadurch, daß man sich auf seinem Stuhl niedersinken läßt oder sich mit einem Ruck auf dem Stuhl nach hinten schiebt (Haltung).

Man kann auch dadurch, daß man in einem Buch oder anderen Papieren blättert, sein Mißvergnügen zu erkennen geben (Gebärde), oder den Sprecher unterbrechen, indem man mit dem Nachbarn ein Gespräch über etwas ganz anderes anfängt (Sprache).

Damit sind nur einige Möglichkeiten angeführt.

Solche Äußerungen in Haltung und Gebärde bezeichnen wir als non-verbale Reaktionen, Äußerungen durch die Sprache als verbale. Wenn man selbst als Leiter oder Leiterin Teil der Gruppe ist, ist es wichtig zu wissen, welche Wirkung das eigene Verhalten auf die Einzelnen und die Gruppe als Ganzes ausübt, denn es findet ja immer eine Wechselwirkung zwischen dem Verhalten der einzelnen Personen statt.

Was die Wirkung angeht, die die eigene Haltung in der Gruppe hervorruft, sollte man wissen, daß eine autoritäre Leitung für Distanz sorgt und u.U. wenig Vertrauen in den Leiter aufkommen läßt.

Außerdem ruft autoritäres Auftreten auch Aggression hervor, was die Beobachtung des wirklichen Verhaltens eines Gruppenmitgliedes erschweren kann (Unfreiheit des Reagierens).

Eine demokratische Leitung dagegen vermittelt Gelegenheiten, gute Beziehungen zu entwickeln, weil sie eine harmonische und angenehme Atmosphäre für die Zusammenarbeit schafft und vertrauenerweckend wirkt.

Wenn eine Gruppe sich erst einmal formiert hat und
zusammenarbeitet, können wir verschiedene Rollen unterscheiden.

Rollen, die Zusammenarbeit erschweren, sind:

1. *Der Besserwisser oder Alleswisser*
Das ist derjenige, der immer meint, alles besser zu
wissen; ("Hans-Dampf-in-allen-Gassen"). Wenn er auf
Widerstand stößt, wird er entweder aggressiv oder er
nimmt anderen gegenüber eine herablassende Haltung
ein.
Man lasse die Gruppe selbst gelegentlich sagen, was
sie von ihm hält, oder wenn er *wirklich* einmal etwas
mehr weiß von dem, was zu tun ist, ernenne man ihn zum
"Sachverständigen". Er erlangt dann eine gewisse soziale Anerkennung, wodurch er sich positiv mit der Gruppe
in Zusammenhang gebracht fühlt. Hüllt er sich, nachdem
er sein Sprüchlein aufgesagt hat, demonstrativ in
Schweigen, helfe man ihm darüber hinweg, indem man ihn
z.B. einmal nach seiner Meinung über die Meinung der
anderen befragt.
Seine vermutlich negative Kritik kann vielleicht
doch Pluspunkte für *die ganze Gruppe* ergeben.

2. *Der Negative*
Er zeigt der Aktivität bzw. dem Objekt gegenüber eine
negative Haltung, verwirft Ideen, ist pessimistisch,
weigert sich, mitzuarbeiten. Ein freundlich einladen-
des Auftreten bleibt da immer noch die beste Taktik.
Man appelliere an seinen Ehrgeiz, mache Gebrauch von
seinen Kenntnissen und Erfahrungen und lasse ihm so
die Anerkennung zuteil werden, um die er eigentlich
bittet.

3. *Der Aggressive*
Dieser bringt Feindseligkeit gegenüber der Gruppe oder
einem Gruppenmitglied zum Ausdruck. Er kritisiert gern
andere. Jeder Mensch ist aber in gewissem (geringerem
oder größerem) Maße aggressiv. Manchmal muß man sich
zur Wehr setzen und den anderen fühlen lassen, daß er
mit uns zu rechnen hat.
Der aggressive Mensch ist innerlich oft unsicher
und ängstlich. Er reagiert wie ein Stachelschwein:
Wenn Gefahr droht, stellt er die Stacheln hoch.
In der Gruppe sollte eine gute Atmosphäre herrschen,
in der sich Toleranz entfalten kann. Dabei ist zu bedenken, daß man schnell gereizt reagiert, wenn es um
Prinzipien oder Weltanschauungen geht. Man erlaube
den anderen nicht zu spotten oder beleidigende Bemerkungen zu machen.

4. *Der Schüchterne oder Schweiger*
Man versuche, das Selbstvertrauen eines solchen Menschen dadurch zu stärken, daß man ihm bei seinen Unternehmungen unterstützt; man lasse ihm Anerkennung zuteil werden. Man stelle ihm gelegentlich leicht zu beantwortende Fragen, bei denen er keine Angst zu haben braucht, sich zu verheddern oder lächerlich zu machen.
Oft ist der Schweiger ein guter Beobachter. Man sollte ihn in dieser Eigenschaft für die Gruppe einsetzen.

5. *Der Streitsüchtige und der Steckenpferd-Reiter*
Bei dem Streitsüchtigen sollte man ruhig bleiben. Man lasse sich nicht in den Streit hineinziehen, sondern sorge dafür, daß die Gruppe weitermachen kann.
Der Steckenpferd-Reiter hat einige wenige Themen, die er bei jeder passenden und unpassenden Gelegenheit anbringen möchte. Wenn die Gruppenmitglieder ihre Unarten erst einmal kennengelernt haben, wird ein freundlicher Wink genügen, um ihn wieder zu der gemeinsamen Tätigkeit zurückzubringen.

Rollen, die Zusammenarbeit fördern, sind:
1. *Der Organisator*
Das ist derjenige, der einen Blick für Zusammenarbeit hat und gern Anordnungen trifft, Aufgaben verteilen möchte usw. Er kann eine gute Hilfe sein, aber auch lästig werden, wenn er anderen alles aus der Hand zu nehmen versucht. Häufig erlebt man z.B., daß solche Menschen informelle Leiter der Gruppe sind. Drängt sich jemand zu sehr in den Vordergrund, hat man ihn deutlich, aber freundlich in seine Schranken zu verweisen.

2. *Der kritische Denker*
Dieser verfolgt alles ruhig, beobachtet und behält alles, um dann ab und zu sehr gewandt einzugreifen, manchmal auch in wirklich günstigen Augenblicken, wenn man nicht mehr weiter weiß.

3. *Der Initiator*
Er macht Vorschläge und steuert neue Ideen bei, die einer Gruppe wieder frisches Leben einhauchen können.

4. *Der Animator*
Dieser weiß Begeisterung bei der Gruppe zu erwecken, regt vor allem auch die Passiveren an und beruhigt die anderen durch seinen Beitrag zu einer freundschaftlich entspannten Atmosphäre.

5. *Der Friedensstifter*
Er versteht es, Konflikte dadurch zu besänftigen, daß
er die Streitfrage relativiert, indem er z.b. einen
Scherz macht oder eine Anekdote erzählt, die mit dem
Konflikt in Zusammenhang steht. Er ist für die Ein-
tracht in der Gruppe von großer Bedeutung.

6. *Der Aufbauer*
Er animiert zur Aktivität und Beschlußfassung und möchte die Gruppe gern einem guten Ende zuführen. Er ist
immer beschäftigt, Möglichkeiten aufzuspüren, alles
in guter Harmonie verlaufen zu lassen.

7. *Der Hilfreiche*
Das ist derjenige, der immer danach strebt, anderen
mit Beispielen zu helfen.

8. *Der Erklärer*
Er wird z.b. gern zusammenfassen, was in der Gruppe
gesagt oder getan worden ist.

Diese Rollenverteilung innerhalb einer Gruppe haben
wir aufgeführt, weil man immer zu berücksichtigen hat,
daß sowohl psychiatrische wie geriatrische Patienten,
aber auch geistig Behinderte genau wie andere Menschen
die Neigung haben, sich Rollen anzueignen, wenn vielleicht auch in geringerem Maße.
Außerdem: wenn man weiß, daß sich in einer Gruppe
so viele Möglichkeiten von Rollen und Rollenverschie-
bungen anzeigen können, steht man dem nicht mehr so
unsicher gegenüber, weil man vorbereitet ist.

5.7 Die geeignete Arbeitssituation

Arbeit als Therapie beabsichtigt, den Patienten mit
der Realität zu konfrontieren; einer Lebensrealität,
bei der Arbeit noch immer eine wichtige Rolle spielt,
wenn es darum geht, man selbst sein zu können (Kapitel 1).

Wenn man die Konfrontation mit der Realität anstrebt,
wird die Arbeit einer wirklichen Betriebssituation
zu entsprechen haben, sollten also vorhanden sein:
1. eine eigene Organisation mit direkter Kommunikation zum Vorstand der Anstalt,
2. ein eigener Etat mit eigener Kostenüberwachung
   sowie
3. eine moderne betriebsmäßige Ausstattung.

5.7.1 Eigene Organisation mit direkter Kommunikation zum Vorstand

Sicher ist, daß lange Kommunikationswege durch die
verschiedenen Instanzen der Gesamtorganisation dazu
führen, daß bei der Ausführung häufig Stockungen und
Mißverständnisse auftreten.
Aufgrund dieser Überlegungen ist es günstig, wenn
dem Leiter der Arbeitstherapie die Befugnisse vom Vorstand direkt übertragen werden. In der Praxis wird
dies jedoch häufig dadurch erschwert, daß der Vorstand
aus mehreren Personen besteht, und es sich zeigt, daß
die praktischen Befugnisse dieses mehrköpfigen Vorstan-
des nicht gleichwertig sondern hierarchisch verteilt
sind.
Es kann dann vorkommen, daß z.B. ein Arzt, dem ein
Pflegeleiter und ein kaufmännischer Leiter zur Seite
stehen, mit der Gesamtleitung der Anstalt betraut ist.
Im Falle einer solchen Organisation, in der der
Schwerpunkt bei dem Arzt liegt und die übrigen Funk-
tionsträger lediglich delegierte Befugnisse haben, erlebt man häufig, daß die Arbeitstherapie, was den therapeutischen Aspekt betrifft, dem Leiter des Pflege-
personals, und, was die finanzielle Seite anbelangt,
dem Finanzverwalter unterstellt ist. Solche Strukturen
führen zu Kompetenzwirrwarr, zur Kompetenzstreiterei
und zu anderen menschlichen Unvollkommenheiten. Die
Arbeitstherapie erfordert einerseits agogisch-thera-
peutisch ausgerichtete Beschlüsse und andererseits
Managements-Beschlüsse, die die erforderlichen Bedingungen herstellen. Diese Kombination ist so grundver-
schieden von der, wie sie z.B. in der Pflege erforderlich ist, daß sie eine *selbständige, nicht abgeleitete Position in der Gesamtheit der Organisation* voraussetzt.
Daß dies jedoch in der Praxis noch kaum in Betracht
gezogen wird, ist vielleicht dadurch zu erklären, daß
die Überlegungen bei der Leitung bis heute nur vom
"Arbeiten mit Patienten" ausgingen. Man ist sich kaum
der Tatsache bewußt, daß Arbeit als Therapie eine ago-
gisch-therapeutische Disziplin ist, und daß Menschen
von Format nötig sind, um ihr wirklich Gestalt geben
zu können.
Damit sind wir bei der Organisation der Arbeitstherapie angelangt. Denn in einer Arbeitstherapie, in der
verschiedene Arbeitsmöglichkeiten und Schwierigkeitsgrade auf individuelle Patienten und damit individuell
zu erreichende Zielsetzungen angewandt werden müssen,
wird auch an der Spitze der Arbeitstherapie eine Auf-

gabenverteilung vorzunehmen sein. Neben dem Leiter
der Arbeitstherapie, der die therapeutischen Aspekte
gewährleisten sollte, mit allen zugehörigen Betreu-
ungsfunktionen (der Patienten und der Arbeitsbetreuer), wird ein Arbeitsexperte mit der Aufgabe eines
Betriebsleiters sicher notwendig sein.
Seine Funktion könnte umfassen: Einrichtung und
Verbesserung der Arbeitsplätze hinsichtlich der räumlichen Faktoren, der Maschinen, Beurteilung des Produktes, Normen und Zeitberechnungen.
Ferner: die Beurteilung neuer Projekte auf ihre
Möglichkeiten hin sowie alle weiteren arbeitstechni-
schen Angelegenheiten. Der Arbeitsexperte wird in Ab-
stimmung mit den Arbeitsbetreuern Teilaufgaben und
Schwierigkeitsgrade aufstellen und angeben, welche
Belastungen je Teilaufgabe zu erwarten sind, so daß
die Arbeitsbetreuer bestimmen können, welche Patienten für ein bestimmtes Projekt in Frage kommen.
Wie bereits ausgeführt, werden für jede Phase der
Arbeitstherapie unter Verantwortung des Leiters der
Arbeitstherapie einzelne Therapeuten die Leitung der
Gruppen übernehmen können. Diesen wiederum können
vielfach examinierte Helfer assistieren. Die Examinier-
ten werden ihrerseits die in Ausbildung befindlichen
Arbeitstherapeuten unterweisen und in ihre Aufgabe
einzuführen haben.

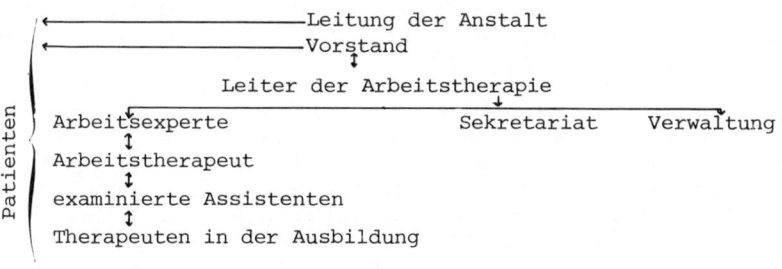

5.7.2 Eigener Etat und eigene Kostenkontrolle

Eine sich selbst respektierende und gut funktionieren-
de Arbeitstherapie wird die Dinge in der Hand behalten
wollen. Das ist nur möglich, wenn alle Mitarbeiter die

Notwendigkeit dazu einsehen und bereit sind, daran mitzuarbeiten.

Um eine effektive Verwaltung und Kostenüberwachung zu gewährleisten, wird u.U. von jedem Mitarbeiter verlangt werden müssen, z.B. einige buchhalterische Arbeiten zu übernehmen.

Manchmal werden auch Datenlisten, die geführt werden, eine doppelte Funktion erfüllen: zum Nutzen des therapeutischen Prozesses und zum Nutzen der Übersichtlichkeit der Verwaltung.

Zu denken ist dabei an Zeitanalysen, Ausschußprozentsätze und u.U. Multimomentaufnahmen, um nur einige Beispiele zu nennen. Die Kostenüberwachung wird, zumindest in groben Umrissen, vom Arbeitsexperten betrieben werden können.

In diesem Zusammenhang ist es wichtig, daß intern genau kalkuliert und protokolliert wird, welche Arbeiten Menschen in dienstleistenden Funktionen zum Nutzen der Anstalt erfüllen. Diese Posten werden häufig übersehen, nämlich der Gemüse- und Obstanbau, die Wäscherei und andere Hausarbeiten und die Arbeitsmöglichkeiten in der Verwaltung (zum Nutzen der Anstalt).

Selten werden diese Arbeiten nach den Tarifen vergütet und nach Preislisten in Rechnung gestellt, wie sie in der Gesellschaft draußen üblich sind.

Die Lieferung von Gemüse und Obst aus eigenem Anbau an die Anstalt wird z.B. nach den täglichen Markttarifen intern zu verrechnen sein.

Vorgänge des Wiegens, Verpackens, der Qualitätsbeurteilung und des Weitergebens der Kalkulationszettel an die Verwaltung zur weiteren Verrechnung haben wieder eine zweifache Wirkung:

Zum einen knüpfen derartige Vorgänge viel mehr an die Realität in der Gesellschaft an, was als agogischer Teil im Arbeitsprozeß für den Patienten verwendet werden kann.

Zum anderen kann die Arbeitstherapie durch ihre Buchführung eine klare finanzielle Position gegenüber der Gesamt-Organisation der Anstalt erreichen. Damit soll nicht gesagt sein, daß die finanzielle Lage dadurch rosiger würde als es jetzt, wie man oft zu hören bekommt, der Fall ist. Jedoch erhält man einen auf reellen Tatsachen anstatt Vermutungen gegründeten Überblick über die wirklichen Kosten. Auf der Basis wird man dann einen im Verhältnis zu anderen Disziplinen angemessenen Etat beanspruchen können. Ein Jahreshaushalt, in den aufgrund eines Kostenvoranschlages die Planung von Gebäuden, Maschinen und Personal auf-

genommen werden kann, wird über die Kostenüberwachung
zu einer Abrundung der jährlichen Gewinn- und Verlust-
rechnung führen können.
    Entscheidend ist, daß die Personalbesetzung nicht
in erster Linie vom Kostenfaktor abhängig zu machen
ist, sondern von den in der Arbeitstherapie angestreb-
ten agogischen Zielen.

5.7.3 Moderne betriebsmäßige Ausstattung

Will man den Patienten sinnvolle Arbeit anbieten, in
der sie das wirkliche Arbeitsgeschehen erkennen und
sich darauf vorbereiten können, dann erfordert diese
Absicht der Therapie eine wirkliche Betriebs- oder
Werkstatt-Situation. Das bedeutet nun nicht, daß immer die neuesten Gebäude zur Verfügung stehen müssen,
aber doch, daß die Arbeitsmöglichkeiten dem neuesten
Stand entsprechen.
    Daß Gebäude und Maschinen den Anforderungen der Be-
triebssicherheit zu entsprechen haben, daß ausreichen-
der Arbeitsraum, Lüftung usw. vorhanden sind, ist eine
Selbstverständlichkeit.
    Daß man die Arbeiten mit in der Gesellschaft übli-
chen Methoden und den dort gebräuchlichen Gerätschaf-
ten verrichtet, ist ein weiteres Erfordernis. Es bedarf keiner Erörterung, daß die Beschaffung von Hilfs-
und Sicherheits-Apparaturen, wenn man es mit verschiedenen Arten von Behinderung zu tun hat, ebenfalls dazu zählt.
    Die Anschaffung von Maschinen und Geräten hat in
erster Linie dem Patienten zu dienen, erst in zweiter
Linie der Produktion.
    Die Aufstellung einer großen Maschine, die wegen
des Lärms und des störenden Geruchs in einem abge-
schlossenen Raum untergebracht werden muß, und deren
Bedienung nur einem erstklassigen Fachmann mit einem
sicheren Gefühl für die komplizierte Einstellung überlassen werden kann, bringt auch nicht den geringsten
arbeitstherapeutischen Nutzen. Die Anschaffung ist zu
vermeiden.

5.8 Das Ziel der Arbeitstherapie

Zu Anfang dieses Kapitels wurde gesagt, daß die Arbeitstherapie zum Inhalt hat:
a) die Entfaltung der Arbeitsfähigkeit;
b) die optimale Selbstverwirklichung der daran teilnehmenden Individuen zu erreichen (Verhaltensbeeinflussung).

Bei vielem, was in Kap. 5.3, 5.4 und 5.5 gesagt wurde, handelt es sich um den Weg zur optimalen Selbstverwirklichung der Individuen und damit zu erreichendem Arbeitsverhalten.

Um Wiederholungen zu vermeiden, werden wir uns hier mit der Entfaltung der Arbeitsfähigkeit beschäftigen.

Das wichtigste Hilfsmittel, das dabei zur Verfügung steht, ist die kontinuierliche Entwicklung und Anwendung von Meßtechniken (Bewertungen).

5.9 Meßtechniken (Bewertungen)

Um in einem Verhaltensbeeinflussungsprozeß als Beeinflusser ("change agent") wirksam vorgehen zu können, muß das erreichte Ergebnis regelmäßig beurteilt werden.

Aus einer solchen Beurteilung ergeben sich Konsequenzen für die nächste Stufe. Zwischen dem Beginn des Prozesses (der "Diagnose" des Klientensystems) und irgendeinem Zeitpunkt während der Therapie können sich beim Klienten allerlei Entwicklungen vollziehen, woraufhin die Zielsetzung oder die Beeinflussungsmethode verändert werden müssen. Erfolgen Beurteilung und Methodenüberprüfung nicht in regelmäßigen Abständen, entsteht die Gefahr, daß die Arbeit zu einer Routine erstarrt, die sich immer weiter fortsetzt, ohne daß überhaupt noch jemand begreift, worum es eigentlich geht. Der Hospitalismus von Anstalts-Patienten könnte zum Teil aus der abstumpfenden Routine erklärt werden (Kap. 2, S. 74).

Regelmäßige Beurteilung, Bewertung und Überprüfung bezeichnen wir als Evaluation oder als Gewinnung von "feedback". Wörtlich bedeutet "feedback" "Zurückspeisung". Es wird auch übersetzt mit "Rückkopplung". Das Prinzip ist mit der Arbeitsweise eines Thermostates für eine Zentralheizung zu vergleichen. Die großen Unterschiede zwischen dem Thermostat und dem Arbeitstherapeuten sind jedoch:

a) daß der Arbeitstherapeut nicht so genaue Messungen vornehmen kann wie der Thermostat;
b) er häufig nicht weiß, was er mit den erhaltenen Daten anfangen soll und
c) er ebensowenig weiß, was nun genau beurteilt werden muß, um ein brauchbares "feedback" zu erhalten.

Das unter a, b und c Genannte bezieht sich auf die Zuverlässigkeit der Beurteilung, die Brauchbarkeit der erhaltenen Daten und die Gültigkeit ("Validität") der Meßvorgänge (mißt die Methode, was sie messen soll?).

Erst wenn man einen vollständigen Überblick über die genannten Punkte hat, kann von dem feedback in der Thrapiesituation wirkungsvoll Gebrauch gemacht werden.

Diese drei Punkte sollen jetzt besprochen werden.

5.9.1 Zuverlässigkeit und Validität

Gegenstand der Beurteilung in der Verhaltensbeeinflussungssituation ist nicht eine Naturerscheinung (wie die Temperatur), sondern das Verhalten von einem oder mehreren Menschen. Dieses Beurteilungs-Objekt ist selbst Ausgangspunkt von Verhaltensweisen; außerdem hat jedes Verhalten einen Zweck. Hinzu kommt erschwerend, daß das Verhalten von einem anderen Menschen beurteilt wird, was leicht zur Urteilsverformung als Folge allgemeiner bekannter Mechanismen (wie Projektion und Identifizierung) führen kann. Um das Verhalten eines anderen gut beurteilen zu können, müssen wir uns darüber nicht nur im klaren sein, sondern diese Mechanismen sind gewissermaßen sogar die Voraussetzung für eine gute Beurteilung.

Wenn wir uns nicht selbst in die Lage des zu Beurteilenden versetzen, ist es schwierig, eine konkrete Beurteilung seines Verhaltens abzugeben.

Eine Erscheinung, die wir bei der Beurteilung menschlichen Verhaltens vielfach antreffen, ist, daß der Beurteiler gern für alles, was über seine Sinnesorgane und sein Zentral-Nervensystem in sein Bewußtsein gelangt und zur Wahrnehmung führt, eine Erklärung haben möchte. Dabei zeigt sich, daß Verhaltensweisen, die für das Gefühl des Beurteilers in der beurteilten Situation sehr "typisch" sind, ihm bei der Suche nach einer Erklärung wenig Schwierigkeiten bereiten. Wir wundern uns nicht ,wenn wir sehen, daß jemand, der eine Zigarette in den Mund gesteckt hat, nun ein Feuerzeug aus der Tasche zieht, um sie anzuzünden. Der informative Wert einer derartigen Beobachtung ist der-

art gering, daß wir einen solchen Vorgang einfach
übersehen oder sehr schnell vergessen. Aber gerade
wenn wir es mit gestörtem Verhalten zu tun haben, ist
dieses Phänomen gefährlich, weil wir als Beurteiler
grundsätzlich uns selbst als Maßstab für Normalität
zu nehmen pflegen und deshalb von anderen erwarten,
daß sie in einer bestimmten Situation dasselbe tun wie
wir. Die Unbegreiflichkeit des Verhaltens von Psychotikern (so häufig geringschätzig als "verrückt" bezeichnet) haben wir deshalb nicht dem Psychotiker zuzuschreiben (der sich "verrückt" aufführt), sondern vielmehr unserem Versagen als Beurteiler, weil wir etwas
für verrückt halten, wenn wir keine Erklärung dafür
haben.

Es ist bekannt, daß der eine ein besseres (das
heißt weniger von Vorurteilen beeinflußtes, objekti-
veres) Urteil über das Verhalten anderer Menschen abzugeben pflegt als der andere. Gibt es also gute und
schlechte Beurteiler? Das ist schwer zu sagen, weil
selbst das beste Pferd einmal strauchelt und auch der
genaueste Beurteiler gelegentlich einen schweren Fehler machen kann. Ein gutes Urteilsvermögen ist nicht
etwas, was man von Geburt an hat oder nicht. Es kann
sich durch Übung und Schulung entwickeln, obwohl nicht
abzuleugnen ist, daß bestimmte Charaktereigenschaften
förderlich sein können. Dijkhuis (1961) fand heraus,
daß die Motivierungen der Urteile bei schlechten Beurteilern u.a. emotional gefärbt und unklar waren,
während die von guten Beurteilern u.a. "sachlich, objektiv, klar und angemessen" waren. Dijkhuis erklärte
diesen Kontrast als das Resultat einer unterschiedlichen Anwendung der Kategorien zur *Strukturierung* von
Wahrnehmungen. Die Strukturierung guter Beurteiler
ist demnach dadurch gekennzeichnet, daß sie einen relativ großen Überblick über das zu beurteilende Material haben, für neue Elemente offen sind und Distanz wahren.

Wie gut man das Verhalten anderer Menschen auch zu beurteilen vermag, Fehler werden immer gemacht. Die klassischen Fehler bei Beurteilungen sind:
a) der Beurteiler zieht seine Auffassung von der Be-
   urteilungsaufgabe derjenigen des Auftraggebers vor.
   Manchmal gibt es gar keinen Auftraggeber, oder dessen Auftrag ist nicht klar, so daß der Beurteiler
   nicht anders kann, als seinen eigenen Ansichten zu
   folgen.

b) der "Halo-Effekt": die "störende Ausstrahlung auf-
   fallender Eigenschaften auf andere" (de Groot,
   1961);
c) der Sequenz-Effekt: die Nachwirkung vorangegangener
   Beurteilungen;
d) selektive Beurteilungen nach allgemein menschlichen
   oder sehr persönliche Neigungen;
e) der Kontaminations-Effekt im engeren Sinne: die
   "Beurteilung wird zweckentfremdet. Es geht gar
   nicht mehr um Unbefangenheit und Vorurteilslosig-
   keit" (de Groot, 1961).

Daraus kann gefolgert werden, daß der Mensch als Instrument für die Messung (Bewertung) menschlichen Verhaltens äußerst unzuverlässig ist. Es ist der Anthropologie, Soziologie und Psychologie noch lange nicht
möglich, so genau zu messen wie die Naturwissenschaf-
ten. Damit kommen wir zum Problem des Verhältnisses
zwischen Zuverlässigkeit und Gültigkeit (Validität)
einer Meßmethode. Die Validität zeigt an, in welchem
Ausmaß die Methode mißt, was sie messen sollte, während die Zuverlässigkeit anzeigt, inwieweit sich die
Messungen auf die Wirklichkeit beziehen oder auf ne-
bensächliche Faktoren (Trübung) wie z.B. den "Halo-
Effekt". Allgemein kann man sagen, daß die sogenannten objektiven Methoden, die Psychologen in der Form
von "Tests" oder "Skalen" geschaffen haben, zuverlässiger sind als die intuitiven Methoden wie freie Beobachtung, freies Interview usw. Aber die objektiven
Methoden sind häufig weniger gültig bzw. brauchbar als
die Methode, bei der man gleichsam intuitiv (oder:
durch Erfahrung) das Richtige herauspickt.
   Sowohl das subjektive Beurteilen wie auch das objektive Messen ist mit Nachteilen verbunden, so daß
es schwer ist zu sagen, welchem in der Praxis der Vorzug zu geben ist. Bei der Suche nach neuen und besseren Beurteilungsmethoden wird man einen Kompromiß anzustreben haben zwischen einer möglichst großen Validität und Brauchbarkeit für die Praxis einerseits
und einer großen Zuverlässigkeit andererseits. Bei
der Suche nach diesem Kompromiß sollte jederzeit die
praktische Brauchbarkeit ("Feedback"-Funktion) im
Mittelpunkt stehen.

5.9.2 Brauchbarkeit

Die Frage: "Was habe ich nun eigentlich zu messen?"
ist nicht zu lösen ohne Antwort auf die Frage: "Wozu
will ich die Ergebnisse verwenden?" In jeder praktischen Situation werden diese Fragen verschieden zu
beantworten sein.

Beobachtungen können vielerlei Gestalt annehmen.
Der Beobachter kann für den Beobachteten sichtbar
oder unsichtbar sein. Er kann sich als Beobachter zu
erkennen geben oder nicht. Er kann hinterher mit eigenen Worten beschreiben, was er wahrgenommen hat, er
kann aber auch ständig protokollieren, was im einzelnen vor sich geht. Im letzteren Fall kann er von Hilfsmitteln Gebrauch machen (Tonbänder, Videorecorder).

Eine sehr spezielle Methode ist die "teilnehmende
Beobachtung". Bei dieser Technik begibt sich der Beobachter in die Gruppe, die er studieren möchte, und
verhält sich wie ein Gruppenmitglied. Manchmal gibt
man vorher bekannt, daß man nachher einen Bericht darüber zu schreiben gedenkt, manchmal spielt man aber
auch ganz und gar die Rolle des Mitgliedes. Die künst-
lichen Einschränkungen, Unübersichtlichkeiten und andere Ungenauigkeiten in der Beurteilung können bei dieser Methode zu einem guten Teil abgefangen werden. Ein
Nachteil ist jedoch, daß der Teilnehmer schnell emotio-
mal an der zu beobachtenden Gruppe beteiligt ist und
dadurch den Beobachteten nicht mehr unbefangen gegenübersteht.

Im allgemeinen wird man "standardisierten Beurteilungsmethoden" den Vorzug geben. Der Standard besteht
dann meistens aus einer Anzahl von Kategorien und Stufen, in die das wahrgenommene Verhalten einzuordnen
ist. Die Anzahl der Kategorien bleibt konstant, und
die Beurteilung (Eintragung), wie auch die Bearbeitung
der "Meßwerte" sollte immer nach gleichbleibendem Muster geschehen. Manchmal werden sehr spezifische Ver-
haltensbeschreibungen benützt, so daß die Standard-
Liste sehr lang werden kann.

Oft hört man den Einwand, der Therapeut, der mit
standardisierten Beurteilungslisten zu arbeiten hat,
fände darin nicht jene Verhaltensweisen wieder, die
er als "feedback" nötig zu haben scheint, während dem-
gegenüber Verhaltensweisen auf der Liste stünden, die
ihm nichts sagen. Die Formulierung der zu beurteilenden Verhaltensweisen ist nicht für jeden immer gleich
deutlich, und man neigt manchmal dazu, auf den vertrauten alten schriftlichen Bericht zurückzugreifen,

wo man wenigstens das loswerden konnte, was man für
wichtig hielt. An der Validität vieler Beobachtungs-
skalen kann deshalb wohl gezweifelt werden, aber mehr
noch kann man hinter der Brauchbarkeit Fragezeichen
anbringen. Einerseits ist die Brauchbarkeitsproblema-
tik vielleicht der "akademischen" Konstruktion einer
Skala, die nicht der "Wirklichkeit" entspricht, zuzuschreiben, andererseits ist aber auch die Kritik an
den Skalen-"Konstrukteuren" nicht immer gerechtfertigt,
weil in der Praxis oft eine gewisse Voreingenommenheit
Veränderungen gegenüber gezeigt wird, die ein wenig
merkwürdig anmuten. Die Brauchbarkeit einer Beurtei-
lungsmethode als Quelle von feedback hängt außerdem
nicht nur von den Eigenschaften der Methode an sich
ab, sondern vor allem auch von der Verwendungsfähig-
keit und Praxisnähe. Es ist dennoch festzustellen, daß
heute noch keine universell anwendbaren, zuverlässigen
und validen Meßmethoden für die Arbeitstherapie in der
Praxis vorliegen. Man kann sich aber fragen, ob es
deshalb nötig ist, auf die uralten Intuitionsmetho-
den zur Verhaltensbeurteilung zurückzugreifen.
Weniger subjektive, mehr standardisierte und formell festgelegte Methoden wären in dieser Zeit zuneh-
mender Kompliziertheit auf psycho-, soziohygienischem
und organisatorischem Gebiet wünschenswert. Das gilt
sicher, wenn man mit der Beurteilung ein Entlohnungs-
system verbinden möchte, so daß die Beurteilung (in
Zahlen ausgedrückt) ausschlaggebend ist für das Ta-
schengeld oder den Wochenlohn des Klienten.
Man könnte überlegen, eigens für jede praktische
Situation ein zuverlässigeres Instrument zu entwerfen
und dies auf seine Brauchbarkeit hin zu prüfen, aber
das kann man als Arbeitstherapeut ohne Studium der
Verhaltenswissenschaft und ohne Statistik-Kenntnisse
nicht allein verwirklichen. Teamarbeit mit Psychologen,
Statistikern usw. ist deshalb erforderlich. Weiter
bleibt es offen, ob mehr oder weniger "universell"
ausgerichtete Skalen nicht doch nützlich sind: sie
können sehr viel Arbeit ersparen. Man kann schließlich
das eine anwenden und das andere weiterverfolgen.
Letztgenanntes müßte dann z.B. besonders auf die eigene Situation abgestimmt werden. Man könnte anfangen
mit:

1. einer Analyse des Inhaltes schriftlicher Berichte;
2. Strukturieren durch Kategorisieren;
3. Gruppen von Kategorien unterscheiden;
4. Listen mit Verhaltensweisen daraus zusammenstellen,
   die in diese Kategorien-Gruppen passen und aufgrund

SCHEMA

Klient
in der Perspektive von
Vergangenheit
Gegenwart
Zukunft

Menschliches
Wesen mit   emotionalen
            intellektuellen
            und anlagebedingten } Fähigkeiten

soziales
als
physisches—psychisches

findet ein Klient eine
soziale Rolle, Verwirk-
lichung in der Arbeits-
situation
eine Art der Anpassung
in der Arbeitssituation

Arbeitsfeld
das Arbeitsfunktionieren
in objektiver (was die
anderen sehen) und sub-
jektiver Bedeutung (was
Klient selbst erlebt).

Belastung von innen
physisch-psychisch-sozial
Belastung von außen
(Forderungen der Gesellschaft)
Hilfsquellen
(Betreuung)

Belastbarkeit
Tragfähigkeit (Ego-Kräfte)   Hoffnung

Bereitschaft zum Handeln
(Motivation)
Traglast   Widerwille

Prozeß
agogische Aktion, zur
Entwicklung von Arbeits-
fähigkeit und Selbster-
forschung = systematische
Methode, Feststellung von
Tatsachen, Durchdenken
von Tatsachen, Handlungs-
plan

Mittel:
Arbeitsprozeß
Arbeitssituation
Meßtechniken
Betreuer als
Instrument
der Gruppenprozeß

Veränderungen im Arbeitsverhalten
des Klienten, sowohl im engeren
wie im weiteren Sinne

Veränderungen in Umgebung,
Klientensystem und Gesellschaft.

Beziehung durch:
1 Empathie
2 Achtung
3 Wahrhaftigkeit } Betreuer
4 Konkretheit
5 Selbsterforschung
6 Akzeptierung des Klienten
7 Selbstbestimmungsrecht des
  Klienten
8 Psychologische Unabhängigkeit,
  wodurch Vertrauen gewährleistet
  ist
9 eigene Möglichkeiten und
  Grenzen kennen
10 Rolle und Funktions-Klarheit

Endziel:
von einer unerwünschten Situation
(Fehlen oder Rückschritt von Arbeits-
möglichkeiten) zu einer höherwertigen
Situation zu kommen, zweckmäßiges
Funktionieren in der Arbeitssituation,
im Rahmen der Möglichkeiten des
Klienten.

Bewertung: (Evaluation)

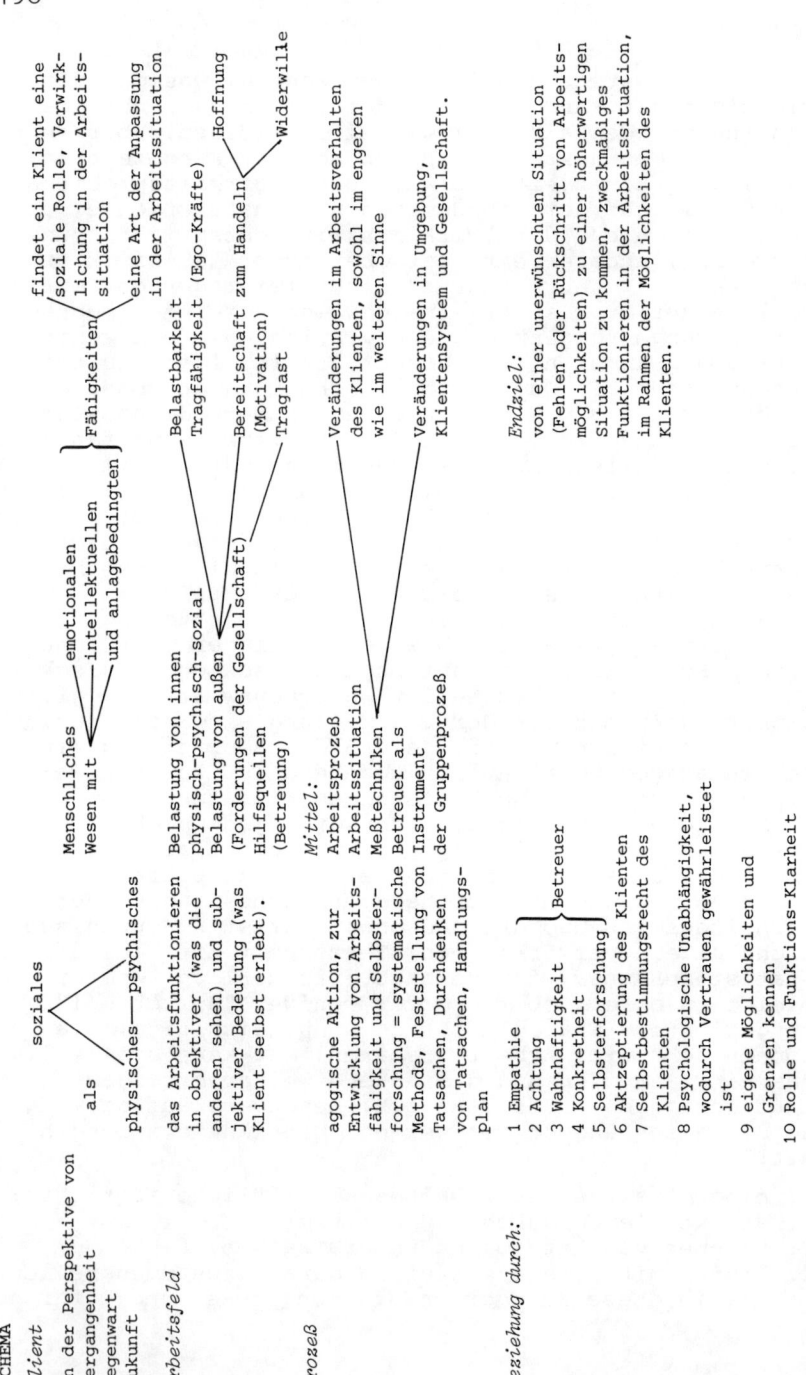

der vorhergehenden Untersuchung nützliche Informationen liefern können. Diese Listen werden in der Arbeitssituation dadurch überprüft, daß die Verhaltensweisen bei beobachtetem Auftreten angekreuzt werden;

5. während einer gewissen Zeitspanne sind die erhaltenen Resultate mit Hilfe einer einfachen, beschreibenden Statistik zu analysieren (zählen, Durchschnitt, Streubreite usw.);

6. anhand der Analyse nach Punkt 5 kann man dann bestimmen, welche Verhaltensweisen auf der Liste nützliche Informationen liefern und welche offensichtlich nicht. Man kann die nutzlosen streichen und die nützlichen stehen lassen, umformulieren, ergänzen, kurzum: anpassen.

So kann man weiter experimentieren, bis man, von der eigenen Situation aus, zu einer wirksamen und brauchbaren Skala gekommen ist, die standardisiert ist und hoffentlich zuverlässig und valider als der intuitive Bericht.

Zwei Dinge sind bei einem derartigen Vorgehen von großer Bedeutung:

a) Man hat sich ständig kritisch auf die Frage zu besinnen, ob die erhaltenen Informationen eine wirksame Rolle bei Beschlüssen hinsichtlich der Behandlung der Patienten oder bei der Organisation der Arbeit spielen.

b) Ein Fachmann auf dem Gebiet der Beurteilungs- und Meßtechniken für menschliches Verhalten hat die statistischen und methodischen Aspekte des Meßvorgangs dauernd zu betreuen (meist ein Psychologe).

6 Arbeitstherapeutische Situationen (Fälle)

Zweck dieses Kapitels ist es, Kapitel 5 auf praktische
Weise zu ergänzen, indem wir einige Fälle vorstellen,
die für Gruppendiskusionen und Rollenspiele geeignet
sind. Wo nötig, sind Ausarbeitungsmöglichkeiten durch
Fragen angegeben.

Die Fälle, von denen einige Prüfungsmaterialien entnommen sind, sind zu unterteilen in:
1. Einzelfälle
2. Gruppenfälle
3. organisatorische oder arbeitstechnische Problem-
   fälle.

6.1 Einzelfälle

Fall I

Ein männlicher Patient wird im psychotischen Zustand
in ein psychiatrisches Krankenhaus eingewiesen. Bereits einige Wochen später beschließt das Behandlungsteam, den Mann in der Arbeitstherapie unterzubringen.
   Er kommt in die arbeitstherapeutische Beobachtungsabteilung. Diese ist, ebenso wie die Test- und Trainingsabteilung in einer Werkstatt für Behinderte, so
eingerichtet, daß sämtliche Beschäftigungsmöglichkeiten der gesamten Arbeitstherapie zur Verfügung stehen.
   Während der Beobachtungszeit stellt sich heraus,
daß der Patient eine Fachausbildung als Maschinenschlosser gehabt hat. In Abendkursen hat er Schweißen
gelernt und die Abschlußprüfung abgelegt; außerdem
hatte er auf einer früheren Stelle eine Ausbildung als
Feinmechaniker begonnen, aber nicht abgeschlossen.
   Es zeigt sich, daß seine Leistungen dem jetzt nicht
mehr entsprechen. Auch hat er in den letzten zwei Jah-

ren nicht mehr gearbeitet. Gleichzeitig hat sich herausgestellt, daß seine Frau die Scheidung eingereicht hat.

Das Behandlungsteam stellt sich als vorläufiges Ziel "Resozialisierung und Regulierung" des Patienten. Für die Arbeitstherapie bedeutet das, daß man diese Zielsetzung vor allem zu erreichen sucht durch:
a) das Anbieten einer für ihn geeigneten Gruppensituation;
b) die Gewöhnung an Arbeitsregeln und -Normen.

Aufgrund der arbeitstherapeutischen Beobachtungen und der vereinbarten Zielsetzung wird beschlossen, ihn in der Verpackungsabteilung der Kerzenmacherei unterzubringen. Diese Wahl wird aus einem großen Angebot von Objekten getroffen, wie unter anderem Daf-Montagearbeiten, Philips-Montagearbeiten, Montage von elektronischen Orgelteilen, Druckereiabteilung u.a.m.

Damit wird folgendes beabsichtigt:
a) Man läßt den Patienten mit einfacher Arbeit anfangen und langsam zu etwas Schwierigerem aufrücken.
b) Die Verpackungsarbeit wird in einem Gruppenverband verrichtet, so daß durch die Arbeit Kontakte möglich werden.

Nach einiger Zeit stellt sich heraus, wie die Prognose aussieht:
1. Rückkehr in den alten Beruf ist wegen des großen Rückschrittes nicht möglich. Die Zukunft für diesen Patienten wird die Tätigkeit in einer Werkstatt für Behinderte sein.
2. Es sollte nach einer ständig beschützenden Wohnumgebung gesucht werden.
3. Der Patient liegt noch weit unter der Norm für die beschützende Werkstätte. Er wird für die Leistungen, die für die Werkstatt für Behinderte erforderlich sind, geschult werden müssen (1/3 der Leistungen einer Arbeitskraft in einem normalen Betrieb).[20]

Eventuelle Stichpunkte für eine Diskussion:
1. Mit welchen Mitteln könnte man aus der arbeitstherapeutischen Beobachtung zu diesen Schlüssen gelangt sein?
2. Wie ist der Patient an Arbeitsregeln und -Normen zu gewöhnen?

---

20 Nach niederländischer Sozialgesetzgebung (Anm. d. Bearb.)

3. Wie wären die Kontaktmöglichkeiten für diesen Patienten in der Gruppe positiv zu beeinflussen?
4. Wie wäre der Patient vorzubereiten auf:
a) das Erreichen der Norm für die Werkstatt für Behinderte?
b) Das Wohnen in einer schützenden Umgebung bei gleichzeitigem Arbeiten in der Werkstatt (Status)?
c) Das Empfangen von Lohn und der damit verbundenen finanziellen Einteilung?
5. Was hält man davon, daß eine Arbeit ausgesucht wurde, die in keinem Zusammenhang mit a) der Berufsausbildung und b) der Berufserfahrung steht?
6. Ist es erforderlich, daß die Arbeit, die auch in der Werkstatt zu verrichten ist, vorher geübt wird?

Zur Übung der Fertigkeit im Umgang mit Möglichkeiten, die u.U. während der Diskussion der obengenannten Stichpunkte zum Ausdruck gebracht werden, kann man sich Rollenspiele ausdenken, wie z.B.
1. ein Gespräch zwischen Arbeitstherapeut und Patient, um die beruflichen Angaben zu erhalten, die benötigt werden, um Schlüsse aus der Beobachtungsphase ziehen zu können;
2. eine Einführung in die Gruppe, in die der Patient gebracht wird;
3. eine Erklärung der Tätigkeiten;
4. das Durchspielen der sich aus der Diskussion ergebenden Möglichkeiten zur Gruppenbeeinflussung (Stichpunkt 3);
5. das Durchspielen der sich aus der Diskussion des 4. Stichpunktes ergebenden Motivierungsvorschläge.

Fall II

geboren am: 25. April 1934,
Geschlecht: männlich,
Geburtsort: Djakarta, Indonesien,
Staatsangehörigkeit: niederländisch,
Konfession: römisch-katholisch,
Familienstand: verheiratet, 2 Kinder (geb. 1960 und 1964).
Ausbildung: Sechsjährige allgemeine Grundschule in Niederl. Ost-Indien (sechs Klassen in sieben Jahren), Mittelschul-Abschluß in den Niederlanden nach 5 Jahren, Zeugnisse für Maschinenschreiben und Handelskorrespondenz, Ausbildung zum mittleren Verwaltungsbeamten, kein Abschluß, ein Jahr Ausbildung für die Gemeindeverwaltung.

Arbeitsanamnese
Der Betreffende konnte wegen Internierung in den Jahren 1942-1945 während der japanischen Besetzung die Grundschule nicht normal durchlaufen. Nach der Befreiung mußte er die 5. und 6. Klasse wiederholen, um die nötige Grundlage für weiterführende Schulen zu erlangen. Im Juni 1947 verließ er die Grundschule. Seine Eltern bemühten sich um Rücksiedlung in die Niederlande, die im Januar 1948 möglich wurde.

In der Zwischenzeit ging er nicht zur Schule.

Im September 1948 ging er zur Realschule in der beim Auffanglager für Umsiedler gelegenen Stadt. Das erste Jahr mußte er wegen Anpassungschwierigkeiten an die niederländischen Verhältnisse wiederholen. Im Jahre 1953 bestand er die mittlere Reife. Gleichzeitig erhielt er im selben Jahr sein Zertifikat für Maschinenschreiben.

Anfänglich suchte er eine Bürostelle, die er auch in einem großen Betrieb fand. Unter dem Druck seines Vaters besuchte er abends einen Kursus für Handelskorrespondenz. Die Betriebsrichtung und auch der Kursus sagten ihm eigentlich nicht zu, die kaufmännische Seite gefiel ihm ebenso wenig. Trotzdem erwarb er 1956 sein Abschlußzeugnis als Handelskorrespondent. Unmittelbar darauf begann er mit einer Ausbildung zum mittleren Verwaltungsbeamten in der Absicht, eventuell nach Indonesien zurückzukehren.

Da Berichte über die dort völlig veränderten Zustände ihn veranlaßten, von einer Rückkehr nach Indonesien abzusehen, suchte er andere Möglichkeiten in den Niederlanden und brach die Ausbildung ab.

Es gelang ihm, eine Stellung bei der Staatsanwaltschaft zu erhalten. Er dachte, daß er durch eine zusätzliche Ausbildung im Fach "Kommunalverwaltung" eine Grundlage für diese Tätigkeit erlangen könnte und begann damit 1969.

Eine im Jahre 1970 erfolgte Versetzung in die Geschäftsstelle des Bezirksgerichts nach Amsterdam brachte ihn jedoch dazu, auch diese Ausbildung abzubrechen.

Der Betreffende wurde im Lauf des Jahres 1973 krankgeschrieben und vom staatlichen psychologischen Dienst untersucht. Dieser hat ihn zur Aufnahme an unsere Institution verwiesen.

Medizinisches Gutachten
Der Betreffende befindet sich in einer verwickelten,
komplizierten Lage mit langer Vorgeschichte, die münd-
lich besprochen werden sollte. Er ist Neurotiker mit
stark zwanghaften Zügen. Er besitzt eine durchschnitt-
liche Intelligenz und sehr wenig Selbsterkenntnis.
Seine Ambitionen waren und sind viel zu hoch gegriffen.
   Hierarchische Verhältnisse und Tempo-Forderungen
kann er nicht gut vertragen.
   Durch die dominierende Haltung des Vaters ist er
in einen Autoritätskonflikt geraten. Er ist bestimmt
nicht dazu geeignet, in der heutigen Arbeitsatmosphäre
tätig zu sein.
   Wohl eignet er sich für einfache Verwaltungsarbei-
ten unter einer verständnisvollen, nicht autoritären
Leitung.

Gutachten Berufswahltest
Die Situation des Betreffenden ist ausgesprochen
schwierig. Man kann - etwas lässig - von einem sehr
traurigen "Fall" sprechen.
   Er ist besonders gehemmt und, was sein Durchset-
zungsvermögen anbelangt, nicht zur Selbstverwirklichung fähig.
   Eigentlich ist nicht ganz klar, was mit diesem
Mann zu geschehen hat. Das ist schade, denn er ist
ein netter, korrekter, und auch stattlicher Mensch,
dessen Persönlichkeitsniveau äußerst auffällig von
seinem Leistungsniveau abweicht. Sein Arbeitstempo
liegt deutlich unterm Durchschnitt, da er in belasten-
den und kritischen Situationen sofort in Stress gerät,
wodurch seine Gehemmtheit sich noch steigert. Wenn er
Leistungen vorzuweisen hat, verfällt er in Apathie.
   Seine psychische Spannkraft und seine Nerven lassen ihn schnell im Stich, Spannungen kann er nur
schwer ertragen und verarbeiten. Viele Faktoren haben
dazu beigetragen, daß er das Opfer von allerlei Ängs-
ten geworden ist. Es ist absolut verständlich, daß
man ihn entlassen mußte.
   Der Psychologe ist der Ansicht, daß er erst einmal
eine stabilisierende psychotherapeutische Behandlung
braucht. Als Arbeitsmöglichkeit wird vorgeschlagen:
einfache Bibliotheks- oder Archivarbeit.
   Der Patient wird zur arbeitstherapeutischen Beobachtung vorgestellt. Die obengenannten Berichte werden
dem Arbeitstherapeuten zur Kenntnis gegeben.

Fragen zur Diskussion
1. Machen Sie eine Bestandsaufnahme der Daten, die
   Ihrer Meinung nach ausreichend, und derjenigen, die
   Ihrer Meinung nach nicht oder nicht ausreichend vorhanden sind.
2. Jede Disziplin hat ihre eigenen Verantwortlichkeiten und deshalb auch ihre Grenzen.
   Glauben Sie, daß in der Arbeitsanamnese, dem medizinischen und beruflichen Gutachten Grenzüberschrei-
   tungen oder im Gegenteil zu große Beschränkungen
   zu finden sind? Wie hätte man Ihrer Meinung nach
   verfahren sollen?
3. Was hätten Sie nach der Einlieferung des Patienten
   für ihn getan?
4. Welche Tätigkeit und welche Arbeitsumgebung sollte
   die Arbeitstherapie anbieten, und aus welchen Gründen?
5. Wie könnte die Prognose aussehen, und wie wäre der
   Betreffende dann zu betreuen?

Möglichkeiten zum Rollenspiel:
1. Die Darstellung mehrerer Empfangsmöglichkeiten für
   den Betreffenden.
2. Das Durchspielen von Betreuungssituationen.
3. Dem Patienten die Arbeitstherapieprognose erklären
   und seine Teilnahme sicherstellen.

Fall III

Personalien:
geboren am: 24. März 1948,
Geschlecht: männlich,
Geburtsort: Rotterdam,
Familienstand: ledig,
Beruf: Maschinenschlosser,
Konfession: niederl. reformiert

Arbeitsanamnese
Der Betreffende lebte vom 3. Lebensmonat an bei Pflegeeltern, weil seine unverheiratete Mutter nicht imstande und auch nicht bereit war, das Kind bei sich
zu behalten.
   Die Pflegemutter hatte eine blinde Liebe zu dem
Jungen und erlaubte ihm alles. Die gängigen kindlichen
"Ungezogenheiten" arteten zu Fehlverhalten (kleineren
Diebstahlsdelikten und Quälereien von Spielkameraden)
aus, häufig, um in den Besitz gewünschter Dinge zu
kommen, wie etwa Spielzeug.

Er durchlief die sechsjährige Grundschule normal und die Pflegeeltern entschlossen sich, ihn auf die Realschule gehen zu lassen, eigentlich gegen die Überzeugung des Vormundschaftsverbandes. Den Schwierigkeiten dieses Schulzweiges zeigte er sich nicht gewachsen, seine Unehrlichkeiten nahmen überhand.

Darum kam er mit 14 Jahren in ein Schülerheim. Er hat dies als Verrat an ihm und seinen Pflegeeltern empfunden und es niemals verwinden können. Im ersten Schülerheim wurde beschlossen, ihn zum Maschinenschlosser auszubilden. Dabei erwies er sich als guter Lehrling. Da er sich sehr günstig entwickelte, kam er mit 17 Jahren erneut in eine Pflegefamilie.

Er bekam eine Stelle in einem metallverarbeitenden Betrieb, wo man ihm in Aussicht stellte, ihn zum technischen Zeichner auszubilden. Entgegen dieser Zusage bekam er einen Arbeitsplatz in der Schleiferei zugewiesen, was für ihn eine große Enttäuschung bedeutete. Die schmutzige Arbeit war ihm zuwider.

In diesem Zeitraum von etwa einem Jahr lief er seinen neuen Pflegeeltern wiederholt weg. Schließlich bekam er Streit mit seinem Chef und wurde entlassen.

Er verfiel wieder in seine alten Unehrlichkeiten, so daß er mit 18 Jahren aufs neue in ein Heim, diesmal in eine staatliche Erziehungsanstalt, eingewiesen wurde. Er paßte sich redlich an, obwohl er einen gleichgültigen, oberflächlichen und etwas unbeständigen Eindruck machte. Danach wurde er in eine andere Anstalt überwiesen, wo ein psychologisches Gutachten erstellt wurde, dem zu entnehmen ist: "Dieses uneheliche Kind, das im Alter von 3 Monaten unter Vormundschaft gestellt wurde und seitdem in mehreren Familien und Einrichtungen gelebt hat, ist eigentlich in zerrütteten Verhältnissen und ohne feste Bindung aufgewachsen. Je älter er wurde, desto intensiver spürte er dies. Zur Anpassung nicht mehr fähig, verkümmert er seelisch und isoliert sich von der Außenwelt. Körperlich normal entwickelt, etwas nervös, ausreichende Intelligenz und ziemlich große Geschicklichkeit, lebendiges Temperament und Gefühlsleben, jedoch ohne größere Tiefe, willensschwach.

Charakterlich zurückgeblieben und orientierungslos.

Die intellektuelle Entwicklung entspricht mit 20 Jahren der eines 16-jährigen. Durch einfühlsame, aber straffe Behandlung jedoch noch gut zu lenken.

Empfehlung: Ihn auf den Militärdienst (am besten Marine) vorbereiten.

Das geschah dann auch und er brachte es bis zum Obermaat. Er war jedoch wasserscheu und entwickelte, vermutlich dadurch bedingt, eine Abneigung gegen den Marinedienst.

Er ließ sich wieder gehen. Er wurde wegen Diebstahls, Desertierens und Vergewaltigung zu 7 Monaten Militärgefängnis verurteilt mit abschließender Entlassung aus dem Militärdienst. Auf die Strafe wurden 2 Monate Untersuchungshaft angerechnet. Im September 1970 kam er aus dem Militärdienst.

Er suchte und fand eine Stellung als Mechaniker in einer Autoreparatur-Werkstatt und ein Zimmer in Untermiete in Amsterdam. Doch anstatt am festgesetzten Tag seine neue Arbeit anzutreten, fing er an herumzulungern.

Das hat er ungefähr 4 Wochen durchgehalten. Die anfallenden Kosten konnte er aus seinem Entlassungssold bestreiten.

Erneut machte er sich einer Vergewaltigung schuldig. Aufgrund eines psychiatrischen Gutachtens wird er in einer psychiatrischen Anstalt unter Behandlung gestellt, weil Gefängnisstrafe keine günstigen Ergebnisse erwarten läßt.

Diskussionsfragen
1. Welches Persönlichkeitsbild entnehmen Sie dieser Anamnese?
2. Welche Aspekte würden eine positiv ausgerichtete Verhaltensänderung ungünstig beeinflussen?
3. Können Sie Methoden zur Verhaltensbeeinflussung angeben, und welche Methode oder Kombination von Methoden wäre hier am besten geeignet?
4. Welche Schwierigkeiten sind bei der Betreuung zu erwarten?
5. Wie könnte das Arbeitstherapieprogramm für diesen Patienten aussehen und wie wäre es auszuarbeiten?
6. Besteht noch Bedarf an weiteren Angaben und wenn ja, warum und welche?

Fall IV

Personalien:
geboren am: 5. August 1952
Geschlecht: männlich
Geburtsort: Grave (Nord-Brabant)
Familienstand: ledig
Kontaktadresse: Eltern
Ausbildung: 7 Jahre Sonderschule, 2 Jahre Ausbildung als Zimmermann, kein Abschluß.

Arbeitsanamnese
Nachdem er von der Berufsschule genommen war, weil
sich herausgestellt hatte, daß er das theoretische
Pensum doch nicht bewältigen konnte, blieb er ein
halbes Jahr zu Hause, weil keine geeignete Anstellung
zu finden war. Der sozialpädagogische Dienst wandte
sich an die Eltern und legte ihnen die Unterbringung
in einer beschützenden Werkstätte nahe. Das gefiel
ihnen, weil der Junge zu Hause sehr schwierig war und
viel Streit in der Familie verursachte.
   T. kam in die Herstellung von hölzernen Gartenmö-
beln und blieb dort 1 1/2 Jahre. Es gefiel ihm ganz
und gar nicht; er wurde von den Kollegen gehänselt,
hatte oft Streit mit ihnen und lief ein paarmal weg.
Nach Rücksprache mit den Eltern schickte man ihn wieder nach Hause. Nach ca. 9 Monaten fragten die Eltern
in der beschützenden Werkstätte an, ob man es nicht
noch einmal mit ihm versuchen könnte, vielleicht im
Außendienst. Da die Familie inzwischen umziehen wollte, wurde beschlossen, ihn für die Werkstatt im neuen
Wohnort vorzuschlagen.
   Er bekam eine Stelle beim Garten- und Friedhofsamt.
Hier ging es ein Jahr lang einigermaßen gut, doch im
letzten halben Jahr ging es bergab.
   Für den Patienten war die Arbeit zusammen mit meist
älteren Männern unbefriedigend, er wollte zurück ins
Zimmermannshandwerk, in einen normalen Betrieb. Ver-
mittlungsversuche in dieser Richtung schlugen fehl.
   Seine Arbeitsleistung fiel unter die 1/3-Norm (im
Vergleich zum "freien" Wirtschaftsleben), er lief häu-
fig weg und mußte schließlich aufhören.
   Seine Eltern lehnten eine Unterbringung in einer
Tagesstätte für geistig Behinderte ab, so daß er wieder nach Hause kam. Dort wurde er immer ruheloser; er
lief häufig fort. Im April wurde er "in abwesendem Zustand" in ein Krankenhaus eingeliefert und nach einer
Woche über das Gesundheitsamt in ein psychiatrisches
Krankenhaus verlegt.
   Bei seiner Aufnahme am 12. April machte er einen
nervösen Eindruck. Er ist groß von Gestalt, mit einem
auffallend großen Schädel und weit auseinanderliegen-
den Augen. Er brachte keine Medikamente oder Drogen
mit. Eine Diät brauchte er offensichtlich nicht. Von
sich aus erzählte er nichts, auf Fragen gab er kurze
und manchmal undeutliche Antworten.
   Er verhielt sich passiv; das Gespräch verlief sehr
mühsam, weil Fragen oft an ihm abglitten. Einerseits
machte er einen dumpfen, schläfrigen Eindruck, während
er andererseits motorisch sehr unruhig war.

Der erste arbeitstherapeutische Beobachtungsbericht
lautete wie folgt:

Verrichtete Arbeit	Klassifizierg.	Quanti-tät	Quali-tät
Faltarbeiten in Pappabteilung	sehr einfach	20%	40%
Verpackungsarbeiten - Pflaster	einfach	15%	25%
Verpacken von Autoersatzteilen	einfach	10%	20%
Banderolen um Drucksachen legen	einfach	10%	15%

Leistung
Qualität, Quantität, Tempo und Einsatz nach zu urteilen, ist die Leistung tatsächlich gering. Er arbeitet
unregelmäßig und langsam. Aufträge werden nur teilweise ausgeführt. Sitzt lieber herum und tut nichts.

Arbeitsverhalten
Selbst für einfache Arbeiten ist eine lange Anwei-
sungs- und Anlernzeit erforderlich.
   Er kann sich nicht konzentrieren, gibt sich keine
Mühe und läuft herum und guckt, anstatt bei seiner
Arbeit zu bleiben.
   Er muß immerzu angespornt werden und kann nicht
selbständig arbeiten.
   Er stellt sich auch außerhalb der Gruppe, mitbe-
dingt durch sein langsames Tempo. Das häufige Verder-
ben von Material wird durch seine unkoordinierten,
"hölzernen" Bewegungen verursacht, über die er keine
Kontrolle hat.

Ordnung und Gepflegtheit
Da er keine Selbstdisziplin kennt, hat er auch kein
Auge dafür, seine Kleidung, Arbeitsplatz und Material
in Ordnung zu halten. Er spielt mit dem Material, ver-
dirbt es häufig. Er denkt nicht von selbst daran, bei
Aufräumarbeiten mitzuhelfen, und wenn er dazu aufge-
fordert wird, stellt er sich tapsig an.

Sozialverhalten
Er ist eigensinnig und kümmert sich nicht um andere,
er nimmt wenig Rücksicht und ist am Geschehen in der
Gruppe nicht beteiligt. Er klebt geradezu am Therapeuten, bettelt um Aufmerksamkeit, auch im negativen Sinn,
z.B. dadurch, daß er wegläuft und sich wieder zurück-
holen läßt.

Er kann keine normalen Sätze formulieren und spricht auch undeutlich. Er hat regelmäßig Speichelfluß, die Zunge hängt ihm oft aus dem Mund, so daß auch seine Kleidung beschmutzt wird.
Beim Gehen hat er Mühe, das Gleichgewicht zu halten.

Daten aus der Pflegeabteilung
Patient versorgt sich schlecht, muß wiederholt ermahnt werden, saubere Kleidung anzuziehen. Er ist bei der Aufnahme motorisch unruhig, ist schläfrig, leidet an übermäßigem Speichelfluß und hat schlechte Eßgewohnheiten.
Durch sein Verhalten ist er störend für Mitpatienten, mit aggressiven Ausbrüchen, was schon einige Male zur gesonderten Unterbringung geführt hat.
Nascht und raucht gern, ist schon mehrere Male dabei ertappt worden, wie er Mitpatienten etwas weggenommen hat. Er benimmt sich schlecht.
Vorschlag der Pflegeabteilung: auf seinem Niveau korrigieren und regulieren.

Angaben aus der Kreativitätstherapie
Bei Musik, Spiel und gestaltender Therapie zeigt sich ein niedriges Niveau, wenig Stabilität, den Aufträgen wird nicht entsprochen. Er fühlt sich nicht zur Gruppe gehörig. Die Gesamtbeurteilung ist unterdurchschnittlich.

Vorschlag: auf sehr einfachem Niveau wäre gestaltende Therapie vielleicht eine Möglichkeit.

Schlußfolgerung aus der Bewegungstherapie
Die Bewegungsanamnese läßt eine sehr geringe Bewegungserfahrung erkennen.
Die frühmotorische Entwicklung ist anscheinend träge verlaufen.
Die Handlungsmotorik liegt insgesamt weit unter dem allgemeinen Niveau. Im Bewegungsablauf ist eine Anzahl äußerst störender Ausdrucksmerkmale zu erkennen.
Welche Möglichkeiten auch geboten werden, es besteht keinerlei Interesse daran, eher entzieht er sich der Situation.
Es ist eigentlich von einer totalen motorischen Desintegration zu sprechen.
Wohl ist eine Indikation zur Bewegungstherapie gegeben, doch angesichts der geringen Motivation erst nach weiterer Abklärung des Krankheitsbildes.

Diagnose und Empfehlungen zum weiteren Verfahren
Psychopathisierter, debiler, hydrozephaler junger
Mann mit Folgen von Disregulation durch übertoleran-
te, überbesorgte Eltern.

Vorschlag: Für alle Disziplinen gilt in erster Linie
Verhaltensregulation. In der Arbeitstherapie werden
vor allem einfache, übersichtliche Verrichtungen in
kurz-zyklischem Zusammenhang anzubieten sein.

Prognose: Rückkehr in die elterliche Umgebung ist nicht
wünschenswert; mit ihnen wird über die zukünftige Unterbringung in einer schützenden Wohnumgebung gesprochen werden müssen.

Diskussionsfragen
1. Wie wäre in dem für jede Disziplin geltenden Behandlungsplan: "Verhaltensregulation" eine Koordination zu erreichen?
   Es wäre zu überlegen, wie der Anteil jeder Disziplin an dieser Verhaltensregulierung aussehen könnte.
2. Angesichts der Beobachtungsergebnisse der Arbeitstherapie: wie könnte ein Arbeitsprogramm für diesen
   Patienten aussehen?

Fall V

Es handelt sich um ein Mädchen von 16 Jahren, das bereits seit einigen Monaten Patientin ist.
   Sie hat die 6 Klassen der Grundschule durchlaufen,
wobei sie die 3. und 5. Klasse wiederholte, da sie
viel versäumt hatte, weil sie zu Hause helfen mußte.
Einige Monate war sie auf einer Haushaltsschule.
   Im Gebrauch der Sprache ist sie zurückgeblieben.
   Wegen mehrerer Selbstmordversuche wurde sie eingewiesen. Sie ist manchmal sehr niedergeschlagen und
schlecht gelaunt, unberechenbar, auch im Hinblick auf
die selbstmörderischen Neigungen. Hinterher hat sie
immer Schuldgefühle. In der Arbeitstherapie, wo sie
in der Druckerei arbeitet, zeigt sie ein schwaches
Konzentrationsvermögen; sie braucht sehr viel begleitende Betreuung, auch deshalb, weil sie wenig Eigeninitiative und Selbständigkeit besitzt und sich nur
schwer durchsetzen kann. Rechnen und Sprachgebrauch
sind schlecht. In der Gruppe hat sie wenig Kontakt
zu Altersgenossen, sie fühlt sich bedroht. Das ist
der Anlaß für eine Einzeltherapie.

In der Bewegungstherapie stellt sich heraus, daß
sie sich eigentlich selbst nicht zugesteht, etwas positiv ablaufen zu lassen. Dauernd und bei jedem Bewe-
gungsauftrag versagt sie.
Allgemeiner Vorschlag für die Pflege ist, vor allem die Kontaktpersonen so wenig wie möglich zu wech-
seln.

Die aktuelle Situation
Anfang der Woche bittet die Patientin den medizinischen Stab, zum Wochenende ihre Eltern besuchen zu
dürfen. Diese Bitte wird abgelehnt und wie folgt begründet:
a) Ihr Verhalten, sowohl auf dem Zimmer wie in den
   Therapien, läßt noch sehr wenig Aktivität und Einsatz erkennen.
b) Es ist Ihnen noch nicht gelungen, Kontakte zu verschiedenen Personen herzustellen.
c) Ihr letzter Aufenthalt bei Ihren Eltern war Anlaß
   zu Schwierigkeiten, weil sie versucht haben, sich
   unter ein fahrendes Auto zu werfen. In Anbetracht
   Ihres geringen Fortschrittes erscheint es uns nicht
   vernünftig, Sie gehen zu lassen.
Diese Antwort wurde der Patientin während der Mit-
tagspause von der Schwester überbracht.
Meckernd begibt sie sich in die Arbeitstherapie.
Nachdem die Leiterin sie etwas angespornt hat, fängt
sie in der Druckerei an zu arbeiten, wo sie mit 9 weiteren Patienten, 4 Frauen und 5 Männern, beauftragt
ist, Drucksachen zu sortieren und zu bündeln. Völlig
unerwartet fährt sie gegen 3 Uhr hoch und wirft einen
Arbeitsstuhl durch eins der großen Fenster, zum Ent-
setzen der anderen Patienten. Im Saal befinden sich
zwei Arbeitstherapeuten, einer ist mit Kontrollen beschäftigt, der andere faßt Berichte ab.

Diskussionsfragen
1. Halten Sie es für richtig, daß die Abweisung der
   Bitte um Wochenendurlaub erklärt wurde? Warum ja,
   warum nein?
2. Wie hätte die Koordination zwischen Krankenstation
   und Arbeitstherapie in diesem Fall aussehen können?
3. Wie sollte man sich in dieser Situation der Patientin und den Mitpatienten gegenüber verhalten?
4. Was halten Sie von Schadenersatz durch die Patientin, und wie würden Sie Ihre Antwort begründen?
Im Rollenspiel könnte die gegebene Gruppensituation
gespielt werden.

Fall VI

Ein 18-jähriger Oberschüler wird wegen akuter Hallu-
zinose als Reaktion nach LSD-Konsum eingewiesen.
Wegen starker sexueller Enthemmung und totaler Un-
ruhe war er im allgemeinen Krankenhaus nicht zu halten. Er wurde deshalb in ein psychiatrisches Krankenhaus überwiesen, wo er darüberhinaus Negativismus zeigte. Er weigerte sich zu essen und zu trinken. Dadurch
wurde Einzelpflege erforderlich, worauf die Symptomatik abklang.
In der Gemeinschaft untergebracht, blieb der Patient zu Anfang infantil, fordernd, quengelig, was
schließlich mit seiner Entlassung auf eigene Verantwortung endete. Innerhalb einer Woche wurde er mit
einem ähnlich psychotischen Erscheinungsbild wie beim
erstenmal wieder aufgenommen.
Der Patient erhält auch diesmal wieder unzusammen-
hängende, bizarre Geschichten, ließ dabei eine regres-
sive Symptomatik erkennen; ferner Exhibitionismus und
Negativismus.
Nach Abklingen legte er ein provozierendes Verhalten an den Tag, er verfiel dabei einmal in eine Porio-
manie, wobei er kindlichen Unfug trieb. Die Anamnese
läßt erkennen, daß von einer ernsten affektiven und
pädagogischen Vernachlässigung in der Kindheit gesprochen werden muß.
Die Prognose für die Behandlung ist hier unklar,
es ist nämlich keine Motivation zur Behandlung zu entdecken.
Durch sein emotionales Fixations- und Regressions-
muster ist er kaum für die Behandlung ansprechbar.
In der Bewegungstherapie ergibt sich das Folgende:
Der Patient hat ausreichende Möglichkeiten gehabt,
sich bewegungsmäßig zu entwickeln. Auffallend ist die
Entscheidung für jene Sportarten, in denen er eine
gewisse Schnelligkeit oder Gefahr zu erkennen meinte.

Die Handlungsmotorik liegt in ihrer Gesamtheit etwas unter dem Normalmaß, mit einer allgemeinen flachen Kur-
ve, doch relativ hohem Wert beim Spielerlebnis.
In der *Ausdrucksmotorik* finden sich einige störende
Merkmale, wie: die ausladenden, ungeschlachten, über-
trieben und nervös gespannten Bewegungen. Es liegt
außerdem ein furcht- und schonungsloses Spielverhal-
ten vor, wobei er alles um sich herum vergißt.
Die Schlußfolgerung lautet: atypische motorische
Desintegration und deshalb Indikation zur Bewegungstherapie.

Dem Beobachtungsbericht der Arbeitstherapie lassen sich folgende Einzelheiten entnehmen.

Verrichtete Arbeiten	Klassifizierg.	Quantität	Qualität
Einpacken von Autoersatzteilen	einfach	30%	100%
Adressen schreiben	einfach	30%	95%
Speichen in Räder ziehen	etwas schwerer	25%	95%
Lampen montieren	etwas schwerer	20%	95%

14-tägige Beobachtungsperiode
Er läßt nicht das geringste Interesse erkennen und gibt sich keinerlei Mühe. Er arbeitet träge und in unregelmäßigem Tempo. Die Qualität ist jedoch gut.

Es ist nur eine kurze Anleitungs- und Lernzeit erforderlich, danach ist er imstande, selbständig zu arbeiten.

Seinem Arbeitsplatz schenkt er keine Aufmerksamkeit. Wenn er schlechte Laune hat, zerstört er das Material, das er für die Arbeit braucht.

Sein Verhalten ist oft still und abwesend, ab und zu steht er auf und geht ohne weiteres auf den Flur; wann Pause ist, bestimmt er.

Er sieht zwar ein, daß die Arbeit einen Sinn hat, zeigt aber sein Mißvergnügen über die Art der Arbeit ziemlich häufig. Dabei wird er verbal sehr aggressiv, läuft tanzend und springend durch die Abteilung, als ob er auf einem "Trip" wäre.

Er zeigt sich, vor allem in diesen Stimmungen, sehr negativ, quengelnd wie ein Kind von 7 oder 8 Jahren, das nicht genug bekommen kann.

Kontakt sucht er vor allem zu anderen Jugendlichen und jungen Erwachsenen, besonders solchen, die ebenfalls Drogen nehmen. Er versucht dann, sie dazu zu überreden, mit ihm zusammen fortzulaufen.

Die Empfehlung des Behandlungsteams für die Arbeitstherapie lautet:

Arbeit darf nur ein ergänzender Teil in einem Gesamtprogramm sein, wobei die Behandlung darauf gerichtet sein soll, die Gruppenanpassung zu verbessern, also resozialisierend auf breiter Basis zu wirken.

Es ist zu überlegen, ob zu gegebener Zeit auch eine schulische oder Bildungsmaßnahme auf individueller oder sonstiger Basis angewandt werden kann.

Diskussionsfragen
1. Erklären Sie, welche Angaben aus dem Bericht Ihnen wichtig erscheinen für:

- das Konzentrationsvermögen
- die Selbständigkeit
- das Selbstvertrauen
- das Materialgefühl
- das Sozialverhalten.

2. Welche Bedingungen hat die Arbeitstherapie zu erfüllen, wenn sie in der Gesamtbehandlung einen ergänzenden Platz einnimmt?
3. Bei welchen Gesichtspunkten der arbeitstherapeutischen Behandlung könnte Koordination mit den Bewegungstherapeuten nötig sein?
4. Sagen Sie Ihre Meinung zu einer eventuellen toleranten Haltung des Arbeitstherapie-Betreuers diesem Patienten gegenüber.
Nehmen Sie klar zu eventuellen Vor- und Nachteilen Stellung.
5. Welche Angaben fehlen Ihrer Meinung nach oder sind in diesem Bericht unzureichend?

6.2 Gruppenfälle

Fall I

In einer Abteilung für Arbeitstherapie gibt es folgende Arbeitsmöglichkeiten:
a) Verpacken von Damenunterwäsche
b) Kerzenherstellung
c) Gummiwaren verschiedener Größen mit Preisen versehen und etikettieren.

In dieser Abteilung arbeiten 40 Patienten unter Anleitung von drei ausgebildeten Arbeitsleitern und einer in Ausbildung befindlichen Assistentin.
1. Fünf Patienten, darunter zwei Frauen, leiden an Tremor, so daß sie ihre Arme nicht ausreichend unter Kontrolle haben. Wenn sie den Gegenstand erst einmal in der Hand halten, sind sie aber durchaus noch fähig, ihre Bewegung grob zu steuern.
2. Bei fünf Patienten handelt es sich um schwer Imbezille, davon eine Frau, die nur äußerst schlichte und einfache Arbeiten verrichten können.
3. Zwei von den Patienten konkurrieren andauernd darum, die informelle Leitung der Gruppe zu übernehmen. Wenn ihre Versuche mißlingen, werden sie leicht aggressiv.
4. Von den 40 Patienten sind 15 Frauen.

5. Von den 40 Patienten sind 10 Dauerpatienten, die Hospitalisierungserscheinungen aufweisen.
6. 18 Patienten, davon 5 Frauen (3 verheiratete und 2 unverheiratete) haben Aussicht auf Entlassung.

Diskussionspunkte

1. Wie könnten diese 40 Patienten unter Berücksichtigung gruppendynamischer Aspekte, der Verhaltensbeeinflussung und Kontinuität des Arbeitsflusses auf die Projekte a, b und c verteilt werden?
2. Welchen Unterschied in der Zielrichtung der Beobachtung sehen Sie bei den Betroffenen der Punkte 5 und 6? Ergeben sich daraus noch spezifische Behandlungsprogramme?
3. Können für die beiden Patienten von Punkt 3 Beeinflussungsmöglichkeiten angegeben werden?
4. Wie wäre die Gruppe in die Akzeptierung der fünf Imbezillen und der Hilfeleistung für sie miteinzubeziehen?

Selbstverständlich sind diese Diskussionsfragen auch auf organisatorisch/arbeitstechnischem Gebiet zu stellen. Diese werden jedoch in Abschnitt 6.3 erörtert.

Fall II

Ein labiler, interesseloser und relativ kindlicher Patient arbeitet allein, als der Therapeut auf ihn aufmerksam wird. Er sollte an einem Tisch arbeiten, an dem Klammern hergestellt werden. In einem bestimmten Augenblick war der Arbeitstherapeut an einem anderen Tisch damit beschäftigt, Anweisungen zu geben, was seine Aufmerksamkeit voll in Anspruch nahm.
In diesem Moment geht die Tür auf, herein kommt ein Mitpatient, der nur sehr langsam und mühsam lernt und außerdem wenig Interesse für seine Arbeit erkennen läßt. Er zeigt sich immer sehr abhängig. So auch jetzt, er fragt den Therapeuten, was er tun solle.
Der sagt ihm: Wenn Sie im Augenblick nicht wissen, was Sie tun sollen, dann warten Sie doch, bitte, einen Augenblick, bis ich hier fertig bin.
Inzwischen setzt sich der Mann an den Arbeitstisch, an dem die Klammern gemacht werden.
Der zuerst erwähnte Patient sieht den Hereingekommenen dort sitzen und warten und beginnt ihm zu erläutern, wie er bei dieser Arbeit mitmachen könne.
Dies gelingt, und der zweite Patient fängt ohne die Hilfe des Therapeuten an zu arbeiten. Der Therapeut gibt nun dem Patienten, der die erläuternde In-

struktion vorgenommen hat, einige Wochen Unterricht in
der Regulierung der Tätigkeiten an dem Tisch, an dem
die Klammern hergestellt werden, weil er nach diesem
Vorfall meint, Möglichkeiten für ihn zu sehen.

Der erstgenannte Patient hat nun eine leitende Aufgabe und wenn etwas schief zu gehen droht, kommt er
von selbst, um zu fragen, wie er weitermachen soll. Die
Gruppe hat diese Führung vollkommen akzeptiert, mehr
noch, in ihre Beschäftigung ist ein Stück Freude hin-
eingekommen. Die Gruppe zeigt mehr gegenseitige Kontakte, weil sie einen intensiveren Bezug zur Arbeit
bekommen hat.

Der Arbeitstherapeut fragt sich jedoch, ob er wohl
gut daran getan hat, diese zufällige, spontane Reaktion von "Patient Nr. 1" ohne Mitsprache der Gruppe
zu formalisieren und ihn mit Verantwortung zu betrau-
en.

Was ist von dieser Frage zu halten?
1. In welcher Phase des Gruppenprozesses befindet
   sich diese Gruppe und woraus können Sie das ersehen?
2. Wenn wir davon ausgehen würden, daß die Zweifel des
   Therapeuten berechtigt sind, wie wäre die Sache
   dann in der Gruppe zu handhaben?

Eventuell könnten mögliche Lösungen mit einer Gruppe
durchgespielt werden.

Fall III

In der Arbeitstherapie werden Körbchen zur Verpackung
von Schokoladeneiern geflochten. Es handelt sich um
eine Trainings-Phase zur Beurteilung einer eventuellen Unterbringung in einer Werkstatt für Behinderte.

Eines Tages kommt Jan, ein 19-jähriger leicht Debiler, in die Abteilung. Aus dem Bericht der Sonderschule ging hervor, daß es sich um einen von den Eltern sehr verwöhnten Jungen handele, der wenig Initiative zeige, träge sei und es nur zu geringen Leistungen brachte. Man hat es unterlassen, ihn zu Leistungen
anzuspornen, weil man davon ausging, daß Jan es doch
nicht konnte. Tatsächlich zeigte sich, daß er Anweisungen nur schwer und langsam begriff, und die Anlernzeit von einem Monat mußte als außerordentlich lang bezeichnet werden. Die Qualität wurde allmählich besser,
stieg von 30 % auf 70 %, die Quantität jedoch blieb
minimal. Kontakt zur Gruppe war kaum vorhanden,weil
er sich zu sehr abseits hielt.

Eines Tages wurde von einem vertretenden Arbeitstherapeuten vorgeschlagen, einen Wettkampf im Körb-
chenflechten zu veranstalten. Gegen Ende des Vormit-
tages zeigte sich, daß Jan 3O Körbchen mehr als gewöhnlich und von guter Qualität geflochten hatte. Er
war selbst gewaltig stolz und ließ es jeden in der
Gruppe wissen. Seit diesem Tag spricht er mit den Gruppenmitgliedern, seine Leistung wird ständig besser,
und er befindet sich auf dem Weg zur durchschnittlichen Gruppenleistung.
Sein Selbstwertgefühl nimmt erkennbar zu.

Frage
Wären für die Einführung von Wettkämpfen Pro- und Kon-
traindikationen anzuführen?

Fall IV

Sechs junge Männer in einer Anstalt für geistig Behinderte montieren Ventilationskästen an einem Fließband.
Jeder hat dabei seine Teilaufgabe. Derjenige, der die
letzte Bearbeitung auszuführen und die Endkontrolle
hat, ist gleichzeitig formell Vorarbeiter der Gruppe.
Er regelt die Produktion und gibt die nötigen Angaben
über Qualität, Ausfälle, Produktionsquantum und Vorrä-
te an den Werkmeister weiter. Auch gibt er (A) Einzelheiten über das Gruppengeschehen weiter.
    Einer der jungen Leute (B), der ein mehr oder weni-
ger eigenständiges Teilstück herstellt, hat einen
schlechten Ruf. Der ist entstanden, weil er langsam
arbeitet, den Drang hat, sich in alles einzumischen
und unter keinen Umständen mehr tut, als unbedingt nötig ist. Die anderen aus der Gruppe nennen ihn ein
"faules Stück".
    Dieser junge Mann versucht manchmal den ersten Mann
am Band (C), der auch das Halbprodukt von B braucht,
zu blockieren, indem er ihn ärgert oder ihm sagt, daß
er langsamer arbeiten solle.
    C ist ein junger Mann, der hochgradig debil ist
und versucht, die Machenschaften von B abzuwehren,
aber manchmal nichts dagegen tun kann und entmutigt
aufgibt. Seine Produktion sinkt dann stark ab.
    B hat eine durchschnittliche Produktionsnorm von
35 %, doch alle übrigen haben eine Norm von 6O %.
D, der folgende Patient in der Arbeitskette, setzt
sich stets für C ein und zankt oft mit B wegen dessen
Verhalten C gegenüber.
    Ein etwas älterer Mann, E, sitzt neben B, er stellt
dasselbe Halbprodukt her wie dieser, mischt sich nir-

gends ein, sorgt aber dafür, daß das Fließband trotz
des langsamen Tempos seines Nachbarn ausreichend mit
Halbprodukten beschickt wird.

Im großen und ganzen gesehen also versuchen die
übrigen, alles so gut wie möglich zu erledigen und
sich zu helfen. D betätigt sich so oft als Verteidi-
ger und Friedensstifter, daß er die Stellung eines in-
formellen Leiters erlangt hat.

Fragen
1. Wie würde ein Soziogramm dieser Gruppe aussehen?
2. Könnte die deviante Position von B verbessert werden?
3. Welche Gruppenmerkmale sind hier anzugeben?

Fall V

Der folgende Fall lenkt die Aufmerksamkeit auf das Zusammenstellen von Gruppen.

Die Zusammenstellung einer Gruppe von 12 Personen,
bestehend aus 10 Schizophrenen, einem epileptischen
und einem paranoiden debilen Patienten, war Anlaß zu
der folgenden Situation und den folgenden Überlegungen.

In der Gruppe gibt es 11 chronische Patienten, nur
der Epileptiker ist für kürzere Zeit gekommen. Die
11 Patienten leben alle in derselben Pflegeabteilung.
Mit dem Kurzzeit-Patienten hatte man die Erfahrung gemacht, daß er Interesse für die anderen zeigte und in
viel stärkerem Maße auf die Außenwelt eingestellt war,
so daß er das Arbeiten als ein Mittel betrachtete,
seinen Lebensrhythmus einigermaßen aufrecht erhalten
zu können.

Das hatte zur Folge, daß er die Zusammenarbeit der
Gruppe positiv beeinflussen konnte. Langsam gingen
diese chronischen Patienten etwas mehr aus sich heraus und begannen, sich für die Arbeit, die Familie
usw. des Kurzzeit-Patienten zu interessieren.

Diese Belebung hatte sogar Einfluß auf die Leistung
der Gruppe.

Auch zeigte es sich, daß Aufträge, die von diesem
Patienten verteilt und erklärt wurden, weniger auf
Widerstand stießen als die vom Therapeuten selbst ver-
gebenen.

Fragen
1. Spielte hier das Zusammengehörigkeitsgefühl eine
   Rolle?

2. Hätte es bei der Gruppenzusammenstellung auch eine
   Rolle zu spielen, daß Patienten aus derselben Pfle-
   gestation eigentlich nicht in der gleichen Arbeits-
   therapieabteilung untergebracht sein sollten?
3. Welche Faktoren sollten bei der Zusammenstellung
   einer Gruppe beachtet werden?

Es folgen einige Situationen zum Überlegen

Fall VI

Eine Gruppe von Oligophrenen auf debilem Niveau stellte bereits seit langer Zeit dasselbe Produkt her, und
zwar ca. 1 000 Stück pro Tag.
    Plötzlich sackte die Produktion ab, von Woche zu
Woche ging sie mehr zurück. Dies wurde mit den Behinderten besprochen und es stellte sich heraus, daß sie
genug hatten von dem ewigen Einerlei. Sie baten um
eine andere Arbeit. Diese wurde zwei Wochen verrichtet, danach kam das alte Produkt wieder an die Reihe.
Es zeigte sich, daß die Produktion nach der Unterbrechung höher war denn je zuvor.
    Mit den Behinderten wurde die Abmachung getroffen,
daß sie in Zukunft, immer in Vierergruppen, regelmäs-
sig abwechselnde Arbeiten bekommen sollten.

Fall VII

An einem sehr warmen Tag ging in den späten Mittags-
stunden das Interesse und die Lust an der Arbeit bei
einer Gruppe von Oligophrenen der unterschiedlichsten
Behinderungsgrade im Alter von 20-50 Jahren zurück.
    Der Arbeitstherapeut kam auf die Idee, seine Rolle
einmal von einem Behinderten übernehmen zu lassen und
selbst einen Arbeitsplatz einzunehmen.
    Ein etwas älterer Mongoloider war als erster dazu
bereit.
    Was der Therapeut dann zu sehen bekam, jagte ihm
einen Schrecken ein.
    Er sah "sich selber" umherlaufen, Anweisungen, Auf-
träge und Ermahnungen austeilend. In der Rollenführung
dieses Mannes erkannte er eine völlig falsche Arbeitsweise. Er bat auch andere Patienten, seine Rolle zu
übernehmen, doch aufs neue sah er die Bestätigung seines unrichtigen Vorgehens.
    Die Sichtbarmachung der Rolle des Leiters lieferte
eine vortreffliche hilfreiche Selbstkonfrontation.

Fall VIII

Ein "Neuling" kam in eine Werkstatt für Behinderte,
und es zeigte sich bald, daß er nicht in einer Gruppe
arbeiten wollte. Nach vielem Hin und Her merkte man,
daß seiner Aggression gegen die Arbeit in der Gruppe
der Gedanke zugrundelag, daß das Geld für seine Arbeit nicht an ihn, sondern an die Gruppe ausgezahlt
werden würde.
Nachdem erklärt wurde, daß er für seine Arbeit
persönlich bezahlt würde, konnte er im Gruppenverband
arbeiten.

Fall IX

Das Verhalten der Therapeuten ist ein beispielgeben-
des Instrument zur Beeinflussung von Patienten.
   In der folgenden Situation stellt sich heraus, wie
Nachlässigkeit zu einer negativen Beeinflussung führt,
doch ebenso, wie ein Therapeut von der Gruppe korrigiert werden kann.
   Die Therapeuten trinken ihren Kaffee meistens in
einem besonderen, kleinen Raum. Die Gruppe bleibt dann
sich selbst überlassen. Häufig dehnt sich die Kaffeepause aus ...
   Die Behinderten können die Uhr nicht lesen, sie
wissen nicht, wie lange diese Kaffeepause genau dauert.
   Wenn der Therapeut zur Gruppe zurückkehrt und zur
Arbeit bzw., wenn Lärm herrscht, zur Ruhe mahnt, bekommt er zu hören: "Sie sollten selbst rechtzeitig
anfangen". Auch bei anderen Gelegenheiten kann einem
auf ähnliche Weise auf die Finger geklopft werden.
Man erhält damit feedback über das Bild, das man den
Behinderten von sich selbst übermittelt.

Fall X

Ein Imbeziller findet regelmäßig in dem Karton, dem
er sein Material zu entnehmen hat, ein Zettelchen,
dessen Herkunft er nicht kennt. In Panik kommt er
dann zum Therapeuten und sagt z.B.: "Es stimmt nichts
mehr, alles muß nachgezählt werden", oder: "So was
Blödes, dieser Brief ist für den Fahrer". Ein solches
Stückchen Papier macht ihm deutlich Angst und bringt
ihn aus dem Gleichgewicht.
   Ein neu aufgenommener Mann wird sein Nachbar, und
was geschieht? Er zeigt dem Neuankömmling den Zettel.
Dieser schaut sich das Papier mit geradezu wissen-

schaftlicher Akribie an, holt sich ein kleines Notizbuch und einen Bleistift, setzt ein unleserliches Ge-
kritzel auf das Papier und in das Notizbuch und sagt
dann, daß er der Polizei davon Mitteilung machen werde.
Beide gehen danach zufrieden und voller Schwung an
die Arbeit. Dieser Vorfall zeigt, wie wertvoll es ist,
in der Gruppe so viele Initiativen wie möglich aufkommen zu lassen und anzuregen, weil dadurch Ideen entstehen können, auf die man selbst niemals gekommen wäre.

6.3 Organisatorische und arbeitstechnische Problemsituationen

Fall I

In einem psychiatrischen Zentrum wird beschlossen,
die alten Arbeitstherapie-Baracken durch einen Neubau
zu ersetzen. Es handelt sich um ein Zentrum mit 700
Betten, überwiegend ein Akut-Krankenhaus, die Verweildauer neuer Patienten beträgt größtenteils 4 Monate
bis ein Jahr.
Es gibt aber dennoch 300 Dauerpatienten, darunter
120 geriatrische Fälle. Der Vorstand setzt alle Hebel
in Bewegung, um für den Teil der Dauerpatienten, die
dafür in Frage kommen könnten, außerklinische Möglichkeiten zu erschließen. Das Zentrum hat einen großen
Bedarf daran, weil es wegen der hohen Einweisungsquo-
te mehr Akut-Betten braucht.
Die externe Koordination mit der Gemeinde funktioniert jedoch noch zu wenig, als daß an die Unterbringung einer größeren Zahl von Patienten in Pflegehei-
men, Pensionen oder Übergangsheimen gedacht werden
könnte.
Das alles führt dazu, daß auf die Beschäftigungs-
und Arbeitstherapie hohe interne Koordinations-Forde-
rungen zukommen.
Auch räumlich gesehen möchte man das neue Gebäude
so errichten, daß trotz einer getrennten Unterbringung der beiden Therapien ein Übergang geschaffen
wird zwischen reiner Beschäftigungstherapie und reiner Arbeitstherapie, und zwar durch eine Abteilung
Beschäftigung mit Arbeitscharakter, die beiden Therapien Komponenten entlehnt.
Man geht davon aus, daß mindestens 500 Patienten
in diesem Gebäude Platz brauchen, während darüberhin-

aus für etwa 50 Patienten Möglichkeiten in einem beschützenden Arbeitsmilieu in der Gemeinde vorhanden
sind.
Unter den 500 Patienten befinden sich - wie im bestehenden Zentrum - Kranke aller Diagnosen und aller
Altersstufen.
Der Vorstand beschließt, für den Bau und die Einteilung des Gebäudes Gutachten einzuholen, wie auch Vorschläge für Arbeitsaufträge und die damit verbundenen
Konsequenzen, unter anderem auch Personalschlüssel.
Man ist dabei fürs erste noch nicht an einen Etat gebunden.
Der Vorstand bittet die Abteilungen Arbeitstherapie
und Beschäftigungstherapie, sich diesbezüglich Gedanken zu machen.

Diskussionsaufgabe
Schildern Sie, mit welchen Mitteln Sie zu einer mög-
lichst effizienten Problemlösung kommen wollen. Den-
ken Sie dabei vor allem an Punkte wie:
- Inventarisierung der genannten Daten,
- Kommunikationsmuster,
- Zielsetzungen beider Therapien,
- Aufgabenverteilung,
- Teilnahme der Interessenten usw.

Fall II

Zurückkommend auf Fall I in Kap. 6.2 könnten die nachstehenden arbeitstechnischen Fragen damit in Verbindung gebracht werden.
1. Unterwäsche zu verpacken bedeutet, daß farbige
   Nylon-Damenschlüpfer und -slips einzeln in Plastik-
   hüllen gepackt und diese dann mit einer zu jedem
   Posten gehörenden Größennummer verschlossen werden.
a) Listen Sie die Teilhandlungen auf, von der Anliefe-
   rung bis zur Ablieferung des Produktes.
b) Stellen Sie ebenfalls eine Schwierigkeitsreihe
   auf.
2. Wie würden Sie die Arbeitsprojekte a, b und c in
   technischer Hinsicht organisieren, ausgehend von
   einem von Ihnen zu wählenden Raum?
3. Wieviel Betreuungspersonal halten Sie für erforderlich, und von welchen Faktoren ist die Besetzung
   abhängig?
4. Welche Hilfs- bzw. Anpassungsmittel würden Sie für
   jene Patienten, die ihre Arme nicht unter Kontrolle
   haben, einsetzen?

Fall III

Für die Aufnahme in eine Werkstatt für Behinderte ist
eine Beurteilung der Geschicklichkeit des Bewerbers
durch unabhängige Sachverständige erforderlich. Befragt werden
a) der Sachverständige der die Aufnahme beantragenden
   Instanz (z.B. der Sozialpädagoge des sozialpädagogischen Dienstes, der Psychologe, der Krankenhaus-
   Psychiater oder der Rehabilitationsarzt),
b) der Betriebsarzt des zukünftigen Arbeitsplatzes,
c) der Arbeitssachverständige dieses Arbeitsplatzes,
d) der Werkmeister der Abteilung Arbeitstraining.
   Jeder stellt seinen Standpunkt dar und beurteilt,
ob der Bewerber geeignet scheint. Die Arbeitskapazi-
tät ist methodisch, anhand zu verrichtender Aufgaben zu prüfen. Diese Aufgaben sind so zu wählen, daß
sie:
1. alle elementaren arbeitstechnischen Verrichtungen
   des Menschen im Produktionsprozeß enthalten;
2. im Schwierigkeitsgrad differieren.
   Will man einen Eindruck von der Leistungsfähigkeit
des Bewerbers erhalten, dann sollte er diese Aufgaben
unter guter Anleitung und nicht ohne begleitende Betreuung verrichten, und zwar sowohl in einer Testsi-
tuation, wie in der Arbeitssituation. Frank Gilbreth[21]
hat die Grundbewegungen, um die es dabei geht, syste-
matisiert:

---

21 Vgl. Artikel von A.J.H. Veldkamp "Arbeidstraining voor zwak-
    zinnigen" (Arbeitstraining für geistig Behinderte), T.A.W.,
    September 1967.

Verrichtungsanalyse	Grundbewegung	Erklärung (Symbol)
Bewegungen	1 unbelasteter Transport	Bewegung der leeren Hand
	2 belasteter Transport	Bewegung der Hand mit einem Gegenstand
	3 greifen	einen Gegenstand mit den Fingern unter Kontrolle bekommen
	4 loslassen	den Gegenstand fallen lassen
	5 stellen, legen	einen Gegenstand in eine bestimmte Stellung bringen
	6 richten	Gegenstand in die richtige Stellung bringen
	7 montieren	einige Gegenstände zusammenfügen
	8 demontieren	zwei Gegenstände auseinandernehmen
	9 benutzen oder bearbeiten	der eigentliche Zweck der Verrichtung
statische Handlungen	10 festhalten	die Hand hält einen Gegenstand fest
	11 nicht zu vermeidender Stillstand (Warten)	Warten, das nicht zu vermeiden ist, manchmal mit einer Hand
	12 vermeidbarer Zeitverlust	unnötiger Zeitverlust
	13 notwendige Ruhe	um die Ermüdung zu überwinden
geistige Tätigkeiten	14 suchen	einen Gegenstand mit dem Auge ausfindig machen
	15 finden	mit dem Auge finden
	16 auswählen	einen Gegenstand aus mehreren auswählen
	17 kontrollieren, messen	Kontrolle über Quantität und Qualität
	18 überlegen	Arbeiter überlegt, wie die Arbeit auszuführen ist.

Es ist zwischen Sozialtraining und Arbeitstraining zu unterscheiden.

Das Sozialtraining hat gesellschaftliche Integration und Persönlichkeitsbildung zum Ziel, was in Aktivitäten wie Gymnastik, Schwimmunterricht, Verkehrsunterricht, mit Geld umgehen lernen, Inanspruchnahme öffentlicher Einrichtungen wie Post und Bahnhof, aber auch im Besuch eines Restaurants zum Ausdruck kommt.

Das Arbeitstraining muß auf die *persönlichen Fähigkeiten* abgestimmt werden und auf die arbeitstechnischen Anforderungen der verschiedenen Aufträge.

Die arbeitstechnischen Anforderungen bedingen Bewegungs- und Tempo-Training. Damit ein systematisches Bewegungstraining möglich ist, müssen die verfügbaren Arbeitsaufträge nach Schwierigkeitsgraden geordnet werden.

Dazu ist eine Bewegungsanalyse je Arbeitsauftrag erforderlich.

Ausgehend von den aufgelisteten Basisbewegungen sind vier Gruppen zu unterscheiden, und zwar:
1. einfach
2. weniger einfache
3. mäßig einfache
4. schwierige.

Zu 1: Hier liegt der Schwerpunkt vornehmlich auf einfachen Grundmustern der Bewegung (Ergreifen, Festhalten, kleine einfache Bearbeitungen mit Hand oder Fingern ausführen, Weglegen, einfache Kontrolltätigkeit).

Zu 2: Nachdem in Gruppe 1 eine gewisse Fertigkeit erlangt ist, werden für die Verrichtungen in der zweiten Gruppe einfache Geräte gebraucht, wobei auch (in unkomplizierter Weise) geistige Tätigkeit erforderlich ist, wie:
- Auswahl treffen
- richtige Lagerung und entsprechende Kontrolle.

Zu 3: Nach und nach werden an die Verrichtungen in den Gruppen 1 und 2 höhere Anforderungen gestellt, das gilt besonders für das Greifen, Hinstellen und den Umgang mit etwaigen Geräten zum Ausführen einer Teilhandlung. Außerdem wird es schwieriger, weil die Patienten sich nun auch die Reihenfolge der Bearbeitung merken müssen, während gleichzeitig ein Gefühl für Maße und Gewichte erforderlich ist.

Zu 4: Nun werden die nötige Geschicklichkeit und die Beherrschung der Bewegungen gefordert. Auch die geistigen Fähigkeiten, Konzentrationsvermögen, Aufmerksamkeit und Kontrolle über die Funktionen sollten nur vorhanden sein.

Allgemeine Diskussionspunkte
1. Wäre, von der Zielsetzung der Test- und Trainingsabteilung aus gesehen, die allgemeine Arbeitsfähigkeit zu fördern, oder sollte man sich nur auf das Antrainieren von Teilaufgaben beschränken?
2. Wie könnte Sozialtraining organisatorisch aussehen, und wie wäre es zu integrieren?
3. Sind an den Arbeitstherapeuten einer Test- und Trainingsabteilung besondere Anforderungen zu stellen? Wie könnte sein Aufgabenkreis aussehen?

Arbeitstherapeutische Fragestellungen
1. Inwieweit und zu welchem Zweck hält man eine Test- und Trainingsabteilung für die Arbeitstherapie für erforderlich?
2. Glauben Sie, daß Sozialtraining zu den Aufgaben der Arbeitstherapie gehört? Denken Sie dabei an Arbeitsverhalten im weiteren Sinne.
3. Stellen Sie ein Bewegungstraining für ein Arbeitsprojekt Ihrer Abteilung zusammen.
4. Das Tempotraining beabsichtigt, eine Leistungskurve zu erzielen, deren Verlauf einen Vergleich mit der Leistungskurve eines Arbeiters im Wirtschaftsleben zuläßt. Welche Aufgabe sehen Sie hier für Sie selbst?

Fall IV

In einer Arbeitstherapie entwickelt sich nach und nach eine demokratische Organisationsform.
Das bedeutet eine Umstrukturierung der Verantwortlichkeiten bei den Patienten und beim Betreuungspersonal. Das Hinwenden zu neuen Rollenerwartungen ist häufig mit Konfliktsituationen verbunden.

1. *Diskussionspunkte*
Bei einer Demokratisierung geht man davon aus, daß alle Mitglieder der Organisation eine gemeinsame Verantwortung tragen, die in die eigene Aufgabenausübung hineinspielt. Bei Unklarheiten kann es zu Rollenkonflikten kommen.
Könnten Sie Situationen beschreiben, in denen sich das zeigen könnte:

a) bei Patienten
b) bei der Arbeitsleitung
c) beim arbeitstherapeutischen Mitarbeiterstab?
2. Welche Überlegungen wären Ihrer Meinung nach aufgrund dieser gemeinsamen Verantwortung relevant,
   wenn ein Betreuer um einen freien Tag bitten würde?
3. Wie hätte aus Ihrer Sicht, bei einem solchen demokratischen Ansatz, eine Urlaubs- und Feiertagsrege-
   lung auszusehen?
   a) für das Betreuungspersonal,
   b) für die Patienten?

Fall V

Zum Schluß dieses Kapitels folgt eine Gesamtübersicht
vom Testtag bis zur Aufnahme in der A-Gruppe einer
Werkstatt für Behinderte.

Testtag
a) Nach der *Einführung*, die von der Personalabteilung
vorgenommen wurde, findet der Bewerber Gelegenheit,
sich in der für ihn fremden Umgebung einer Test- und
Trainingsabteilung zurechtzufinden. Dem Kandidaten
wird erklärt, wo und wofür den ganzen Tag gearbeitet
wird. Während dieser Orientierungszeit wird er vom
Werkmeister beobachtet, um festzustellen, wie er auf
diese Umgebung reagiert (Kontakt mit anderen, mit der
Leitung, Arbeitsatmosphäre).

b) Nach dieser Einführung wird ein Geschicklichkeitstest durchgeführt. Dieser besteht aus 11 einzelnen Ar-
beitsgängen. Das Bewegungsmuster des Versuchs 1 ist so
zusammengesetzt, daß darin die Reich-, Greif- und Um-
setzbewegungen in ihrer einfachsten Form vorkommen.
   Danach wird in Versuch 2 der Wirkungsfaktor einer
Bewegung erschwert und so weiter, bis zu Versuch 11.
Durch das Abnehmen von Geschicklichkeitstests kann man
herausfinden, bei welchen Bewegungen die Kontrolle
nachläßt oder überhaupt nicht vorhanden ist. Verfügt
man nicht über diese Informationen, dann ist eine systematische Entfaltung der Arbeitsfähigkeit des Bewerbers sehr schwierig, wenn nicht gar unmöglich.
   Geschicklichkeitstests wurden entwickelt, um bestimmen zu können, auf welchem Niveau ein Arbeitstraining
zu beginnen hat. Auch sollten sie feststellen helfen,
welche elementare Geschicklichkeit vorhanden ist. Die
Ergebnisse sind als arbeitstechnischer Beitrag zur
Erstellung der Trainingsempfehlungen und -schemata
anzusehen. Sie dienen auch dazu, Anschlußmöglichkeiten
an die Arbeit zu finden.

Dieser Anschluß kann auf zwei Arten erfolgen:
1. Dem Bewerber wird ein Trainingsobjekt angeboten,
   bei dessen Ausführung viele Bewegungen vorzunehmen
   sind, die eine Kontrolle erfordern, die er (noch)
   nicht, oder nur in unzureichendem Maße aufbringen
   kann.
2. Dem Bewerber wird ein Trainingsobjekt angeboten,
   bei dem viele Bewegungen vorgenommen werden, die
   eine Kontrolle erfordern, die er noch aufbringen
   kann.
Die Entscheidung, welche dieser beiden Möglichkeiten
gewählt wird, ist nicht nur eine arbeitstechnische Angelegenheit, sondern muß in Zusammenarbeit mit den
Sachverständigen des sozialpädagogischen Teams getroffen werden, die alle ihnen relevant erscheinenden Daten in die Diskussion einbringen.

c) Im Prinzip hat während des Testtages auf der Abteilung jeder dieselben Arbeiten zu verrichten, so
daß ein objektiver Vergleich möglich ist. Aufgrund
der Ergebnisse der Geschicklichkeitstests wird bei
dem einen Kandidaten den Selektionsgriffen mehr Aufmerksamkeit geschenkt werden, bei dem anderen möglicherweise der mechanischen Montage oder der Oberflächenmontage.
   Anschließend an die Geschicklichkeitstests hat
jeder Bewerber ungefähr eine Stunde lang an drei
verschiedenen Objekten zu arbeiten. Während dieser
Tätigkeiten wird der Kandidat beobachtet, um festzustellen, wie er auf diese für ihn fremde Umgebung reagiert.

Gutachten
Reichen, Greifen und Umsetzen erfolgten gemäß der An-
weisung; das Loslassen erfolgte nicht an der rechten
Stelle, so daß Holzkugeln neben den Kasten fielen.

Geschicklichkeitstests 3-4-5: Selektionsgriffe
Bei den Versuchen 3 und 4 zeigten sich dieselben
Schwierigkeiten wie bei Versuch 1, das Loslassen
hat hier genau über den Löchern im Deckel zu erfolgen. Versuch 5 der Anweisung gemäß ausgeführt; beim
Greifen dieser Teile waren keine Schwierigkeiten zu
beobachten.

Geschicklichkeitstest 6 und 7: Montage eines Mechanismus
Bei Versuch 6 gab es viele Schwierigkeiten bei der
Montage der Zylinder. Versuch 7 der Anweisung gemäß
ausgeführt.

Geschicklichkeitstest 8: Demontage
Verrichtungen werden gut beherrscht ausgeführt, weichen jedoch von den gegebenen Anweisungen ab, sowohl
bei der Übung mit beiden Händen gleichzeitig als auch
mit der rechten und linken Hand allein.

Geschicklichkeitstest 9-10-11: Oberflächenmontage
Verrichtungen den Anweisungen gemäß ausgeführt. Qualität und Quantität waren folgendermaßen:

Versuch 9: beidhändig	O Fehler,	erreichte	Leistung	88%
rechte Hand allein	O Fehler,	"	"	95%
linke Hand allein	O Fehler,	"	"	90%
Versuch 10: beidhändig	3 Fehler,	"	"	77%
rechte Hand allein	1 Fehler,	"	"	64%
linke Hand allein	1 Fehler,	"	"	75%
Versuch 11: beidhändig	14 Fehler,	"	"	66%
rechte Hand allein	fehlerhaft,	"	"	58%
linke Hand allein	fehlerhaft,	"	"	63%

In der Abteilung verrichtete Tätigkeiten

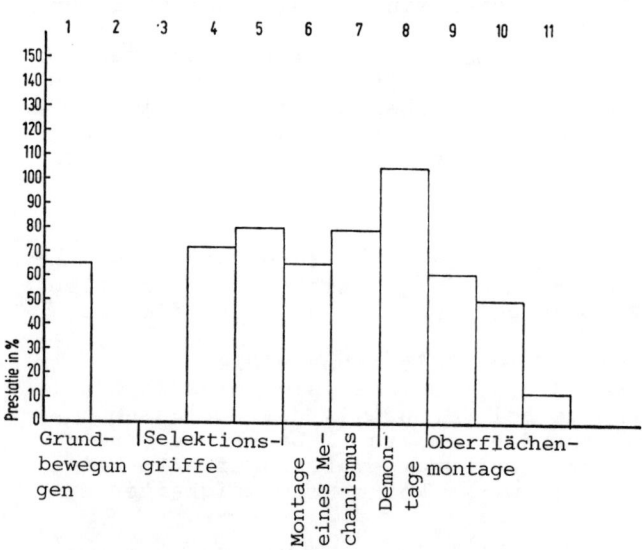

1 Philips-Verpackungsarbeiten
2 Garne einpacken
3 Lockenwickler anfertigen

1. *Philips-Verpackungsarbeiten* (10 Stück abzählen und
   einpacken)

Abzählen und einpacken: Die Qualität war mäßig (12 % Fehler); das wurde aber dadurch verursacht, daß der Bewerber seine Aufmerksamkeit stark der Abteilung zu-
wandte.
Verschlüsse auf Tuben setzen: gut
Etiketten aufkleben: Verrichtungen gemäß Anweisung, Qualität gut.

2. *Garne einpacken*
Hatte bei diesem Auftrag viel Mühe mit folgenden Verrichtungen: Außenfaden abschneiden, Beutel zunähen
und versiegeln, 20 Stück in Schachtel verpacken.
   Begriff die Anweisung nur mäßig.

3. *Lockenwickler anfertigen*
Begriff die Anweisungen bei diesem einfachen Auftrag
gut. Hatte anfänglich noch Schwierigkeiten, den Kamm
an der richtigen Stelle zu montieren, nach einiger
Routine nahm die Qualität jedoch zu.

Schlußfolgerung: Begreift die Anweisungen bei Geschicklichkeitsversuchen gut, bei Projekten in der Praxis
mäßig.
   Geschicklichkeit bei Versuchen gut, in der Praxis
mäßig. Das wurde wohl auch dadurch verursacht, daß
der Bewerber sich leicht ablenken ließ.

Empfehlung: In der Test- und Trainingsabteilung unterbringen. Aufnehmen in B-Kategorie 70 %.
   Trainingsplan aufstellen, von einfachen bis schwie-
rigeren Verpackungsarbeiten.

Trainings- Schema	*Abteilung Test und Training*
Projekte	*Motivation zur Verbesserung der Ge-schicklichkeit*
1. Zusammenbau von Locken-wickler-Sets (kleineres Modell)	Verbesserung der Selektionsgriffe und der Vorbereitung von Produkten, mit Verbesserung der mechanischen Montage mittels des Aufbaues des Kammes auf den Wickler.
2. Philips-Verpackungsar-beiten. Gegenstände kleiner als 6x6x3 mm	Training in der Ausführung von Se-lektionsgriffen, Mechanismus- und Oberflächenmontage.

3. Garne einpacken	Das Vorbereiten von Garnbeuteln, Kontrolle über 2 Enden, das Greifen von Endfäden, die aus dem Knäuel kommen. Das Abschneiden von Fäden an der Außenkante (Oberflächenmontage und Gebrauch von Geräten), Beutel verschließen (mechanische Montage), Garn abschneiden (Oberflächenmontage).
4. Klappkolben montieren	Vorbereitung der verschiedenen und richtigen Einzelteile. Verbesserung der Genauigkeit der verschiedenen mechanischen und Oberflächenmontagen.

Anmerkung: War bei den Geschicklichkeitsversuchen wie auch bei den zu verrichtenden Tätigkeiten schwer anzuleiten. Die Verrichtungen wurden nicht in regelmässigem Tempo ausgeführt. Die Konzentration während der Geschicklichkeitsversuche und bei den Tätigkeiten in der Abteilung war mäßig.

Empfehlung: Anweisungen sind so zu geben, daß der Bewerber die erforderlichen Verrichtungen überblicken kann. Beobachtet werden sollten:
- seine Arbeit (Temporegelmaß, Qualität und Quantität),
- seine Persönlichkeitsstruktur,
- seine Vorgesetzten.

Die Ergebnisse der Beobachtung sind täglich der Reihenfolge ihrer Wichtigkeit nach zu notieren. Begleitende Betreuung heißt, dem Arbeitnehmer bei den Tätigkeiten unterschiedlichen Niveaus immer behilflich zu sein und seine ganze Persönlichkeit für eine Einfügung in eine Arbeitssituation geeigneter zu machen, und zwar dadurch, daß er lernt, mit normalen sozialen Verhältnissen in der Arbeitswelt fertig zu werden.

Arbeitsmethode – Anweisungsformular
Projekt: Philips-Verpackungsarbeiten
Beschreibung der Verrichtungen

Linke Hand	*Rechte Hand*	*Besondere Aufmerksamkeit*
1 Tube aufnehmen und woanders hinlegen	1 Widerstände nehmen	
2 Tube festhalten	2 Widerstände in die Tube einsetzen	Anzahl in der Tube
3 Festhalten in Tube	3 Verschluß nehmen und auf Tube setzen	daß Verschluß gut befestigt ist
4 Tube in richtige Stellung drehen	4 Etikett aufnehmen	Kante von Deckel nach links
5 Tube festhalten	5 Etikett aufkleben	Etikett in richtiger Stellung und gerade auf Tube geklebt
6 Tube in rechte Hand geben	6 Tube aus der linken Hand nehmen	
7 nach Schachtel mit Tuben greifen	7 Tube in Schachtel mit fertigen Produkten legen	rechte Lage in der Schachtel

**Standardisierte Aufstellung für das Projekt:
Drähte an Kupferdraht löten**

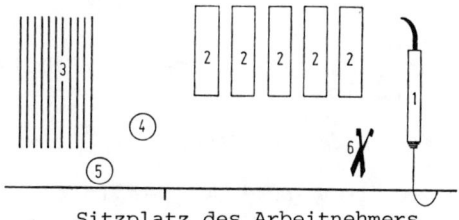

Sitzplatz des Arbeitnehmers

1 Lötkolben
2 Schälchen mit zu lötenden Drähten
3 Kupferdrahtstäbe
4 Zinntöpfchen
5 Lötzinn
6 Streifenzange

Betreuungsvorschlag:

Personalien:

Name und Vorname:
geboren: 12.6.1923
in:
Wohnort und Adresse:
Staatsangehörigkeit: niederländisch
Familienstand: ledig
Geschlecht: männlich
Familienverhältnisse: Eltern verstorben, hat einen ledigen Bru-
                        der, bei dem noch ein lediger Bruder wohnt.
                        Hat keine weiteren Angehörigen.
Ausbildung: Grundschule von 1929-1937, 7 Klassen
Beruf: Friseur

Arbeitsvergangenheit (Anamnese)
Nach der Grundschule ca. 7 Jahre (bis 1943) in Fri-
siersalon gearbeitet. Von 1943 bis März 1950 als Friseur zu Hause gearbeitet. Vom März 1950 bis August
1962 in Haus Padua in Boekel untergebracht. War vom
Dezember 1963 bis April 1968 in einer Werkstatt für
Behinderte, dann in das Sanatorium in Bakel eingewiesen, hat danach bis Oktober 1971 eine Arbeitsunfähig-
keits-Unterstützung bezogen. Von da an wieder in der
Werkstatt für Behinderte beschäftigt gewesen, auf der
Abteilung Test und Training.

Medizinische Angaben:
Hausarzt: Dr. B.
Spezialist: Dr. W.
Betriebsarzt: Dr. S.
Krankenkasse: AOK
Behinderung: träger, gutwilliger, kindlicher Mann.
                Gehörlos.

Haltung und Funktion in der Abteilung

Verhalten in der Arbeitsumgebung. Als er in der Abteilung
anfing, war er gehemmt, hatte zu niemandem Kontakt.
Nach der Eingewöhnungszeit hat er sich gut eingelebt.
Hat nun mit allen Kollegen und Vorgesetzten regelmäßig
einen *netten, angenehmen* Kontakt. Die Betriebs- bzw.
Sicherheitsvorschriften werden von ihm beachtet. Er
hält sich gut an die Arbeitszeiten und äußert sich
positiv über den Betrieb.

Interesse an der Arbeit. Er hat bei allen Tätigkeiten,
die er verrichtet hat und momentan verrichtet, viel
Interesse gezeigt. Wenn er mit einer neuen Arbeit beginnen soll, ist er bereit, sich einzusetzen, um die
Verrichtungen so schnell wie möglich zu lernen und
dann selbständig auszuführen. Die Art, wie er für Materialien und Geräte sorgt, ist ein Vorbild für die
Kollegen. Auch hat er viel Interesse für betriebliche
Belange gezeigt.

Qualität der hergestellten Produkte. Nachdem er die Anweisungen begriffen hat, macht er keine Fehler mehr; er
arbeitet dann zuverlässig. Die von ihm gefertigten
Produkte sind von hervorragender Qualität.

Bis zum 25.8.1972 auf der Abteilung verrichtete Tätigkeiten

1. Verpackungsarbeiten   vom 4.10.1971 - 26.11.1971
2. Lackieren von Armlehnen   "   29.11.1971 - 25. 2.1972
3. Papparbeiten   "   28. 2.1972 - 31. 3.1972
4. Polster auf Armlehnen montieren   "   3. 6.1972 - 25. 8.1972
5. Armlehnen drechseln   "   5. 6.1972 - 25. 8.1972

Qualität. Seine Konzentration bei der Arbeit ist, mitbedingt durch seine Gehörlosigkeit, gut. Während der
ganzen Zeit verrichtet er seine Arbeit mit großer Geschicklichkeit, zweckmäßig und in regelmäßigem Tempo.

Empfehlung: In Kategorie A unterbringen.
       An Aufträgen arbeiten lassen, die bis zum Schluß
selbständig erledigt werden können.
       Zu denken ist dabei z.B. an: Polster auf Armleh-
nen schrauben, Armlehnen drechseln, lackieren oder
beizen. Dieser Vorschlag wird gemacht, weil der Betreffende nicht schnell arbeiten kann, seine hohen
Leistungen jedoch dadurch erzielt, daß er ununterbrochen 8 1/2 Stunden in seinem eigenen Tempo arbeitet.

Diskussionsfragen
1. Was halten Sie von diesem Arbeitsprogramm?
2. Könnten Sie ein ähnliches Trainingsprogramm für
   "Kopfarbeiter" aufstellen, unter denen sich z.B.
   Journalisten, Betriebsleiter, Manager, Juristen,
   Krankenpfleger und vielleicht sogar ein Arzt befinden, aber auch Bankangestellte und andere Verwal-
   tungsangestellte?

Schlußbemerkung

Es muß nachdrücklich festgestellt werden, daß die Darstellung praktischer Situationen nur eine kleine Anzahl der vielen Möglichkeiten ist, die sich in der Praxis ergeben.

In Wirklichkeit ist jeder Patient völlig unabhängig von der Diagnose, als Mensch einmalig. So ist auch jede Gruppe und jede Gruppensituation immer wieder neu. Es gibt also auch eine Unzahl von Möglichkeiten und Fähigkeiten, die für die Einübung von Fertigkeiten eingesetzt werden können.

7 Aufgabenanalyse des begleitenden Betreuers in der Arbeitstherapie

7.1 Einleitung

Ausgehend von dem Gedanken, daß Arbeitstherapie einen überwiegend therapeutischen Charakter haben sollte und als verhaltensbeeinflussende Methode zu betrachten ist, muß sie innerhalb der Organisation der Anstalt als ausführendes Organ angesehen werden.

In diesem Sinne bedeutet Arbeitstherapie die Realisierung arbeitstherapeutischer Voraussetzungen, wobei ein großes Angebot an Arbeitsmöglichkeiten, ein optimales arbeitstherapeutisches Klima für den Patienten und die Anwendung geeigneter Techniken zur Bewertung des Arbeitsverhaltens die Mittel sind, die zur Besserung oder Wiederherstellung des Patienten herangezogen werden.

7.2 Die Funktion des begleitenden Betreuers

Bei der begleitenden Betreuung von Personen, die in eine Arbeitssituation gestellt werden, handelt es sich um eine Funktion, die Aufgaben mit sich bringt, die dieser Funktion erst Gestalt geben. Die Ausdrücke "Begleiten" und "Betreuen" sind absichtlich gewählt, weil nachdrücklich festgestellt werden soll, daß es dabei nicht in erster Linie um die Festigung einer Machtposition geht. Das würde bei den Begriffen "Leiten, Führen", viel eher der Fall sein.

Begleiten und Betreuen bedeuten zu allererst, daß die Versuche der anvertrauten Personen, ihre Selbstständigkeit wiederzugewinnen, dadurch unterstützt werden, daß der begleitende Betreuer richtungweisend eingreift und zu immer neuen Versuchen auffordert.

Daß aufgrund der Persönlichkeit, des Wissens und der Kenntnisse des begleitenden Betreuers den Betreu-

ten gegenüber eine Autoritätsposition entsteht, ist
eine unvermeidliche Begleiterscheinung. Die Vertrauensbeziehung kann dadurch durchaus positiv beeinflußt
werden. In der Betreuungssituation sollte man sich
jedoch nicht auf diese Autoritätsposition berufen, da
das die Distanz zwischen den Personen vergrößert und
deshalb der Vertrauensbeziehung schaden kann.

Das schließt jedoch nicht aus, daß man durch die
Überlegenheit, die Fähigkeiten und die Ausgeglichen-
heit, mit der man der zu betreuenden Person begegnet,
eine gewisse "Macht" erlangt.

Wenn der Betreuer dem anderen zur Seite steht und
sich ihm mit seinen Kenntnissen und Fähigkeiten zur
Verfügung stellt, wachsen Achtung und Respekt von selber. Man würde dieser natürlichen Entwicklung nur
schaden, wenn man Respekt erzwingen wollte. Außerdem
könnte man wohl behaupten, daß das Erzwingen von Respekt ein Zeichen dafür sein kann, daß das eigene Unvermögen bemäntelt wird. Kurz, in dem Machtverhältnis,
das bei einer richtigen Betreuung spontan wächst, wird
man das "stillschweigende Übereinkommen" bezüglich
dieser Autorität nicht durch eine offene Manifestation
brechen dürfen.

Wenn der Betreuer seiner Autorität einen offiziellen Charakter verleiht, hat das oft zur Folge, daß
sie erzwungen wird, was nur die Unterordnung, Abhängigkeit und Unselbständigkeit des anderen verstärkt. Solches ist nicht gerade das Ziel einer begleitenden Betreuung. Es geht ja darum, dem anderen die Freiheit
zu bieten, mit seinen eigenen Möglichkeiten und Fähigkeiten zu experimentieren und ihm dabei zu helfen,
einen geeigneten Weg zu einem für ihn erreichbaren
Endziel zu finden. Nur durch überlegtes Vorgehen, und
nicht mit Befehlen, wird dies zu erreichen sein.

Ein weiterer Aspekt der Begleitungsfunktion liegt in
dem Zweck, dem die Betreuung dient. Das bedeutet, daß
der Zweck zugleich eine Grenze markiert. Eine Grenze,
die zu finden ist in den Fragen:
- Wozu Betreuung?
- Bis zu welchem Punkt erstreckt sich die Begleitung?

7.2.1 *Wozu Betreuung oder Hilfeleistung?*

Das Neugeborene ist ohne die liebevolle Fürsorge der
Mutter oder der direkten Umgebung nicht lebensfähig.
Diese Fürsorge und Hilfe werden durch die Tatsache
seiner Existenz hervorgerufen. Der Bedarf an Hilfe

ist - wie man annehmen kann - zu einem guten Teil archaischen Ursprungs, zumindest in den ersten Lebensmo-
naten.

Das bedeutet, daß das Kind vornehmlich über das
Lust-Unlust-Prinzip auf die Folgen der physiologischen
Prozesse reagiert. So wird das Kind, wenn es sich be-
haglich fühlt, gewissermaßen schnurren; wenn es sich
unbehaglich fühlt, weinen.

In dem Maße, wie das Wachstum des Kleinkindes - und
damit die Entfaltung der Persönlichkeit voranschreitet,
ist es immer mehr imstande, bestimmte Bedürfnisse sowohl auf verbalen wie auf nicht-verbalen Kommunikationswegen zu äußern. Denn durch den Kontakt mit der
Mutter oder der Pflegeperson lernt das Kind ja, von
den Kommunikationsmöglichkeiten Gebrauch zu machen.
Man sollte sich dabei vor Augen halten, daß das Kind
vielleicht niemals richtig lachen lernen würde, würden
die Mutter oder die Pflegerin es nicht anlachen.[22]

Auch kann im Verlauf der Sozialisation das Überich
des Individuums durch Strafe und Belohnung, Gebote und
Verbote und durch bewußte und unbewußte Prozesse so
geformt worden sein, daß es sich selbst bestimmte Bedürfnisse nicht mehr zugesteht, oder diese nicht zu
äußern wünscht. Vor allem im letzten Fall zeigt sich
dabei die Freiheit der persönlichen Wahl, und zwar aufgrund der persönlichen Zielsetzung, Bedürfnisordnung
und der entsprechenden Motivation.

Es handelt sich jedoch um eine beschränkte Freiheit,
da diese Freiheit durch den persönlichen Entwicklungs-
gang - mit all seinen erwünschten und unerwünschten
Manipulationen der psychischen Prozesse des Individuums - begrenzt ist.

H. Cohen schreibt: "Wir leben nicht in der Wirklichkeit, sondern in einer beschränkten sozialen Konstruktion von der Wirklichkeit. Aus der Vielfalt der Möglichkeiten wurde im Lauf vieler Jahrhunderte jedesmal
eine Wahl getroffen, und diese Vielfalt von nicht selten willkürlichen Auswahlvorgängen wird uns heute als
die Gesellschaft präsentiert."[23]

---

22 Pothorn, "Aap en mens in de evolutie" (Affe und Mensch in
    der Evolution). Zomer en Keuning, Wageningen.
23 Cohen, "Gedragsmanipulatie als aanpassing aan de samenle-
    ving" (Verhaltensmanipulation als Anpassung an die Gesell-
    schaft). Hefte der Stiftung Biowissenschaften und Gesell-
    schaft, (2) April, 1973.

Durch den Introjektionsprozeß entwickelt das Individuum darüberhinaus ein für seine Persönlichkeit geltendes Verhältnis des Ich zur Außenwelt, ein Verhältnis, das sich im Verhalten manifestiert.

Auch hier ist eine deutliche, vom Individuum ausgehende Beschränkung der Freiheit festzulegen, weil es im Innersten der Persönlichkeit bei weitem keine immerwährende Harmonie gibt zwischen dem, wie Anna Reich erklärt: "Wie man zu sein wünscht (Ideal-Ich) und wie man zu sein hat (soziale Norm; Gewissen)" (s. Kap. 3, S. 84 ff). Dabei tritt für das Individuum aufgrund der Tatsache, daß es sich sowohl in seiner direkten Lebensumgebung bewegt (Mikrokultur) die Gebundenheit an die Normen dieser Kulturen zutage. Besonders die Normen der Makrokultur sind für einen Großteil juristisch im bestehenden Recht festgelegt, während diejenigen der Mikrokultur häufig, doch nicht ausschließlich, in ungeschriebenen Gesetzen und Traditionen verankert sind. Dabei taucht die Frage auf, inwieweit beide noch zu unseren heutigen Auffassungen passen, ob sie nicht einem Änderungsprozeß unterliegen, oder ob nicht - sollte dies noch nicht der Fall sein - ein solcher Prozeß in Gang gesetzt werden sollte.

Auf das engste hiermit zusammenhängend stellt sich die Frage nach der Toleranz.

Weil besonders die jüngere Generation Normen und Werte der noch fest gegründeten älteren Generation ins Wanken bringt, beginnen sich neue Auffassungen durchzusetzen. Immer mehr Tabus werden angefochten, manche mit Erfolg. Die Auffassungen darüber, wann von deviantem Verhalten zu sprechen ist, werden großzügiger. Mit anderen Worten: Immer weniger wird ein Verhalten, das von der mittleren, gefestigten Norm abweicht, als deviantes oder Randgruppenverhalten gebrandmarkt.

Beispiele dafür sind u.a.:
- In der Bildung sieht man immer deutlicher die Koedukation Gestalt annehmen. In der Grundschule wird Handarbeits-Unterricht den Mädchen wie den Jungen erteilt. Den Mädchen werden in immer stärkerem Maße auch technische Lehrgänge angeboten.
- Vor allem die Gewerkschaften streben gleichen Lohn für gleiche Arbeit für Männer und Frauen an. Versorgungsberufe auf dem sozialen, dienstleistenden Gebiet waren vor einigen Jahrzehnten noch eine ausschließliche Angelegenheit der Frauen.
- In den Niederlanden sind kürzlich Diskussionen in Gang gekommen, um erweiterte Maßnahmen für die Anstellung von ehemaligen Häftlingen in einigen Behörden und halb-staatlichen Diensten zu treffen.

- Vor zehn Jahren hätte man es noch nicht für möglich gehalten, daß Gemeinderäte z.B. ausführlich darüber beraten haben, ob sie einen FKK-Strand eröffnen sollen oder nicht. Reisebüros werben in immer größerem Maße für einen FKK-Urlaub.
- In weiten Kreisen der Gesellschaft entwickeln sich andere Auffassungen über die Stellung der ledigen Mütter.
- Die Zulassung und Einrichtung öffentlicher Abtreibungskliniken ist ein sehr deutliches Beispiel für Normenverschiebungen.
- Die gesellschaftlichen Auffassungen bezüglich der Homophilie sind nicht mehr so starr. Es entwickelte sich eine Neigung,die Stellung der Homophilen zu verbessern. Von ihrer Stellung am Rande der Gesellschaft aus versuchen sie, durch Aufklärungsarbeit und Hilfe von Sachverständigen Druck auszuüben.
- Schließlich ist die Reform des Ehescheidungsrechts ein Beispiel, wie veränderte Auffassungen über die Ehe in der Gesetzgebung ihren Niederschlag finden.

So zeigen sich in der Dynamik der Gesellschaft eine Menge Veränderungen. Die soziale Struktur hat sich im Vergleich zur Vergangenheit geändert und wird sich weiter ändern. Nur so bleibt eine Gesellschaft "lebensfähig". Von der allgemeinen Systemtheorie ausgehend kann man laut H. Cohen sagen, "daß die gefestigten alten Werte, Einstellungen usw. mit den neuen bzw. abweichenden Werten, Einstellungen und Ideen ein einziges 'System' bilden".

Anders ausgedrückt, das Alte und das Neue durchdringen einander, befruchten einander und brauchen einander, um bestehen zu können. Nach dieser Auffassung kann die Gesellschaft nicht mehr als ein statisches oder konstantes Ganzes betrachtet werden, sondern als ein aus Abhängigkeiten bestehendes Ganzes. Alle gesellschaftlichen Phänomene oder Prozesse, die wir wahrnehmen, sind dann quasi Artikulationsformen der angespannten Beziehung zwischen den alten und den neuen Werten, Einstellungen usw. beziehungsweise zwischen den eingefahrenen Auffassungen und den devianten. Diese Formulierung impliziert eine ständige Veränderung.

Man bedenke, daß ohne neue Impulse, ohne Spannungen und Konflikte, keine Kreativität und Entfaltung, nicht einmal eine bewußte Rezeption der alten Werte stattfindet, wodurch eine Gesellschaft ausbluten oder ihre Überlebensfähigkeit verlieren kann. In diesem Zusammenhang ist eines der wichtigsten Probleme der Widerstand gegen Veränderung (resistance to change).

Die Glieder einer Gesellschaft finden einen wichtigen Teil ihrer Identität auf dem Wege der Identifikation und Konfrontation des eigenen Ichs mit den Normen und Werten in der Gesellschaft. Eine Änderung dieser Normen und Werte verursacht wiederum eine Konfrontation mit der eigenen Identität. Es entsteht Unsicherheit und Unklarheit. Die Alternativen sind:
- Adaptation des Neuen,
- Kooperation mit dem Neuen,
- oder Konflikt.

Eine ausgesprochen ambivalente Problematik also, bei der man nicht immer ungeschoren davonkommt.

Aus obigen Darlegungen sind Kriterien für eine begleitende Betreuung eines Individuums abzuleiten.

1) Unter Berücksichtigung der bereits beschränkten Freiheit des Individuums, selbst eine Wahl treffen zu können, wird die erste allgemeine Voraussetzung für die Betreuung sein, daß das Individuum, mit den ihm zur Verfügung stehenden Kommunikationsmitteln, eigenständig den Wunsch dazu äußert. Daraus folgt, daß das Niveau dieser Äußerung von Individuum zu Individuum verschieden sein kann.

   In dem Maße, in dem die Entwicklung des Kindes voranschreitet, erwirbt das Individuum mehr Möglichkeiten, eine Bitte um Hilfe zu äußern. Störungen in dieser Entwicklung legen ihm jedoch Beschränkungen auf, so daß eine freie Wahl nicht auf den gebräuchlichsten und bekannten Kommunikationswegen geäußert werden kann und somit verborgen bleibt. Es besteht also die Gefahr, daß man Betreuung oder Hilfe gibt, obwohl dem Klienten die innere Motivation für die Annahme dieser Begleitung fehlt. Man kann sich wohl vorstellen, daß man besonders bei geistig Behinderten und psychisch Gestörten leicht in diese Lage gerät. Möchte man berufsethisch verantwortlich handeln, dann suche man fortdauernd nach Wegen, um im Hinblick auf die Erwünschtheit der Hilfe das Selbstbestimmungsrecht des Klienten zu überprüfen und wenn möglich zu mobilisieren.

2) Ein zweiter Grund für eine begleitende Betreuung kann sein, *daß das Verhalten des Individuums ihm selbst oder anderen schadet.*
   Wer zieht jedoch die Grenze zwischen schädlichem und unschädlichem Verhalten? In seltenen Fällen mag

das Individuum selbst imstande sein, diese anzugeben, doch wenigstens zeigt die Praxis, daß die
Grenzbestimmung von den mehr oder weniger eingefahrenen Auffassungen der Mikro- oder Makrokultur ausgeht.
In allen Fällen taucht das Problem der Toleranz auf.
Es hängt nämlich davon ab, in welchem Ausmaß das Individuum sich selbst tolerant gegenübersteht, welche Symptome es als schädlich für sich selbst an-
sieht und inwieweit es bereit ist, etwas dagegen zu
unternehmen. Hinsichtlich dessen, was als schädli-
ches Verhalten angesehen wird, ist die Toleranz in
der Mikrokultur der Landstreicher anders als z.B.
bei Beamten.
In der Makrokultur ist die Durchschnittsnorm der Ge-
samtgesellschaft gesetzlich festgelegt und straf-
rechtlich sanktioniert. Eine Überschreitung der Toleranzgrenze in der Mikro- und Makrokultur bringt
für das Individuum unweigerlich Unannehmlichkeiten
mit sich. Inwieweit der Einzelne dies vermeiden
kann, hängt größtenteils von der Motivation zur Anpassung ab, denn nur auf dem Wege der Anpassung
kann das Bedürfnis nach einem Leben im gesellschaftlichen Kontext befriedigt werden. In dieser Kategorie hat man es mit vier bestimmten Gruppen zu tun,
und zwar:
- zwangseingewiesene Patienten,
- in Sicherheitsverwahrung befindliche Personen,
- Häftlinge (Jugendliche und Erwachsene) und auf
  Bewährung Entlassene und
- durch Jugendrichter und aufgrund von Maßnahmen des
  Kinderschutzes Eingewiesene.
Die Anfangsphase der begleitenden Betreuung ist
auf Seiten des Klienten bzw. des Patienten selbstverständlich nicht durch spontane Freiwilligkeit
gekennzeichnet. Das Risiko einer betreuerischen
Einbahnstraße ist sehr groß.
Die Betreuungstätigkeiten sollten bewußt auf die
Motivation des zu Betreuenden ausgerichtet werden.
Dabei wird man auf der Hut sein müssen vor einer
Scheinadaptation, die nicht von innen heraus getragen wird. Wenn man darauf aufbauen würde, würde
das dem Hospitalisationssyndrom in die Hände spielen und jede wesentliche Veränderung für das Individuum verhindern. Gerade das ständige Eingehen auf
die Motivation erweitert die Möglichkeiten zum Frei-
setzen von Selbstbestimmungsmomenten für den Klienten. Seine Entfaltungsmöglichkeiten können sich dadurch vergrößern.

7.2.2 *Bis zu welchem Punkt erstreckt sich die Betreuung?*

Häufig artet Betreuung in eine totale Bevormundung
des Individuums aus. Die Intention zur Hilfeleistung
verleitet den Betreuer nur allzu oft, dem Hilfeempfänger allerlei Angelegenheiten aus den Händen zu nehmen,
obwohl dieser überhaupt nicht darum gebeten hat, und
er sich in seiner ohnmächtigen "Not"-Situation meistens nicht dagegen wehren kann.
Wir haben gesehen, daß der Hilfeempfänger sich in
einer abhängigen Lage erlebt, vor allem, weil die Situation ihn erfahren läßt, daß er die Sache nicht
selbst bewältigen kann. Er sieht keine möglichen Aus-
wege mehr und fühlt sich deshalb abhängig vom Betreuer.
Einerseits hofft er, daß der Betreuer wohl die Möglichkeiten sieht und ihm auf den Weg hilft; andererseits ist die Tatsache, daß man betreut wird, Anlaß dafür, daß man sich in den eigenen Kräften beschränkt
sieht. Das ist eine ambivalente Lage für den Hilfeempfänger, die großen Widerstand gegen die Hilfeleistung
verursachen kann. Widerstände, die mit Sicherheit manifest sind, wenn von einer unfreiwilligen Ausgangssituation zu sprechen ist, wie das bei den oben genannten Gruppen der Fall ist.
Eigentlich könnte man darüberhinaus sagen, daß auch
jene, die selber um Hilfe bitten, dies aus der Unfreiheit ihrer "Not"-Situation heraus tun. Auch sie erleben sich in einer Zwangslage, wenn auch dieser Zwang
nicht ausdrücklich von der Gesellschaft ausgeübt wird.
Damit sollte klar werden, daß die Bitte um Hilfe
und Betreuung noch lange keine unbedingte Bejahung der
Hilfe und Betreuung impliziert. Im Gegenteil, viele bewußte und unbewußte Widerstände werden von Anfang an
mit im Spiel sein, und sie verdienen in höchstem Maße
Aufmerksamkeit, sowohl von seiten des begleitenden
Betreuers, wie von seiten des betreuten Individuums.
Gerade um die Folgen der Ohnmacht zu kämpfen und eventuelle Widerstände gegen Hilfeleistung zu beseitigen,
ist es äußerst wichtig, von der ersten Kontaktaufnahme
an
a) dem Einzelnen möglichst viel Gelegenheit zu bieten,
   er selbst sein zu können, und
b) ihn so viel wie möglich jenes tun zu lassen, wozu
   er noch imstande ist.
In der Praxis der Arbeitstherapie bedeutet dies folgendes:

Zu a:
Stellen Sie beim Empfang in der Arbeitstherapie keine
Fragen, die nichts mit dem Ziel des Klienten zu tun haben (Arbeit).
   Fragen nach der Ehe oder dem sozialen Hintergrund
des Klienten, wie gut sie auch gemeint sein mögen, haben nichts mit seiner Arbeitsfähigkeit zu tun und können der Grund dafür sein, daß er sich in dieser neuen
Umgebung nicht gibt wie er ist. Etwas anderes ist es,
wenn er später, wenn Vertrauen gewachsen ist, vielleicht selbst darüber reden möchte. Doch auch dann muß
man als Betreuer wissen, wieweit man gehen kann. Man
sollte "nur" zuhören (was übrigens sehr schwierig ist)
und sich die Möglichkeit offen halten, den Klienten an
kompetentere Kollegen zu verweisen, wenn er möchte,
daß ihm geholfen wird.
   Wenn der Klient nur das Bedürfnis hat, "Dampf abzu-
lassen", dann hat sein Gefühl der Erleichterung bereits therapeutische Bedeutung. Man sollte sich jedoch,
bevor man das vom Patienten Erwähnte weitergibt, überlegen, inwieweit der Klient davon zu unterrichten ist,
daß das geschieht. Für eine solche Überlegung gibt es
vier Gründe:
1. Wenn ohne Mitsprache des Klienten Angaben über ihn
   an Dritte weitergegeben werden, bleibt er in hohem
   Maße von dem Betreuer abhängig und wird unmündig
   gehalten;
2. früher oder später kann die Vertrauensbeziehung
   Schaden nehmen, weil das Material auf Umwegen an
   den Klienten zurückgelangen kann. Die Quelle kann
   dann ja nicht angegeben werden. So entsteht bei ihm
   Mißtrauen gegenüber der gesamten Umgebung, weil er
   nicht weiß, von wem die Angaben stammen (Vergrößerung der Widerstände);
3. früher oder später kann die Vertrauensbeziehung
   Schaden nehmen, weil der Klient merkt, daß Angaben überhaupt weitergegeben werden;
4. außerdem spricht man den Klienten ja gerade auf
   seine Mündigkeit an, wenn man ihm die Relevanz der
   Daten für die Therapien, die sich mit seiner Wiederherstellung befassen, deutlich macht. Eine solche Einbeziehung des Patienten ist übrigens eine
   wesentliche Voraussetzung für den Erfolg seiner Behandlung.
Diese vier Gründe sprechen für eine größtmögliche Offenheit dem Patienten gegenüber. Nur wenn der Patient
nicht imstande ist, die Haltung des Therapeuten zu
verstehen (Oligophrene) oder ihr nicht gewachsen ist

(schwer psychotische Patienten) - was übrigens nicht
so schnell der Fall sein wird, aber doch denkbar wäre
- kann eine Meldung ohne Wissen des Klienten vorgenommen werden.

Zu b:
Übernehmen Sie keine Verrichtungen für den Klienten,
sondern lassen Sie ihn z.B. selbst Arbeitsmaterial an-
fassen und benutzen, wenn die Situation das erfordert
und die Arbeitsumstände es ermöglichen.

Es ist selbstverständlich, daß man einem Patienten,
der die Arbeitsräume nicht verlassen darf, nicht allein irgendwohin gehen läßt. Man geht mit, um ihm zu
zeigen, wo das Material zu finden ist. Lösen Sie keine
"Problemchen", die der Klient möglicherweise selber
lösen kann, wie die Kleidung wieder in Ordnung zu bringen nach einem Gang auf die Toilette. Helfen Sie ihm,
es selbst zu tun.

Wenn ein Patient in das Stadium größerer Selbständigkeit kommt, sollten Sie ihm beibringen, mit anderen
Therapeuten, dem Arzt, dem Sozialarbeiter usw. selbst
einen Termin auszumachen.

Kurzum, wo irgend möglich, sollten durch die Einübung von immer größerer Wahlfreiheit und Selbstbestimmung die Eigeninitiative und Selbstbestimmung des
Patienten ständig angeregt werden.

Zwischen diesen Beispielen aus der Praxis liegt
eine Skala von Möglichkeiten auf dem Wege zu einer
Selbstverwirklichung, die von allen Disziplinen gemeinsam angestrebt wird. Die Betreuung durch die Mitarbeiter einer Disziplin wirkt dann hemmend auf den
Selbstverwirklichungsprozeß, wenn sie ihr spezifisches
Ziel verfehlt. Damit entfallen die Gründe für eine begleitende Betreuung. Diese kann dann nur noch als Eingriff in die Selbstbestimmung angesehen werden.

Arbeitstherapie bezweckt die Wiedergewinnung von
Arbeitsfähigkeit und angemessenem Arbeitsverhalten,
womit die Grenze der Betreuung gegeben ist. Genau genommen ist Betreuung im Hinblick auf Lebensgewohnheiten von der Arbeitstherapie aus nicht indiziert, es
sei denn, daß diese Gewohnheiten sich schädlich auf
das Arbeitsverhalten auswirken. Zu denken ist dabei
z.B. an Alkoholismus, an das Ausüben von Nebenbeschäf-
tigungen, wodurch man nicht mehr fit ist für seine tägliche Arbeit usw.

Von Ausnahmen abgesehen gilt eine Beschäftigung mit
den Lebensgewohnheiten als Eingriff in die Privatsphä-
re. Dies wird auch in der Gesellschaft durch Arbeitnehmer nicht geduldet. Manchmal jedoch werden noch Anfor-

derungen an den Lebenswandel gestellt bei Hauspersonal, das mit im Haus wohnt, und bei Personal in Internaten und Instituten. Aber auch auf diesen Gebieten macht sich bereits eine größere Toleranz bemerkbar.

7.3 Aufgaben

Wir haben der Betreuung größere Aufmerksamkeit geschenkt, da sie in der gesamten Arbeitstherapie eine zentrale Stellung einnimmt und richtungsweisend ist für deren Durchführung.

Zu den unmittelbar hieraus hervorgehenden arbeitstherapeutischen Aufgaben gehören:
1. Der Empfang, die Einführung und Anleitung des Patienten in der Arbeitsabteilung;
2. die Beobachtung des Arbeitsverhalten des Patienten;
3. das Testen seiner Geschicklichkeit;
4. das Erfassen seiner schulischen und beruflichen Vergangenheit sowie der in diesem Zusammenhang erwähnten Wünsche und Präferenzen;
5. die Anfertigung des Beobachtungsberichtes mit Richtlinien und Anweisungen für die weitere Betreuung in Richtung einer Optimalisierung der Arbeitsfähigkeit;
6. die Darlegung des Berichtes in der Gesamtbesprechung, um zu einem wirksamen arbeitstherapeutischen Programm zu kommen;
7. die schrittweise Realisierung dieses Programms im Einverständnis mit dem Patienten (falls erforderlich, können Teilaufgaben delegiert werden, doch sollte der verantwortliche Therapeut sich die Endkontrolle vorbehalten);
8. die regelmäßige Erörterung - zusammen mit allen Beteiligten, vor allem mit dem Patienten selbst - der Fähigkeiten und Möglichkeiten, der Fort- und Rückschritte des Patienten sowie der persönlichen Beziehungen innerhalb der Patientengruppe; nötigenfalls sind diese Bewertungen (Evaluationen) zur Diskussion und Verwertung zur Verfügung zu stellen;
9. die Modifizierung des Programms - im Einverständnis mit den Beteiligten - aufgrund von:
a) einer eventuellen, begründeten Meinungsänderung beim Patienten;
b) eigenen Beobachtungen oder von Betreuern der Arbeitstherapie gemachten Beobachtungen;
c) veränderten Umständen;

d) näheren Informationen, die sich aus Bewertungen, Teambesprechungen und/oder Erfahrungen anderer Disziplinen ergeben;
10. die Anfertigung von Hilfsapparaturen;
11. die Empfehlung neuer Arbeitsprojekte;
12. das Tragen von Verantwortung bzw. Mitverantwortung für die Organisation der gesamten Arbeitstherapie bzw. der eigenen Abteilung, vor allem was
Ausstattung, Materialversorgung, Bevorratung sowie Auslieferung der Fertigprodukte anbelangt;
13. die Fähigkeit, Konstenberechnungen für ein Arbeitsprojekt aufzustellen, Bewegungsanalysen und
Schwierigkeitsgrade in arbeitstechnischer Hinsicht
zu überblicken, so daß angegeben werden kann, wie-
vielen und welchen Patienten ein derartiges Projekt Arbeitsmöglichkeiten bietet;
14. die Lieferung eines konstanten Beitrages zur Arbeitsatmosphäre sowohl auf der eigenen Abteilung
als auch in der gesamten Arbeitstherapie-Organisation;
15. die Fähigkeit, im Interesse der arbeitstherapeutischen Zielsetzung Kontakte auf allen Ebenen sämtlicher Disziplinen zu unterhalten, innerhalb wie
außerhalb der Einrichtung;
16. das Fällen und Umsetzen von Entscheidungen auf allen Ebenen im Umfeld des Arbeitsgeschehens: ob es
z.B. bei der Arbeit Musik geben sollte oder nicht
oder ob die oben genannten Entscheidungen durchgeführt werden sollten;
17. Registratur und Verwaltung.

Zu dieser Aufgabenpalette einige Erläuterungen:
   Die fraglichen Aufgaben sind in vier Gruppen zu unterteilen, und zwar:

A *auf die Person bezogene Aufgaben,* 1-9, so genannt, da
   sie eine individuelle Beziehungsausrichtung voraussetzen;
B *organisatorische Aufgaben,* 10-13, wobei 10 zu A und B
   zu rechnen ist;
C *kommunikative Aufgaben,* 14-16, so genannt, da sie Beratung, Rücksprache und Fühlungnahme mit Patientengruppen, Kollegen und den Mitarbeitern anderer Abteilungen implizieren;
D *verwaltungstechnische Aufgaben,* um die Erledigung der
   vorgenannten Aufgaben zu erleichtern.

Des weiteren ist zu erwähnen, daß die Aufgaben 1-17
die gesamten arbeitstherapeutischen Aufgaben in einer
Anstalt umfassen, ohne Unterscheidung nach Funktions-
Niveau in der Arbeitstherapie-Organisation.

Wir gehen jedoch davon aus, daß ein ausgebildeter
Arbeitstherapeut in der Therapie für alle vorkommenden Aufgaben einsetzbar ist, d.h. daß er im wesentlichen die ganze Skala der Berufsaufgaben zu beherrschen
hat. Darauf wird in der Ausarbeitung der organisatorischen Aufgaben noch näher eingegangen werden.
Um Wiederholungen des in Kapitel 5 Besprochenen zu
vermeiden, werden im nachstehenden die genannten Aufgaben zusammengefaßt beleuchtet.
Nur einzelne Punkte, und zwar die organisatorischen
Aufgaben und einige wenige der personenbezogenen, sollen im Detail besprochen werden.

7.3.1 Auf die Person bezogene Aufgaben

Die auf die Person bezogenen Aufgaben setzen eine pädagogische Annäherung voraus, wie sie in Kapitel 5 ausführlich behandelt wurde. Doch verdient die Beobachtung in diesem Rahmen eine nähere Erläuterung.
Beobachtung ist als Hilfsmittel zu betrachten, um
notwendiges Material für Betreuungszwecke zu erhalten.
Anders ausgedrückt: die Beobachtung schafft die Bedingungen für die methodische Betreuung. Da z.B. die Bewegungstherapie ein anderes Betreuungsmittel kennt als
die Arbeitstherapie, wird die Beobachtung für die andere Therapieform auch anders ausgerichtet sein. Wo
die Bewegungstherapie es sich zum Ziel setzt, *Verhaltensänderungen* durch das Mittel des Bewegens zu erzielen,
indem sie dem Patienten z.B. beibringt, sich freier zu
bewegen, sich über die Motorik selbst zu erforschen,
doch auch zum Ziel hat, erstarrte Motorik geschmeidiger
zu machen, wird die Beobachtung des Bewegungstherapeuten auch diese Zielsetzung im Auge haben.
Es wird den Bewegungstherapeuten viel weniger interessieren, inwieweit eine Bewegungskoordination auch
effizient verläuft. Es geht ihm vielmehr um die Erfahrungen, die der Patient bei seinen Bewegungsexperimen-
ten macht und die dadurch mögliche Verhaltensänderung.
Die Zielsetzung des Arbeitstherapeuten ist es, eine
Änderung im Arbeitsverhalten zustande zu bringen, so
daß seine Beobachtung in hohem Maße auf z.B. die *Effizienz* der Bewegungskoordination, die für die zu erle-
digende Aufgabe erforderlich ist, gerichtet sein wird.
Denn gerade durch die Effizienz in der Bewegungskoordination kann der Patient ein positives Erlebnis haben, weil einerseits seine Arbeitsleistung dadurch
besser wird (Wertschätzung und Selbstwertgefühl), an-

dererseits für die Optimalisierung der Leistungen immer weniger Anstrengung und Aufwand nötig ist. Brennpunkt und Blickrichtung der Observation bzw. der einzelnen Phasen der Beobachtung sind von Disziplin zu Disziplin verschieden. Ständig wird man das Beobachtete mit dem Ziel der Beobachtung in Zusammenhang bringen müssen.

Mit dem jeweiligen Stadium des Patienten werden sich seine Perspektiven verändern, und folglich werden sich auch die Beobachtungsziele verengen oder erweitern. So werden in der ersten Beobachtungsperiode eines neu aufgenommenen Patienten andere bzw. mehr oder weniger Aspekte eine Rolle spielen als in der Arbeitstherapiephase eines Dauerpatienten, der schon lange da ist, oder in der Arbeitstrainingsphase und der Arbeitsrehabilitationsphase (unmittelbare Aussicht auf Entlassung). Das Endziel "Arbeitsverhalten" bleibt wohl gleich, doch in jeder Phase unterscheiden sich die Aspekte, die für die Beobachtung von Bedeutung sind.

Ein Beispiel mag vielleicht erklärend wirken:

Nehmen wir einmal an, ein 62-jähriger Mann wird eingewiesen. Während der ersten Beobachtungsperiode wird eine vollständige Beobachtung nach allen Gesichtspunkten des Arbeitsverhaltens vorgenommen. Danach ergibt sich interdisziplinär folgender Befund: präsenile Demenz, mit Indikation zu täglichen Beschäftigungen. Nun erfahren die Beobachtungsziele eine Einschränkung; sie richten sich nämlich nicht mehr auf das gesamte Arbeitsverhalten, sondern auf das Aufrechterhalten allgemeiner täglicher Verrichtungen.

Nach einiger Zeit ergibt sich die Möglichkeit einer Verlegung in ein anderes Heim. Die Beobachtungsziele erfahren dadurch eine Erweiterung: nach Kenntnisnahme des Programms des neuen Heims wird zu überlegen sein, inwieweit bestimmte Funktionen zur aktiven Anpassung in der neuen Umgebung zu trainieren sind.

Wir haben gesagt: Beobachtung dient dazu, wesentliches Material für Beobachtungszwecke zu erhalten. Das bedeutet, daß die erhaltenen Angaben verwertet werden müssen.

Es wurde dargelegt, daß die Beteiligung des Individuums eine wesentliche Voraussetzung für das Gelingen des Behandlungsprozesses ist.

Diese beiden Ausgangspunkte führen dazu, daß
1. die Beobachtung niemals eine einseitige Angelegenheit des Beobachters sein kann;
2. die Beobachtung, soll sie zugunsten der zu betreuenden Person ausfallen, so objektiv wie möglich

festzuhalten ist, damit die Daten für Diskussion und Gebrauch verwendbar sind.

Schematisch dargestellt sieht die Verschiebung von der breiten Zielsetzung über Einschränkung zur partiellen Wiedererweiterung wie folgt aus:

Einweisung, 62-jähriger vollständige Beobachtung	breite Zielsetzung
Diagnose: präsenile Demenz Beschäftigungen Ziel: a.t.V. (allgemeine tägliche Verrichtungen)	Einschränkung der Zielsetzung
Platz in anderem Heim Kenntnisnahme des Programms Ziel: partielle Erweiterung zum Zwecke der Anpassung	partielle Erweiterung

Zu 1:
Die Beobachtung spielt sich in einem dynamischen Geschehen ab, weil der Beobachtete sich in einer Situation befindet, auf die er als Person reagiert. Er reagiert auf persönliche Art aufgrund seiner Meinung bezüglich der Situation, seiner Stimmung während der Situation usw. Will man deshalb die erhaltenen Angaben auf ihre Richtigkeit hin überprüfen, dann wird das zusammen mit dem betreffenden Individuum zu geschehen haben. Wird dies unterlassen, verliert man sich in einem mechanischen Determinieren, wodurch der Totalität des Menschen Gewalt angetan wird.

Zu 2:
Außerdem hat man zu bedenken, daß die Person des Beurteilers der Objektivität ernstlich schaden kann. So meint der amerikanische Psychologe Guilford, daß der Wert einer Beurteilung von sechs möglichen Beurteilungsfehlern beeinflußt wird:

a) *Der Halo-Effekt* (der Heiligenscheineffekt), das heißt, daß ein genereller Eindruck alle anderen Gesichtspunkte überlagert. Dieser generelle Eindruck kann sowohl positiv wie auch negativ sein und sich dementsprechend auswirken.

244

b) *Der Sympathie- bzw. Antipathie-Effekt*
   Der Beurteiler hat die Neigung, Personen, die ihm
   sympathisch bzw. unsympathisch sind, günstiger bzw.
   ungünstiger zu beurteilen als sie es verdienen.

c) *Der Kontrastfehler*
   Der Beurteiler veranschlagt eine Eigenschaft, die
   er selbst in hohem Maße besitzt, bei anderen zu
   niedrig.

d) *Die Durchschnittstendenz*
   Der Beurteiler bleibt mit seinen Beurteilungen in
   der Mitte der Skala. Er steigt nicht tiefer ein und
   richtet sich nach Durchschnittsbeurteilungen anderer.

   Dies ist oft eine Folge eigener Unsicherheit.

e) *Der logische Fehler*
   Der Beurteiler spricht Eigenschaften, zwischen denen seiner Meinung nach ein logischer Zusammenhang
   besteht, mehr oder weniger gleichmäßig dem Beurteilten zu.

f) *Der Nachbarschaftsfehler*
   Der Beurteiler spricht dem Beurteilten Eigenschaften, die auf der Beurteilungsvorlage dicht beiein-
   anderliegen, häufiger zu als Eigenschaften, die auf
   der Vorlage weiter auseinander liegen.

Manche der aufgeführten Beurteilungsfehler lassen eine
enge Verwandtschaft erkennen mit dem, was zur Entstehung von Vorurteilen gesagt wurde (Kap. 5).
   Vor allem bei der begleitenden Betreuung von Menschen haben wir uns aufs äußerste Rechenschaft abzulegen über die subjektiven Einflüsse, die bei der Beobachtung, der Beurteilung von Fakten und der nachfolgenden Berichterstattung eine Rolle spielen können.
   Diese Erkenntnis erhellt die Notwendigkeit der
Selbsterkenntnis!

Beobachtung
Es wären noch ein paar zusätzliche Bemerkungen über
die Beobachtungstechniken anzufügen. Beobachten bedeutet wahrnehmen. Dabei handelt es sich um eine menschliche Funktionsmöglichkeit, und deshalb ist die Wahrnehmung der menschlichen Begrenztheit unterworfen. Einer
Begrenztheit, die von Person zu Person verschieden
sein kann (Qualität der Sinnesorgane u.a.m.).

Es ist also die Rede von einer natürlichen Begrenztheit, da Wahrnehmen in erster Linie von den Sinnesorganen abhängt, die in ihren Möglichkeiten beschränkt sind. Hinzu kommt dann noch die Begrenzung durch den persönlichen Faktor, der dafür sorgt, ob bestimmte Reize aufgenommen werden oder nicht. Jedoch kann diese Beschränkung durch Übung teilweise aufgehoben werden. In vielen Berufen ist ein bewußtes Training zum spezifisch ausgerichteten Wahrnehmen erforderlich, um gute Beobachtungsergebnisse erzielen zu können; so auch in der Arbeitstherapie.

1. Gute Beobachtungen kann man in Situationen machen, die die Möglichkeit einer *Wechselwirkung* zwischen *Beobachtetem und Beobachtendem* bieten. Die Überprüfung des Wahrgenommenen zusammen mit dem Beobachteten ist an Ort und Stelle möglich.
Eine solche Situation kann ein Gespräch sein, die Arbeit, die Anleitung, die Gruppensituation usw.
Für die Arbeitstherapie ist der Tagesablauf die geeignetste Möglichkeit zur Beobachtung, weil dabei am ehesten spontanes Verhalten zu erwarten ist.
Die absichtliche Herbeiführung einer Beobachtungssituation, bei der der Beobachtete sich deutlich studiert und beobachtet weiß, ist für ihn nicht gerade die beste Gelegenheit, sich zu zeigen wie er ist. Die Spontaneität wird z.B. leicht einem gekünstelten Fassadenverhalten weichen, so daß das eigentliche Verhalten nicht mehr zu erkennen ist.

Die Wiedergabe der erhaltenen Angaben kann sowohl in Form eines Berichtes geschehen, eingeteilt nach Punkten, auf die die Beobachtung gerichtet war, als auch durch Eintragung in dafür vorgesehene Skalen (z.B. Merit Rating etc.).

2. *"One way screen"*. Die Beobachtungen werden von einem räumlich von der Situation getrennten Punkt her durchgeführt, häufig durch eine besondere Glaswand getrennt. Diese Glaswand ist so beschaffen, daß die Beobachteten den Beobachter nicht sehen können, der Beobachter jedoch die Beobachteten.
Auch Geräusche können in dem getrennten Raum vom Beobachter wahrgenommen werden. Es kann jedoch kein Kontakt mit den Beobachteten zustande kommen.
Diese Technik wird häufig in Gruppensituationen angewandt, wie etwa bei der Familienbehandlung, einer der Behandlungsmethoden der Sozialarbeit, ferner in der Bewegungstherapie und bei Spielbeobachtung.

Falls nötig, lasse man gelegentlich einen oder mehrere Beobachtete von dem getrennten Raum aus mitse-
hen, um auf Distanz zu erfahren, was vor sich geht.
Um diese Beobachtungstechnik richtig anwenden zu
können, müssen die Beobachteten davon unterrichtet
werden, daß sie auf diese Art beobachtet werden.
Zu Anfang werden sie es als eine absichtlich her-
beigeführte Situation erleben, doch allmählich werden sie diese Absicht "vergessen", so daß das spontane Verhalten wieder seinen gewohnten Gang nimmt.

3. Eine viel einfachere Technik stellen jedoch die
   Aufnahmemöglichkeiten mit einem Tonbandgerät oder einem Vi-
   deorecorder dar. Diese elektronischen Hilfsmittel
   sind viel zuverlässiger als der Mensch. Außerdem besteht dabei die Möglichkeit mehrmaliger Wiedergabe,
   so daß der Beobachtete sich selbst in der Situation
   hören und sehen kann.
   Diese Konfrontation mit der eigenen Person bietet
   vorzügliche Betreuungsmöglichkeiten, vorausgesetzt,
   sie befindet sich in den richtigen Händen. Wunsch
   (vor allem auf Seiten des Betreuers) und Machbar-
   keit (im Hinblick auf die Belastbarkeit des Patienten) werden genauestens abzuwägen sein, sollte eine
   solche Konfrontation positiv verarbeitet werden
   können. Vor allem die Bewegungstherapie macht von
   dieser Technik sehr viel Gebrauch.

4. Schließlich sind die Beobachtungen bei *Teilfunktio-*
   nen des Menschen möglich. In der Arbeitstherapie
   sind in dieser Kategorie an der Tagesordnung:
   - die Aufnahme von Zeitanalysen;
   - die Zergliederung von Bewegungsteilen, wie Rei-
     chen, Greifen, Festhalten und Hinstellen eines Ge-
     genstandes, um Schwierigkeiten in der Motorik fest-
     zustellen;
   - die Beobachtung der immer wiederkehrenden Aufga-
     ben, damit Teilarbeiten für ein Produkt so wir-
     kungsvoll wie möglich durchgeführt werden können.
   Eine genauere Beschreibung dieser Beobachtungstechnik ist in der Ergonomie zu finden.

7.3.2 Organisatorische Aufgaben (10-13)

Arbeitstherapie hat mit Arbeit zu tun. Darin liegt der
Grund für ihren betriebsnäßigen Charakter. Durch den
therapeutischen Ansatz wird jedoch die menschliche Seite im betriebsmäßigen Funktionieren in hohem Maße hervorgehoben. Im Grunde bedeutet diese Dualität ein stän-
diges Aufeinanderprallen von zwei gegensätzlichen Polen.

Einerseits erfordert die Betriebsmäßigkeit:
- ein Ausgerichtetsein auf das Betriebsleben;
- eine gute Auftragslage zu haben, damit die Kontinuität garantiert ist;
- Betriebsausrüstungen zur Verfügung zu haben, nämlich Gebäude, Maschinen und Geräte;
- eine streng wirtschaftliche Verwaltung, bei der Kostenüberwachung eine wichtige Rolle spielt, auch im
   Zusammenhang mit dem häufig beschränkten Etat (Be-
   triebskapital);
- einen Verwaltungsapparat.

Andererseits erfordert die Therapie
- arbeitstherapeutische Möglichkeiten, abgestimmt
   auf die individuellen Fähigkeiten;
- das Erlernen eines angemessenen Arbeitsverhaltens,
   was bedeutet, daß dies trainiert werden muß;
- das Lernen, in einer Betriebsumgebung zu funktionieren, mit allen damit zusammenhängenden Anforderungen bezüglich der Quantität, der Qualität und
   der Temporegelmäßigkeit.

Mit diesen Punkten sind nur ein paar zentrale Aspekte
angegeben, die jedoch eine deutliche Diskrepanz zwischen beiden Polen erkennen lassen.
   Im "freien" Wirtschaftsleben sehen wir, daß sich
nur jene Betriebe behaupten können, die sich auf einen
bestimmten Produktionszweig richten, größenmäßig dem
Umfang der Produktion entsprechen, und sich außerdem
häufig über Fusion der Konkurrenz entledigen.
   Dagegen nun die Therapie-Forderung: Abstimmung auf
die Arbeitsfähigkeiten und -möglichkeiten des Individuums. Das erfordert eine Differenzierung des Ar-
beitsangebotes, was die Möglichkeit, betriebsmäßig
zu funktionieren, in beträchtlichem Maße schwächt
und untergräbt. Will die Arbeitstherapie den Therapie-
anforderungen entsprechen können, dann wird sie zumindest in der Lage sein müssen, Möglichkeiten - in vielen Schwierigkeitsgraden - auf den drei Gebieten Me-
tall, Baugewerbe und Elektrotechnik zu bieten.

Außerdem wird ein Verwaltungssektor, z.B. mittels
einer Offsetdruckerei, einer Selbstverwaltung und mittels der Beziehungen zum Betriebsleben nur eine der
Möglichkeiten für die "Kopfarbeiter" darstellen. Häufig werden dann noch Gartenbau, Blumenzucht und -ver-
kauf, Instandhaltungsarbeiten und Hausarbeit in den
Anstalten selbst zu den Möglichkeiten gerechnet.

Das alles erfordert eine sehr differenzierte Be-
triebsführung, was viele organisatorische Konsequenzen
hat. Daher ist ein andauerndes Abwägen von arbeitstherapeutischen Möglichkeiten für den einzelnen Patienten
erforderlich. Gleichzeitig muß auch der Auftraggeber
damit rechnen können, daß Abmachungen eingehalten werden.

Nicht selten kommt es vor, daß das Vertragsinter-
esse (das Einhalten der Abmachungen) Vorrang hat vor
dem Therapiegedanken, so daß Patienten an einem bestimmten Platz belassen werden, während ihre Weiterleitung indiziert wäre. Auch bei den Diensten im Interesse der Anstalt artet der Einsatz eines Patienten häufig dahingehend aus, daß Arbeit verrichtet wird, ohne
daß diese einen therapeutischen Wert für ihn besitzt.

In dieser Situation sollte die Organisation der Arbeitstherapie dem Versorgungs-Dienst der Anstalt gegenüber strenge Forderungen hinsichtlich der begleitenden
Betreuung aufstellen. Ebenfalls sollten in wirtschaft-
lich-technischer Hinsicht finanzielle Abmachungen mit
der Anstalt getroffen werden, wenn die Arbeitstherapie
kostenmäßig an Realität gewinnen will.

Das gute Funktionieren einer Organisation steht und
fällt mit dem Engagement aller, von oben bis unten, im
Organisationsgeschehen. Eine harmonisierte Befriedigung
der eigenen (Ego-) Bedürfnisse im Rahmen des Organisa-
tionszieles schafft Raum für Initiativen und das Übernehmen von Verantwortung; ein "Wir"-Gefühl entwickelt
sich. Dann wird die Verantwortung für die Arbeitstherapie auch von allen mitgetragen.

Bei einer derartigen Teamarbeit werden Dinge wie
die Beratung über die Hinzuziehung neuer Aufträge,
die Sorge für die Betriebsausstattung usw. nicht mehr
allein von der Leitung ausgehen, sondern auch von Patienten und Therapeuten in gegenseitiger Absprache mitgetragen werden.

Will ein Arbeitsleiter richtungsweisend mitwirken
können, dann sollte er unter Berücksichtigung seines
Funktionsniveaus einen Überblick über den gesamten Umfang der Organisation haben. Abhängig von der Stellung
wird man abwechselnd beteiligt sein an:

- Informationsaktivitäten im Hinblick auf Patienten
  und die Betriebsleitung;
- Entscheidungsvorbereitung, durch Zusammenstellung
  von relevanten Angaben für den interdisziplinären
  Stab;
- leitungstechnischen Entscheidungen, im Rahmen der
  gegebenen Befugnisse und Verantwortlichkeiten, doch
  auch unter Berücksichtigung des zur Verfügung
  stehenden Etats.

7.3.3 Kommunikative Aufgaben (14-16)

Die kommunikativen Aufgaben sind im wesentlichen ebenfalls personenbezogen. Sie unterschieden sich jedoch
dadurch, daß sie mehr auf die Interaktionsprozesse
innerhalb der eigenen Tätigkeiten der Arbeitstherapie
gerichtet sind. Gleichzeitig erfordern diese Aufgaben
jedoch, daß man über die eigene Therapie hinausblicken
kann, um zusammen mit anderen Disziplinen zu optimalen
Möglichkeiten für den Patienten zu gelangen.
    Die kommunikativen Aufgaben in der Arbeitsgruppe
einer Abteilung werden einen demokratischen Ansatz erfordern, was keineswegs zu bedeuten hat, daß auch eine
größere Toleranzbreite zugestanden werden kann. Unter
Berücksichtigung der Phasierung für den Patienten oder
die Patientengruppe muß wohl abgewogen werden, bis wohin abweichendes Arbeitsverhalten zu tolerieren und
in welchem Maße eine stufenweise Herabsetzung der Toleranzgrenze empfehlenswert ist.
    Auch bedeutet die Anwendung demokratischer Methoden
nicht, daß keine Regeln aufgestellt werden. Im Gegenteil, gerade das Aufstellen von Regeln bietet die Möglichkeit, diese im Arbeitsgeschehen positiv anzuwenden. Sie bieten Klarheit, mit der man alle Teilnehmer
in der Situation konfrontieren kann.
    Je höher die Mitbeteiligung gesteigert werden kann,
desto eher kann die Atmosphäre im Arbeitsgeschehen
sich positiv entfalten. Die Partizipation der Teilnehmer kann auch gefördert werden durch Beratung über
Änderungen in der Arbeitsweise oder an einem Projekt,
über Gruppenbeeinflussung von innen und von außen usw.
    Aufgrund der individuellen Betreuung des Patienten
muß es möglich sein, im Einverständnis mit diesem
Evaluationsgespräche zu führen, so daß der Behandlungsprozeß so gut wie möglich voranschreiten kann. Das erfordert ein Mitdenken und einen Überblick über den
Punkt, bei dem andere Disziplinen mit der Betreuung

des Patienten stehen, sowie die Bereitschaft, aus deren Erfahrungen Konsequenzen für die eigene Behandlungspraxis zu ziehen.

Die Teilnahme an Beratungen erfordert kommunikative Fähigkeiten, wobei es vor allem darauf ankommt, Vorschläge und Anregungen im richtigen Augenblick mit den richtigen Worten einzubringen. Es sollte möglich sein, an gemeinsam getroffenen Entscheidungen im Arbeitsgeschehen auf loyale Weise mitzuarbeiten.

Wenn man selbst Entscheidungen trifft, hat man sich immer Rechenschaft darüber abzulegen, inwieweit eine derartige Entscheidung innerhalb der eigenen Befugnisse liegt. Das Wissen um die eigene Aufgabengrenze verhütet viele kommunikative Mißverständnisse. Jedoch wird eine der häufigsten kommunikativen Barrieren wiederum dadurch errichtet, daß man zu starr an der eigenen Aufgabenabgrenzung festhält. Man ist dann nicht imstande, über die eigene Verantwortlichkeit hinauszublicken und die gestellte Aufgabe in ihrem richtigen Verhältnis der Gesamtorganisation zu sehen. Die untenstehende Skizze zeigt eine derartige Situation und läßt gleichzeitig erkennen, wie innerhalb der kommunikativen Aufgaben personengerichtete Aspekte auf verschiedener Ebene an der Tagesordnung sind.

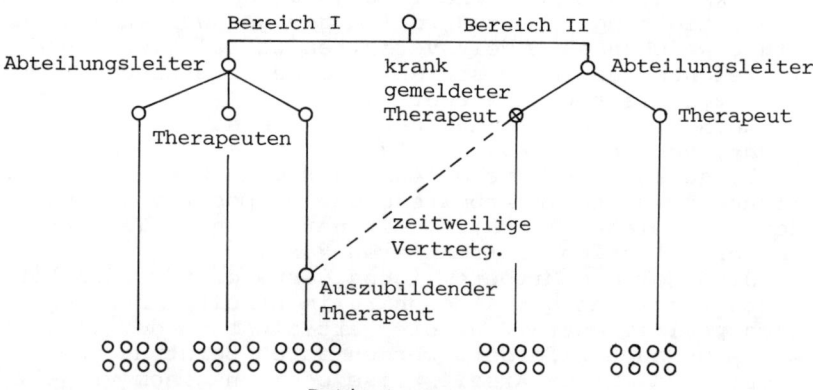

Leiter der Arbeitstherapie

Bereich I   Bereich II

Abteilungsleiter

krank
gemeldeter
Therapeut

Abteilungsleiter

Therapeuten

Therapeut

zeitweilige
Vertretg.

Auszubildender
Therapeut

Patientengruppen

Aus diesem Schema lassen sich folgende personengerichtete Betreuungsaspekte konstruieren:

1. Besprechung der Abteilungsleiter- Leiter der Arbeitstherapie;
2. Besprechung der Abteilungsleiter untereinander;
3. Besprechung der Abteilungsleiter - mit den Therapeuten;
4. Besprechung der Therapeuten untereinander;

5. Besprechung Therapeuten - Abteilungsleiter Bereich II;
6. Besprechung Therapeuten Bereich I mit Therapeuten Bereich II;
7. Betreuung durch Therapeuten Bereich I bei Patientengruppe II;
8. Besprechung Therapeuten Bereich I mit Abteilungsleiter Bereich II;
9. Besprechung Abteilungsleiter I mit den Therapeuten I;
10. Betreuung der Therapeuten - Patienten;
11. Betreuung Therapeut - auszubildender Therapeut.

7.3.4 Verwaltungsaufgaben

Alle drei Aufgaben lassen verwaltungstechnische Handlungsabläufe verschiedener Bedeutung erkennen. Bei den personengerichteten Aufgaben werden sowohl Berichte, wie auch Skaleneintragungen in persönliche Akten eine regelmäßige verwaltungstechnische Beschäftigung darstellen. Daneben wird es auch zusammenfassende Berichte geben, um einen Überblick über eine längeren Zeitraum zu erhalten. Auch hier wird es nötig sein, im Interesse der Evaluation eine gewisse Ordnung einzuhalten.

Im Rahmen der organisatorisch ausgerichteten Aufgaben werden die Verwaltungstätigkeiten bestehen in
- der Verarbeitung von Zeitanalysen;
- der Festlegung von Teilaufgaben nach Schwierigkeitsgraden;
- dem Berechnen der Kosten je Produkt;
- dem Ausschreiben von Lagerzetteln;
- der Registrierung eingegangenen Materials;
- der Registrierung von fertiggestellten Produkten;
- der Erstellung und Ausarbeitung neuer Bewertungsmöglichkeiten.

Zu den kommunikativen Aufgaben können gerechnet werden:
- die Festlegung von Gruppenprozessen in der eigenen Abteilung;
- das Protokollieren von Teamversammlungen;
- die Verarbeitung von Aufzeichnungen hinsichtlich der interdisziplinären Therapeutenbesprechungen;
- die Erstellung von Arbeitspapieren oder Notizen, wenn die Arbeitssituation es erfordert, entweder in eigener Initiative, oder nach Rücksprache.

Verwaltung ist ein Teil der methodischen Hilfeleistung, der nicht vernachlässigt werden sollte. Eine gute schriftliche Berichterstattung bietet die Möglichkeit:

a) sich auf die eigene Funktion besinnen zu können;
b) Angaben nachzuschlagen;
c) Verantwortung abzulegen;
d) Gesamtprozeß im Griff zu behalten.

7.4 Anforderungen an den Funktionsträger

Aus den genannten Aufgaben ist eine Reihe von Anforde-
rungen an Arbeitstherapeuten abzuleiten.
Bevor darauf eingegangen wird, ist festzustellen, daß
das Aufgabenpaket des in diesem Beruf Beschäftigten
erfordert, daß er eine ausgeglichene Persönlichkeit
ist bzw. am Anfang der Ausbildung die Möglichkeit hat,
sich dazu zu entwickeln. Eine solche Entwicklung er-
fordert Zeit und setzt Übung in der Aneignung jener
Grund-Eigenschaften voraus, die von Carkhuff und
Berendson benannt worden sind:
- Akzeptierung
- Achtung
- Einfühlungsvermögen
- Wahrhaftigkeit
- Selbsterforschung.

Außerdem erfordert diese Entwicklung ein Höchstmaß an
Flexibilität, sowohl hinsichtlich der eigenen Person,
wie hinsichtlich anderer, sich immer ändernden Situationen. Neben der "Wärme", die der Betreuer ausstrah-
len sollte, wird auch erforderlich sein, daß er von
sich selbst Abstand nehmen kann, so daß in der pädagogischen Beziehung zu dem Klienten/Patienten die Objektivität erhalten bleibt.
    Die Qualität der erreichten Fähigkeiten hängt stark
davon ab, wie sehr es gelingt, berufsbezogene Kenntnisse und Fertigkeiten in die Praxis zu integrieren.
    Eine nähere Betrachtung der Aufgaben 1 - 17 läßt
eine Anzahl von Funktions-Forderungen in den Vordergrund treten, mit denen wir uns nun eingehender beschäftigen.

7.4.1 Berufsbezogene Kenntnisse

Da die Funktion in der Arbeitstherapie klar erkennbare
Gemeinsamkeiten mit den Funktionen in anderen Aktivie-
rungstherapien besitzt, und somit die theoretischen
Grundvoraussetzungen praktisch identisch sind, soll

hier der Interimsbericht der Kommission Graamans [24]
wiedergegeben werden. Darin sind aufgeführt:
a) Grundlagen des Berufes, im Rahmen des Kontextes
   anderer Aktivierungstherapien, die ebenfalls die
   Wiederherstellung bzw. Erhalten der Gesundheit zum
   Ziel haben.
b) Gesundheitslehre;
c) Krankheitslehre und Kenntnis der Formen geistiger
   Behinderung;
d) sozialpädagogische Methodenlehre;
e) Gesellschaftslehre;
f) Kenntnis der angewandten Aktivitäten.

Diese theoretischen Kenntnisse kann man durch Ausbildung erwerben. Die praktische Erfahrung und die Integration des Lehrstoffes wird man sich nur in der arbeitstherapeutischen Situation selbst und unter gründ-
licher praxisbezogener Anleitung zu eigen machen können. Die Arbeitsgruppe beschreibt die Zielsetzung für
die verschiedenen Fächer wie folgt:

9.1 Theoretische Berufsgrundlagen
Ziel

a) Erforschung und Orientierung der Aktivitäten, wie
   sie sich generell darstellen.
b) Besinnung auf die Verschiedenartigkeit der Situationen, so daß der Sinn dieser Unterschiedlichkeit
   und deren Gründe begriffen und ihrem Wert/Unwert
   entsprechend eingeschätzt werden können.
c) Besinnung auf die Verantwortung des Betreffenden
   und die sich daraus ergebenden Probleme.

9.2 Gesundheitslehre
Ziel

Der Erwerb eines Systems von Kenntnissen, Einsichten
und Fertigkeiten bezüglich Gesundheit und Krankheit
bei sich selbst und anderen im allgemeinen und zu dem
Zweck des Funktionierens in der Gesundheitsfürsorge
im besonderen.
  Dabei geht es nicht nur um objektive Sachkenntnisse, sondern auch um Verständnis für die psychischen
und emotionalen Folgen von Krankheit und Gesundheit
und wie man darauf zu reagieren hat.

---

24 Interimsbericht der Arbeitsgruppe Ausbildung in den Aktivierungstherapien, unter Vorsitz von C.A.R. Graamans, Inspektor
   für sozialpädagogischen Unterricht, Zeist, 15.6.1973.

9.3 Krankheitslehre
Ziel

Bekanntwerden mit der unterschiedlichen Umweltrezeption von Patienten und Umgebung.

9.4 Sozialpädagogische Methodenlehre
Ziel

Das Erlernen eines Systems von Kenntnissen und methodischen Fertigkeiten, um in der bestehenden Gesellschaft im allgemeinen und der therapeutischen Situation im besonderen agieren zu können.
Es geht um professionelles und methodisches Verhalten, zu erwerben durch Übung und unterstützt durch Einsicht.

9.5 Gesellschaftslehre
Ziel

a) Studium und Erforschung der heutigen konkreten Gesellschaft.
b) Studium der sozialen und medizinischen Einrichtungen in ihrem gesellschaftlichen Kontext im Hinblick auf deren praktisches Funktionieren.
c) Kritische Orientierung im Bereich der kulturellen, gesellschaftlichen und sonstigen geistigen Strömungen.

9.6 Aktivitäten

a) Das Erlernen einer Reihe von Grundfertigkeiten.
b) Das Bewußtwerden der Bedeutung des Erwerbs von Fertigkeiten und der Aktivitätsentfaltung für das Leben eines Menschen.

7.4.2 Selbständigkeit

Der Gruppenleiter in der Arbeitstherapie wirkt unter der Anleitung des Leiters der Arbeitstherapie. Von ihm bekommt der Gruppenleiter die erforderliche Vollmacht mit den dazugehörenden Kompetenzen, Befugnissen sowie der sich daraus ergebenden Verantwortlichkeit übertragen.

Er wird deshalb imstande sein müssen, selbständig zu arbeiten, d.h. einen eigenen, auf Sachkenntnis gegründeten Beitrag zu leisten hinsichtlich:
a) der Auswahl der auf den Patienten abzustimmenden Arbeit;

b) der Fähigkeit, Techniken und Methoden anzuwenden,
   um die Möglichkeiten für den Patienten zu erforschen und eine Prognose für den Arbeitsbehandlungs-
   plan zu stellen;
c) der Fähigkeit, in täglich vorkommenden Situationen
   und Konflikten, innerhalb der Grenzen seiner Befugnisse Beschlüsse - manchmal kurzfristig - fassen
   zu können;
d) der Fähigkeit, eine oder mehrere Untergruppen ver-
   walten zu können, mit allen damit in Zusammenhang
   stehenden kommunikativen und organisatorischen
   Pflichten und Aufgaben.

Eine derartige Selbständigkeit impliziert, daß ein
Leiter der Arbeitstherapie nicht einseitig in den Aufbau, die Anwendung der Methoden und die Gestaltung
der Arbeitsweise eingreifen kann.
   Mit "einseitig" ist hier gemeint, daß ohne Rücksprache mit dem Therapeuten dessen Funktion in einer
Situation übernommen werden.

7.4.3 *Die fachliche und persönliche Qualifikation des Betreuers*

In Abschnitt 1 dieses Kapitels wurde klargestellt, daß
der Betreuer sich dem Patienten gegenüber nicht in
erster Linie in einer Autoritätsposition befindet,
sondern in einer Position, von der aus er dessen Versuche, seine Arbeitsfähigkeit wiederzuerlangen, len-
kend unterstützt.
   Zu diesem Zweck sollte er fähig sein, eine Vertrauensbeziehung zu dem Patienten aufzubauen. Abgesehen
von der "face to face"-Beziehung werden auch Gruppen-
beziehungen und das eigene Verhältnis zu der Gruppe
Bestandteil der begleitenden Betreuung sein.
   Die Handhabung von Gruppenprozessen und das Kanali-
sieren von Gruppenkonflikten und -schwierigkeiten erfordert, neben dem Überblick über die Sachlage, eine
gut entwickelte Flexibilität und Sensibilität für jede
Situation. Es sollte eine Bereitschaft vorhanden sein,
verletzlich zu bleiben, wenn die Situation es erfordert, und sich für aufbauende Kritik offen zu halten.
   Das Letztgenannte hängt eng zusammen mit der Fähigkeit des begleitenden Betreuers, die Existenz eines
Vorgesetzten zu akzeptieren. Hier sei die Anmerkung
erlaubt, daß das autoritäre Erteilen von Befehlen bei
der heutigen Anschauung über das Funktionieren in einer Organisation die Toleranzgrenze durchaus über-
schreitet.

7.4.4 *Die Fähigkeit, Kontakte herzustellen*

Kontakte herzustellen und positiv zu unterhalten ist
das A und O des berufsmäßigen Funktionierens in der
Arbeitstherapie. Die methodische Betreuung steht und
fällt nicht nur mit der Möglichkeit zur Herstellung
von Kontakten, sondern es geht auch um vielerlei Arten von Kontakten, unterschiedlich sowohl nach Niveau
wie nach Intensität:
- Kontakten mit Patienten, die an den unterschiedlichsten Krankheitsbildern leiden, bei denen in dem einen Fall die Intelligenz gestört ist, in dem anderen nicht;
- Kontakten mit Patienten aus allen möglichen sozialen Schichten;
- Kontakten mit Kollegen, Akademikern, Vertretern
  der paramedizinischen Berufe;
- Kontakten mit der Betriebswelt;
- Kontakten mit Sozialarbeitern, Technikern, Verwal-
  tungsangestellten und Lehrern.

Diese Liste dient nur zur Orientierung, was unter
einer Vielfalt an Kontakten unterschiedlichen Niveaus
zu verstehen ist.
  Außerdem ist in ein und derselben Situation oft
mehr als ein Niveau zu bewältigen. Dies appelliert an
verschiedene Rollenerwartungen, denen der Angestellte
dann über seine Rollenerfüllung gerecht zu werden versuchen wird; je nach seiner Fähigkeit, Kontakte herzustellen, mit geringem oder gutem Erfolg.
  Die vielfältige Ausprägung der Kontakte, und zwar
was ihre Intensität anbelangt, betrifft den Inhalt der
Kontakte. Dieser Inhalt steht im übrigen in engem Zusammenhang mit dem Niveau. Ein Kontakt, der für den
Aufbau der Vertrauensbeziehung erforderlich ist, kennt
andere Aspekte und hat eine andere Tiefe als ein Kontakt, der nötig ist für die Besprechung mit einem
Psychologen, Arzt oder für eine Teambesprechung.

Bei Kontakten zum Aufbau einer Vertrauensbeziehung
werden nötig sein:
- aktives Zuhören;
- die Gewährung eines Überblickes über das Arbeitsverhalten;
- Unterstützung zur Verstärkung der Kräfte des
  Patienten;
- ein strukturierendes Arbeiten mit dem Patienten zusammen, um dessen Situation zu erhellen;
- ein Stück persönlicher Wärme, neben der Vermittlung
  der zur Arbeit gehörenden Forderungen.

7.4.5 Die Artikulationsfähigkeit

Darunter sind die Fähigkeiten zu verstehen, die nötig
sind, um Beobachtungen in Wort und Schrift wiedergeben
zu können, sei es in der Form eines schriftlichen Berichtes, sei es in der Form von Eintragungen in Skalen,
Karteien usw.
Des weiteren ist darunter zu verstehen, daß man
mit anderen Artikulationsmöglichkeiten umgehen kann,
wenn das gesprochene und/oder geschriebene Wort nicht
ausreicht. Diese Fähigkeit kann z.b. zum Ausdruck
kommen bei der Instruktion; wenn dem Patienten der Ablauf der Arbeit demonstriert, oder zusammen mit diesem
der Behandlungsplan konkret entwickelt wird.
Der Vollständigkeit halber sei noch die Kunst erwähnt, Hilfsmittel und Anpassungen (Adaptationen) auf
verständliche Art erklären zu können, nötigenfalls
unter Verwendung von Arbeitszeichnungen und Skizzen.

7.4.6 Technische Kenntnisse, Materialgefühl und Gerätekunde, arbeitsanalytische Fähigkeiten

Hierfür gilt, daß in vielen Fällen ein gewisser Überblick über den technischen Teil des Arbeitsgeschehens
ausreicht.
In besonderen Fällen, in denen die Ausführung der
Aufträge Fachkenntnisse voraussetzt, wie bei der Montage von Motoren in der Abteilung Metallverarbeitung,
werden Branchenkenntnisse für die Funktionsfähigkeit
eine Rolle spielen. Wenn sich jedoch in einer Abteilung bereits ein Fachmann befindet, kann man häufig
aufgrund des ausreichenden technischen Gefühls bei
Teilaufgaben sehr gut mithalten. Die Praxis zeigt,
daß nach einer gewissen Einarbeitung ein ausreichen-
der Überblick über die technischen Seiten der Arbeit
entwickelt werden kann.
Dieser Überblick ist nötig, um die Ausführung der
Arbeit leiten zu können, und um eventuell bestimmte
Handgriffe zu demonstrieren, damit sie richtig ausgeführt werden. Technische Kenntnisse sind Voraussetzung, wenn man in der Lage sein will, Teilhandlungen
und Schwierigkeitsgrade zu bestimmen.
Und damit haben wir die Ebene der Arbeitsanalyse
betreten. Von einer Bestimmung von Teilhandlungen und
Schwierigkeitsgraden aus wird man imstande sein müssen,
die erforderlichen Bewegungen zu zergliedern, hemmende
Faktoren oder Engpässe in der Ausführung zu erkennen,

ein Trainingsprogramm aufzustellen und gegebenenfalls die erforderlichen Hilfsmittel und Anpassungen zu bestimmen. Daß Materialgefühl und Gerätekunde dabei unentbehrlich sind, wird klar sein.

7.4.7 Organisationsvermögen

Organisationsvermögen ist in hohem Maße durch Kreativität, Erfindungsgabe, Vielseitigkeit und Improvisationsvermögen gekennzeichnet. Es umfaßt sowohl die gesamte Arbeitssituation, wie Überblick über die Organisation der Arbeitstherapie und deren Stellung in der Anstalt, als auch die Einteilung des Arbeitsraumes, das Zusammenstellen von Beschäftigungen, die Einteilung von Gruppen, rechtzeitige Versorgung mit Material, das individuelle "Funktionieren" eines Patienten, und die Abstimmung des Arbeitstherapieprogramms eines Patienten auf dessen Gesamt-Behandlungsplan.

Es sind ziemlich viele Anforderungen, die an den Arbeitstherapeuten gestellt werden. Hinzu kommen noch die nicht gering zu schätzenden Anforderungen an die physische Konstitution des Therapeuten.

7.5 Das heutige Berufsbild

Es darf nicht geleugnet werden, daß der Beruf in der Praxis stark differenziert ist. Es gibt große Niveau-Unterschiede, so daß heute sicher noch nicht von einem allgemein anerkannten Berufsbild gesprochen werden kann.

Diese Unterschiede werden von mehreren Faktoren verursacht:
1. In den Anstalten gehen die Ansichten über den Stellenwert der Arbeitstherapie weit auseinander. Bis auf den heutigen Tag werden die meisten Einrichtungen, und zwar sowohl die psychiatrischen und Epilepsie-Zentren, als auch die Anstalten für Schwachsinnige, von einem Arzt geleitet. Darüber hinaus galt und gilt noch überwiegend, daß die Anstalten nach autoritären Strukturen funktionieren, wobei die Linie von oben nach unten stark betont ist. Diese Struktur hat dazu geführt, daß sich in der Person des ärztlichen Direktors sehr viel Macht konzentrierte, so daß er dem Führungsstil seinen Stempel aufdrücken konnte. Die Folge davon ist, daß

Stellenwert und Entwicklung einer Abteilung sehr
abhängig werden von der persönlichen Ansicht und/
oder dem persönlichen Interesse des ärztlichen
Direktors.
Das Hinwenden von "Arbeit mit Patienten" zur "Arbeitstherapie" wird deshalb, mitbedingt durch diese
Verhältnisse, in der einen Einrichtung gehemmt, in
der anderen gerade gefördert.

2. Die durch Erfahrung, Forschungen und andere Methoden erhaltenen Erkenntnisse auf dem Gebiet der Arbeitstherapie sind nicht, oder in viel zu geringem
Maße, zentral zusammengefaßt. Selten oder niemals
promovierte in den Niederlanden ein Arzt, Psychologe oder Soziologe über ein derartiges Thema.
Wohl verdient der verstorbene Dr. H.H. Beek hier
erwähnt zu werden, der sich in seiner Dissertation
"De geestesgestoorde in de middeleeuwen" (Der Gei-
steskranke im Mittelalter) (Verlag de Toorts,
Haarlem, 1969) mit der Arbeitstherapie als Teil der
Gesamtbehandlung beschäftigt hat.

3. Bedingt durch die historische Entwicklung hat die
Arbeitstherapie geraume Zeit auf einem vorprofes-
sionellen Stand verharrt. Verursacht durch den Mangel an Einsicht in die Notwendigkeit, gewisse Quali-
fikationsanforderungen zu stellen, wurde das Personal ohne klar erkennbare Auswahlkriterien ange-
worben. Ja, bis in die sechziger Jahre konnte es
geschehen, daß jene, von denen es sich herausstell-
te, daß sie sich nicht für eine pflegerische Ausbildung eigneten, einfach in die Arbeitstherapie
abgeschoben wurden.
Ebenso stellte die Arbeitsgruppe Jongsma des Aus-
schusses Jolles in den selben Jahren fest, daß man
in der Arbeitstherapie Angestellte der unterschiedlichsten Färbungen antreffen konnte, von geschulten
bis zu ungeschulten. Von Pflegern, die über die
"hauseigene" Ausbildung einer Anstalt in der Arbeitstherapie ausgebildet waren, bis zu wirklich
fachlich geschulten, damals vor allem vom Institut
zur Ausbildung von Sozialarbeitern in Haarlem.
So ist es denn auch nicht zu leugnen, daß auf diese
Weise kein Berufsbild zustande kommen kann. Für die
im Beruf Arbeitstherapeut Beschäftigten entstehen
dadurch Unsicherheiten. Interdisziplinär gesehen
ist der Arbeitstherapeut dann kein akzeptierter Ge-
sprächspartner mit einem eigenen Beitrag.

Der Klient/Patient zuguterletzt ist zwangsläufig
das Opfer dieser verwirrend anmutenden Szene, in
der sich die Gestaltung der funktionellen Aufgaben
von Angestelltem zu Angestelltem unterscheidet.

4. Seit 1965 war in den Niederlanden eine zweijährige
Berufsausbildung üblich. Vollständigkeitshalber ist
zu erwähnen, daß die Forderung nach einer national
zu organisierenden Ausbildung von beschützenden
Werkstätten und einigen psychiatrischen Anstalten
ausging, wie dem Psychiatrischen Krankenhaus in
Franeker.
Dieses Ersuchen ging demnach von Therapeuten vor
Ort aus, die in zunehmendem Maße begannen, sich darum zu sorgen, wie man das Arbeitsgeschehen zur
Wiederherstellung der Arbeitsfähigkeit des Klien-
ten/Patienten effektiver gestalten könnte. Der
erste Anstoß zur Professionalisierung des Berufsbildes wurde in den Niederlanden durch diese Initiative gegeben.
Die ersten Jahre kann man als experimentelle Phase
betrachten, da ein Überblick über die für die Be-
rufsausübung nötigen Fähigkeiten sich erst entwik-
keln mußte. Die Jahre 1968 - 1970 brachten ein
stetes Steigen des Ausbildungsniveaus. Die pädagogischen und sozialpädagogischen Fächer nahmen immer
mehr Platz ein. Das spezifische Berufsbild trat
deutlich hervor.
Dies alles war Anlaß, die Ausbildung auf drei Jahre
zu erweitern. Unterdessen wurde auch zwischen per-
sönlichkeitsbildenden, pädagogischen Elementen,
beruflichen Fähigkeiten und theoretischen Kenntnissen einerseits, und der Situation in der Praxis
andererseits eine immer größere Übereinstimmung erzielt.
Bis 1973 sind durch zwei Einrichtungen, das Institut zur Ausbildung von Sozialarbeitern in Haarlem
und die "Katholischen Lehrgänge" in Tilburg, ca.
1.200 Personen ausgebildet worden. Die dreijährige
Ausbildungszeit gilt seit 1971. Seit 1972 haben
die Teilnehmer der davor geltenden zweijährigen
Ausbildung die Gelegenheit, über einen Zusatzkur-
sus den heutigen Stand zu erreichen. Von dieser
Gelegenheit wurde bis heute (1974) reger Gebrauch
gemacht.
Gleichzeitig haben die Absolventen des Kurses "Arbeitstherapie" in psychiatrischen Einrichtungen
sich in einem Berufsverband organisiert, Argevo
genannt. Sowohl durch die Verbesserung der Ausbil-

dung als auch durch den Zusammenschluß der Therapeuten in einem Berufsverband macht die Professionalisierung stetig Fortschritte, was sich unter anderem in größerer Mündigkeit der Angestellten in
den Einrichtungen äußert.

5. In dies alles hinein spielen Veränderungen in den
Auffassungen über die Behandlung von psychisch
Kranken.
Es erheben sich Stimmen für eine größere Offenheit
und Demokratisierung in der Behandlung. Einflüsse
aus der Gesellschaft werden weniger stringent aus-
gesperrt und hier und da veröffentlicht man sogar
Berichte über den Stand der Dinge.

Diese Änderung in der Anschauung wird verursacht durch:
a) sich ändernde Auffassungen in der Gesellschaft;
b) neue Erkenntnisse der Anthropologie;
c) erweiterte Anwendungsmöglichkeiten technischer
Hilfsmittel (z.B. Videorecorder);
d) Autobiographien ehemaliger Patienten;
e) Kommunikations- und Massenmedien, die ihre Aufmerksamkeit zunehmend diesem Teil der Bevölkerung zuwenden.

Auf die Dauer werden die gemeinsamen Anstrengungen
aller Beteiligten sicher zu einer Klärung des Berufsbildes führen.

8 Zukunftsperspektiven[25]

8.1 Die heutige Lage

Wir haben gesehen, daß sowohl die somatisch ausgerichtete Arbeitstherapie als auch die auf psychisch Behinderte eingestellten Ausbildungswege zumeist psychiatrischen Anstalten angegliedert sind.

Außerdem wird Arbeitstherapie angewandt in:
- Werkstätten für Behinderte mit Test- und Trainingsabteilungen; sie unterstehen dem Ministerium für Soziales und Volksgesundheit.
- Strafanstalten, die dem Justizministerium unterstehen.

Ferner wurde dargestellt, daß man es bis 1974 nicht verstanden hatte, ein einheitliches Berufsbild aufzubauen, von der somatisch ausgerichteten Arbeitstherapie als paramedizinischem Beruf einmal abgesehen. Im Gegenteil, der Aufgabenbereich unterscheidet sich von Angestelltem zu Angestelltem, und zu allem Überfluß hat ein Teil des Personals eine speziell orientierte Ausbildung und ein anderer Teil überhaupt keine.

Die Verschiedenartigkeit des Aufgabenbereiches hängt auch mit dem Stellenwert zusammen, den man der Arbeitstherapie in den Einrichtungen zugesteht. Da in den Heil- und Pflegeanstalten seit altersher die medizinische Hegemonie besteht, wurde Arbeitstherapie als paramedizinische Angelegenheit angesehen. Sie galt viel eher als Verlängerungsstück der Pflege, denn als selbständige Disziplin sozialtherapeutischen Ursprungs. Seit es jedoch Sozialwissenschaftlern und Psychologen gelungen ist, innerhalb der Mauern der Anstalten ihren Einfluß geltend zu machen, wird die Hegemonie der Mediziner ein wenig durchbrochen. Schon haben Psychologen (und hier und da auch Soziologen), (Sozial-)Pädagogen und Sozialarbeiter einen wesentlichen Platz im

---

25 Gilt speziell für niederländische Verhältnisse.

Behandlungsprozeß. Inzwischen kann man sagen, daß der
ehemals ausschließlich medizinisch-pflegerische Stab
sich entwickelt hat zu einem interdisziplinären Stab
mit kollektiver Verantwortung für die gesamte Anstalt.
  Daß als Folge davon auch die Ansichten der Gesellschaft sich dahingehend entwickeln sollten, daß dem
Arzt nicht mehr eine einseitige Endverantwortung zu
übertragen ist, liegt auf der Hand. Denn man kann und
darf nicht länger eine einzige Person die Verantwortung für einen interdisziplinären Behandlungsprozeß
tragen lassen, weil
a) der Arzt in diesem Prozeß nur eine *Teil*verantwortung hat;
b) die Sachkenntnis des Arztes sich nicht auf alle
   Gebiete erstreckt, so daß er auch nicht alles überblicken *kann*.

Wir haben den Eindruck, daß die Arbeitstherapeuten vor
dem Hintergrund dieser Entwicklung ein günstigeres
Klima für die Errichtung arbeitstherapeutischer Ausgangspunkte und deren Entwicklung antreffen. Wie für
die Klienten/Patienten gilt auch für die in der Arbeitstherapie Beschäftigten, daß sie von einer, vom
heil- und sozialpädagogischen Standpunkt aus gesehen,
minderwertigen Situation zu einer höherwertigen auf-
steigen müssen. Statt einer Unzahl verschiedener Meinungen wird ein einheitliches Berufsbild benötigt.

Bei Bestrebungen in diese Richtung wird man Unterstützung finden durch ein Engagement in
1. Forschung,
2. Ausbildung und
3. Berufsverbänden.

8.1.1 Forschung

Der Arbeitstherapie hat es bisher an Forschung gefehlt.
Man kann behaupten, daß nur das Prinzip "trial and
error" praktiziert wurde.
  Von einer Systematik war nicht die Rede. Meßtechniken für die Vorgänge in der Arbeitstherapie sind nicht
oder kaum entwickelt worden. Bei der Verwendung der
wenigen vorhandenen Skalen bestehen noch immer große
Gegensätze und deshalb Unklarheiten.
  Außerdem hat noch lange nicht alles, was sich Arbeitstherapie nennt, das Wort "Therapie" verdient. In
vielen Fällen kann nur von Arbeit für und von Patienten gesprochen werden, wobei man dann meint, dem Thera-

piebegriff bereits durch den Aufruf zu Beschäftigung
durch Arbeit zu entsprechen. An viele Fragen des Arbeitsverhaltens und der Arbeitssituation wird im
günstigsten Fall intuitiv herangegangen, viele bleiben
aber auch unbeantwortet.

Um diesen Fragenkomplex näher zu durchleuchten,
folgen einige Beispiele:

Was z.B. sind die Kriterien für Arbeitstherapie im
Hinblick auf den Beitrag, den sie zum Behandlungsprozeß leistet? Noch niemals hat man versucht, durch
wissenschaftliche Untersuchungen festzustellen, welchen Einfluß sie auf Fortschritt, Stillstand oder Rückschritt des Patienten hat.

Auch bei den anderen Disziplinen ist die Frage nach
ihrem Anteil an der Behandlung kaum zu beantworten.

In dem Maße, in dem die Mündigkeit der Patienten
zunimmt und die Behandlungsmethoden immer kostspieli-
ger werden, sollte man besser in der Lage sein, den
Zweck und die zu erwartenden Ergebnisse zu verantwor-
ten. Es wird Zeit, daß man anfängt, sich damit zu beschäftigen.

Außerdem wird eine gründliche Untersuchung klären müssen, welchen Beitrag die Arbeitstherapie leisten kann.
Die Ergebnisse dieser Forschungstätigkeit werden dann
auch ein neues Licht auf die Indikationen werfen. Denn
immer noch ist die Frage nicht beantwortet, welche Indikationen zu stellen sind hinsichtlich:
a) der Phasierung und des stufenförmigen Aufbaus der
   Arbeit;
b) der Anzahl der Arbeitsstunden, wenn die Arbeitstherapie noch therapeutisch wirken soll:
c) des Arbeitsniveaus in bezug auf die individuellen
   Möglichkeiten jedes Teilnehmers;
d) der Art der Arbeit.

Unmittelbar damit zusammenhängend tauchen Fragen auf
wie:

Sind Indikationen zu stellen, wenn man anfängt, einen Patienten wieder für seinen alten Beruf zu schulen?

Wenn die Prognose ungünstig ist und es demnach zu
einem längeren Verbleib kommt, was sind *dann* die Indikationen zur Arbeitstherapie?

Dem ganzen Problem der Indikationen zur Arbeitstherapie wurde mehr schlecht als recht einige Aufmerksamkeit geschenkt. Man ist praktisch bei Simon
(1925) stehengeblieben und so gilt noch hauptsächlich
das Motto "Aktivierung" als die alles beherrschende
Indikation.

Daß sich bei einem derartig undifferenzierten Ausgangspunkt Methoden und Arten der Beschäftigungen, wie
sie in der Beschäftigungstherapie angewandt werden,
einschleichen können und damit die Arbeitstherapie für
den Patienten unklar werden lassen, ist keineswegs
verwunderlich. Ferner kann man sich fragen, wie die
richtigen Beobachtungstechniken für Arbeitstherapie
nun aussehen.

Die heutigen Meßverfahren für das Arbeitsverhalten
weisen noch Mängel auf.

Man möchte Dinge messen wie Qualität, Quantität,
Instruktionsdauer und Lernzeit. Wenn man jedoch die
Leistungen messen möchte, wird man auch die Erfahrung
in der Art der Arbeit, in der die Leistungen erbracht
werden, zu berücksichtigen haben. Anders ausgedrückt:
eine Hausfrau verfügt über gewisse Fertigkeiten, so
daß sie von den Kenntnissen, die sie als Hausfrau erworben hat, Gebrauch machen kann, falls ihr Handarbeit
angeboten wird. Dagegen wird jemand, der aus der Verwaltung kommt, bei Handarbeit eine derartige Unerfah-
renheit an den Tag legen und sich in eine für ihn derartig fremde Situation versetzt sehen, daß seine Leistungsfähigkeit weniger erkennbar sein wird.

Ungeachtet des Unterschiedes in der Arbeitserfahrung und dem Arbeitshintergrund wird ein und dieselbe
Arbeit angeboten, die dann auf ein und dieselbe Weise
beobachtet wird. Die ungleiche Ausgangssituation wird
bei der Beurteilung nicht berücksichtigt. Dem Probanden wird Unrecht getan.

Bevor Messungen vorgenommen werden, sollte man feststellen, welche Bedingungen bei jeder Arbeit vorliegen, ungeachtet der Tatsache, ob es sich um sogenannte "Hand"- oder "Kopf"-Arbeit handelt; daraus sind
Grundelemente der Arbeit abzuleiten. Unter Grundele-
menten wäre dann zu verstehen: das Reichen, Greifen,
Festhalten, Hinstellen eines Gegenstandes, Überblick,
Selbstvertrauen, Qualität, Quantität usw.

Wegen der Niveauunterschiede sollte man je Beruf
eine Anzahl von Erfahrungspunkten ansetzen, die als
Ausgangspunkt für die Beobachtung dienen könnten. Aufgrund von - durch Forschung - festzustellenden Grund-
elementen wäre man dann in der Lage, allen Patienten/
Behinderten eine neutrale Arbeit anzubieten, in die
die eigene Berufserfahrung nicht hineinspielen kann.

Inzwischen hat man in der Heil- und Pflegeanstalt
St. Franciscushof in Raalte, unter dem Vorsitz von
J.A.A. de Waard, dem Leiter der dortigen Arbeitsthera-
pie, einen entsprechenden Versuch angefangen. Wenn es

gelingen sollte, ein Ausgangsscoresystem für Arbeit
zu entwickeln, wird man in der Arbeitstherapie eine
Methode anwenden können wie in der Bewegungstherapie.
Dr. N.P. van Roozendaal hat für die Bewegungstherapie
eine Anzahl von Merkmalen zusammengestellt, die niemandem weltfremd vorkommen.

Diese Merkmale sehen folgendermaßen aus:
1. Was ist die Bewegungserfahrung des Probanden?
   Dazu gehören folgende Angaben:
   a) wenn man laufen gelernt hat;
   b) wann man radfahren gelernt hat;
   c) wann man schwimmen gelernt hat;
   d) wann man eislaufen gelernt hat;
   e) wie man am Turnunterricht in der Schule teilgenom-
      men hat; welche Übungen man gern hatte und welche
      nicht;
   f) ob man Sport getrieben hat, im Verein oder privat;
   g) wann man tanzen gelernt hat.

2. Wie alt ist der Betreffende?
3. Wie ist der Körperbau? Kann von einer guten Entwicklung gesprochen werden? Schlaffe Muskulatur;
   kleiner und gedrungener Körperbau?
4. Welche Arbeitserfahrung liegt vor? Schreibtisch-
   job oder im Beruf körperlich aktiv?

Je Merkmal können Punkte von 1 - 10 gegeben werden,
die in einer Skala niedergelegt sind.
   Angenommen: Die Anamnese hat ergeben, daß alle vier
dieser Merkmale mit 7 bewertet werden können. Somit
haben wir es beim Probanden mit einem Bewegungsniveau
von 4 x 7 = 28 Punkten zu tun.
   Nach der Bewegungsanamnese, die rein theoretisch
angelegt ist, untersucht man in der Praxis anhand von
Bewegungsaufträgen, welche Punktzahl der Proband in
Wirklichkeit verdient.
   In der Praxis gibt es 13 Bewegungsmerkmale, die
vom Therapeuten wieder nach Zensurpunkten von 1 - 10
zu beurteilen sind. Bei diesen Items handelt es sich
u.a. um Maßgefühl, Gleichgewicht, Technik und Taktik,
Interesse und dergleichen mehr. Mittels intersubjek-
tiver Messung (3 Therapeuten) wird je Merkmal zwei-
mal eine Note gegeben, und zwar eine für die Handlungsmotorik und eine für die Ausdrucksmotorik. Um eine
Vergleichsmöglichkeit mit der Ausgangssituation (den
oben genannten 28 Punkten) zu erhalten, werden diese
28 Punkte durch 4 geteilt. In unserem Beispiel ergibt
das 7. Diese Zahl 7 wird dann mit 13 multipliziert,
das Ergebnis ist 91.

Diese 91 Punkte der Ausgangssituation werden geteilt durch die in der Praxissituation erzielten Punkte. Sind dies ebenfalls 91, dann läßt diese Formel
einen motorischen Prozentsatz von 1 oder 100 erkennen.
Ebenso wird mit der Ausdrucksmotorik verfahren.

Abhängig von den erzielten Ergebnissen je Faktor wird
eine Bewegungseinteilung vorgenommen:

1. *Motorische Desintegration* (unter 85 Punkte), die drei-
   fach zu unterscheiden ist:
   - völlige Desintegration
   - teilweise Desintegration
   - atypische Desintegration.

2. *Störungen der motorischen Entwicklung.* Die Angaben für
   diese Diagnose erhält man aus der Anamnese der
   Bewegungsentwicklung. Auch hier ist eine dreifache
   Unterteilung üblich:
   - motorisch-organische Mängel oder Fehler
   - Grundsätzliche Abneigung gegen motorische Anstren-
     gung
   - atypische Formen.

3. *Handlungsmotorik normal,* z.B. 100% oder mehr, doch Ausdrucksmotorik mit störenden Merkmalen, z.B. 70%.
   Man hat dabei 27 Merkmale unterschieden. Einige
   davon sind:
   - enthemmt - gehemmt
   - verkrampft und angespannt
   - uninteressiert und unecht
   - schwerfällig und überdosiert usw.
   Kurzum, häufig ist die Bewegungsharmonie gering,
   wenn eine störende Ausdrucksmotorik vorliegt.

4. *Die 100% adäquate Motorik.* Es ist schade, daß beim Be-
   wegungstest dem psychomotorischen Funktionieren der
   eigenen, hic et nunc-Körpererfahrung des Probanden
   in der praktischen Situation zu wenig Aufmerksamkeit geschenkt wird.

Wenn die Arbeitstherapie ein mit der Bewegungstherapie
vergleichbares System entwickeln könnte, würden sich
Möglichkeiten zur Förderung der Koordination mit der
Bewegungstherapie ergeben. Die Ausgangspunkte der Arbeitstherapie würden dadurch klarer werden. Mißverständnisse wären zu vermeiden, weil man die Leistung
des Probanden von einem ähnlichen Ansatz her darstellen könnte.

Mit diesem Beispiel mag ausreichend dargelegt sein,
daß es dringend nötig ist, mit der Erforschung offen-
stehender Fragen der Arbeitstherapie zu beginnen. In

Kapitel 5, Abschnitt 7, wurde bei der Besprechung der
Meßtechniken bereits auf die Bedingungen einer systematischen Meßtechnik hingewiesen.
Aus der Praxis resultierende Fragestellungen sollten Sachverständigen unterschiedlicher Fachbereiche,
z.B. Psychologen, Soziologen, Sozial- und Heilpädago-
gen usw. unterbreitet werden. Es entsteht so ein positives Interesse für die Arbeitstherapie, Forschung
wird in Angriff genommen und vielleicht beschleunigt.

8.1.2 Ausbildung

Die Unklarheit des Berufsbildes wird mitverursacht
durch:
- die Unterschiede in der Ausbildungsrichtung (technische Ausbildung, abgeschlossene oder nicht abgeschlossene Pflegeausbildung, Ausbildung in krea-
  tivem Gestalten usw.).
- den nicht ausreichenden "Mittelbau", d.h. zu wenig
  Absolventen der mittleren Ausbildung "Arbeitstherapie".
- die unterschiedliche Ausbildung der Leiter der Arbeitstherapie in den Anstalten.

Die unterschiedliche Ausbildung ist mitverantwortlich
für die Niveauunterschiede der Arbeitstherapie. In
Anstalten, in denen mehr arbeitstherapeutisch ausgebildete Angestellte zur Verfügung stehen, macht die
Entwicklung raschere Fortschritte als dort, wo man
größtenteils mit unausgebildeten Kräften arbeitet. Das
ist natürlich. Ausgebildete Kräfte können aufgrund
ihres Wissens und ihrer Kenntnisse viel folgerichtiger
aus der Arbeitssituation heraus nachweisen, daß eine
Änderung erforderlich ist, vor allem im Hinblick auf
den Zweck- und Funktionsinhalt der Arbeitstherapie.

In dem Maß, in dem die Zahl der Ausgebildeten zunimmt,
wird ihre Stimme deutlicher zu hören sein, da sie
a) über adäquatere Fachkenntnisse verfügen;
b) zwischen Zweck und Funktion der Arbeitstherapie
   eine größere Kohärenz herstellen können;
c) durch ihre Ausbildung als befähigt angesehen werden
   müssen, in interdisziplinären Verbänden mitzube-
   ten;
d) eine aus dem Behandlungsplan sich ergebende Verhaltensbeeinflussung in einen passenden arbeitstherapeutischen Plan umsetzen können;

e) durch ihre Sachkenntnis imstande sind, die Aufmerksamkeit zielgerichtet auf Probleme in der Arbeitstherapie zu lenken, wodurch sie einen Anstoß zu
wissenschaftlicher Forschung geben können;
f) über ausreichenden Überblick verfügen, um aktiv zu
dieser Forschung beizutragen.

Daß die Stimme des Mittelbaus nicht überall gleich
stark zu hören ist, ist auch eine Folge des Niveauun-
terschiedes bei den Leitern der Arbeitstherapie in den
Anstalten. Die Führungspolitik der meisten Einrichtungen hat sich nur auf Arbeit mit und von Patienten gerichtet, anstatt auf Verhaltensbeeinflussungsprozesse
mittels der Arbeit.
Das hat dazu geführt, daß man, genau wie beim Mittelbau, auch für höhere Positionen Kräfte der unterschiedlichsten Färbungen anstellte.
Einen allgemeingültigen Vorstellungsrahmen gab es
gar nicht. So konnte es geschehen, daß, abhängig von
dem Auftrag, der sich aus der Führungspolitik der Anstalt ergab, und abhängig von der persönlichen Ansicht
über die Auftragsausführung, der Leiter der Arbeitstherapie seine Aufmerksamkeit teils auf das Beschäftigen der Patienten richtete, teils auf die Produktionsmöglichkeiten und Produktionsforderungen.
Nur wenige sind darüber hinausgewachsen und haben
sich bewußt auf Zweck und Funktion von Arbeit als
therapeutischer Möglichkeit besonnen. Diese immer noch
bestehende Situation hat denn auch großen Einfluß auf
die enormen Niveauunterschiede gehabt, die man land-
auf, landab in den Arbeitstherapien antreffen kann.
Die Schaffung eines höheren Ausbildungsweges, der sowohl eine Spezialisierung der Arbeit im Felde zum Ziel
hat als auch Verbesserung der Fachkenntnisse für die
leitenden Angestellten, würde der Entwicklung von Arbeit als Therapie einen wesentlichen Impuls geben können. Ein derartiges Programm liegt auch bereits vor.
Solange sich jedoch in den Köpfen der Anstaltsleiter
nicht der Ansatz einer Forderung nach höheren Qualifikation ihrer Mitarbeiter entwickelt, werden die Aus-
bildungsinstitute für diese höhere Ausbildung keine
Nachfrage finden. Solange auch der bereits ausgebildete
Mittelbau diese Forderung nach einer besseren Qualifikation nicht aufgreift, wird eine bessere Berufsausbildung auf Eis gelegt bleiben. Außerdem sollte man
bedenken, daß letzten Endes die Patienten die eigentlichen Auftraggeber sind und daß sie ein Anrecht auf
eine höchstmögliche Qualifikation des behandelnden
Personals haben. Aus diesem Grunde würde auch die Mit-

sprache von Patienten sowie von Aktionsgruppen ehemaliger Psychiatrie-Patienten einen nicht zu unterschätzenden Beitrag für zu initiierende Entwicklungen leisten. Daß dazu Strukturänderungen in den Anstalten erforderlich sind, wurde bereits dargelegt.

In diesem Zusammenhang noch eine letzte Bemerkung über die von der Kommission Graamans[26] vorgeschlagene Ausbildung für Aktivitätstherapien. Die Kommission geht davon aus, daß Beschäftigungs-, Arbeits-, Kreativitäts- und Bewegungstherapie gemeinsame heil- und sozialpädagogische Grundelemente besitzen. Das ist an sich wohl richtig, die Kommission verbindet damit jedoch die Forderung nach einer allgemeinen Ausbildung in Aktivierungstherapie. Dabei erhebt sich die Frage, inwieweit die fachspezifische Eigenständigkeit dann noch zu ihrem Recht kommen kann. Würde eine derartige gemeinsame Ausbildung nicht die Unklarheit des Berufsbildes vergrößern?

Bei einer allgemeinen dreijährigen Ausbildung in Aktivierungstherapie werden die Einzelfächer nur zum Teil berücksichtigt. Das wird zur Folge haben, daß man von jedem Fach wohl "etwas" weiß, jedoch keineswegs in ausreichendem Maße, um wirklich sachkundig zu sein.

Man kann wohl sagen, daß alle Therapieformen gemeinsame heil- und sozialpädagogische Grundelemente besitzen, doch durch den unterschiedlichen Einsatz der therapeutischen Mittel werden auch unterschiedliche Perspektiven, Einschätzungen und Gewichtungen entstehen. Die fachspezifische pädagogische Anwendbarkeit wird für jedes Fach einzeln ausgearbeitet und eingeübt werden müssen. Es ist unmöglich, dies in drei Jahren in einer allgemeinen Ausbildung zu bewerkstelligen.

Daß man zu Koordination und Integration der Ausbildung gelangen will, ist ein gutes Zeichen, doch braucht dieses Streben keineswegs zur Verschmelzung zu führen. Vielmehr werden Koordination und Integration zur Erhellung der jeweiligen Unterschiede führen und damit die beruflichen Eigenständigkeit manifestieren.

---

26 Inspektor der sozialpädagogischen Ausbildungsgänge beim niederländischen Kultusministerium.

8.1.3 Berufsverbände

Eine große Anzahl ausgebildeter Arbeitsleiter und noch
in Ausbildung Befindlicher haben sich in der Argevo
(Arbeidstherapie in geestelijke volksgezonheidszorg)
zusammengeschlossen.
Ein aktiver Berufsverband kann einen Beitrag zur
Entwicklung der Arbeitstherapie leisten. Er kann unter
anderem durch Organisation von landesweiten Tagungen
z.B. Impulse für die Ausbildung und die Personalpolitik geben und dazu beitragen, bei der Ziel- und Funk-
tionsausrichtung eine landesweite Koordination zu bewerkstelligen.
Der Verband wird sich in Zusammenarbeit mit den Gewerkschaften für eine landesweit einheitliche Tarifre-
gelung für Arbeitstherapeuten einsetzen können und
durch Förderung der Forschung zur Klärung des Berufsbildes beitragen.
In dem Maße, in dem die Mitgliederzahl zunimmt,
wird auch seine Stärke zunehmen. Ein aktiver, sach-
kundiger Beitrag von verschiedensten Seiten eröffnet
große Beeinflussungsmöglichkeiten. Der Verband wird
seine Durchsetzungskraft dadurch vergrößern müssen,
daß er in Fällen, wo mehrere Disziplinen zur Entwir-
rung der Probleme erforderlich sind, von Sachverständigen Gebrauch macht. Intensiver als dies bisher der
Fall war, wird sich der Verband um eine wirksame Ver-
tretung nach außen kümmern müssen.
Daß auch die Argevo den organisierten Patienten
Gehör schenken sollte, bedarf keiner besonderen Erwäh-
nung.

8.2. Gesellschaftliche Einflüsse

Psychisch Kranke und Behinderte und die Art, wie sie
behandelt werden, stehen zunehmend im Blickpunkt der
Öffentlichkeit.
Wir sehen Psychiater und andere Mitarbeiter der
Psychotherapie im Fernsehen; es erscheinen Bücher, es
werden Kongresse abgehalten, über die es dann Publikationen gibt, und eine Anstalt wie St. Bavo in Noord-
wijkerhout bringt den Bericht über die dort verrichtete Forschung (1973) in die Öffentlichkeit. Die vielen
Veröffentlichungen lassen aber erkennen, daß wider-
sprüchliche und unklare Vorstellungen über die er-
wünschte Hilfe für seelisch oder geistig Behinderte
bestehen.

P.J. Jongerius [27] äußert sich zu dieser Schwierig-
keit in Kapitel 5 seines Artikels "Psychiatrie en
publiciteit" (Psychiatrie und Öffentlichkeit) folgendermaßen:
"Da Schwierigkeiten im Zusammenhang mit der Publi-
zität über die Psychiatrie in Wirklichkeit auf Schwierigkeiten in der inneren Kommunikation und auf Rollen-
problematik hinweisen, ... liegt die Lösung für die
Publizitätsproblematik vor allem in einer verbesserten
Klarstellung innerhalb der Psychiatrie selbst, nament-
lich was die Rolle und die Einstellung des Psychiaters
anbelangt, da diese wohl am meisten unklar geworden
ist."

Er erläutert dies wie folgt:
"Die Psychiatrie hat es schwer, weil der Psychiater
es schwer hat mit seiner Rolle, weil die anderen Beschäftigten im Bereich der (Sozial-) Psychiatrie es
schwer haben mit ihrer Rolle, und weil die Öffentlichkeit es mit ihrer Rolle ebenfalls schwer hat. Wenn es
dem Psychiater gelingt, von dem Bewußtsein her zu arbeiten, daß er nicht derjenige ist, der gottgleich,
sachverständig von der Wiege bis zum Grabe, Menschen
nach seinem Bilde zu schaffen hat, sondern daß er mit
seinen spezifischen Möglichkeiten im Dienst des anderen zu stehen hat, der versucht, sich nach seinem eigenen Bild zu entfalten, dann werden wir etwas weiter
sein."
Daß die vorgeschlagenen Veränderungen nicht einseitig zustande gebracht werden können, erklärt
Jongerius danach ganz richtig:
"Wenn es außerdem anderen auf diesem Gebiet Beschäftigten gelingt, in einem wir-Verhältnis mit dem
Psychiater davon abzusehen, die Verantwortung heimlich
doch wieder von sich abzuschieben und den Psychiater
mit Autorität auszustatten, nähern wir uns bereits
einer guten Ausgangsbasis. Und wenn es schließlich
der Öffentlichkeit gelingt, ihre tiefverwurzelte Angst
vor einer Daseinskrise und der sogenannten allmächti-
gen manipulierenden Figur, der man dann in die erbar-
mungslosen Finger fällt, loszuwerden, dann wird die
Psychiatrie zu einem guten Teil aus ihren Schwierigkeiten heraus sein."
Im wesentlichen hält Jongerius damit ein Plädoyer
für die Einführung des "sozialen Modells" in sämtli-
chen Bereichen der allgemeinen und Sozialpsychiatrie.
Ein Modell übrigens, bei dem man davon auszugehen hat,
daß "die Möglichkeit zur Entfaltung eines jeden Menschen bis zu seinen eigenen authentischen Grenzen

27 Maandblad geestelijke volksgezondheid, Oktober 1973.

garantiert werden muß. Dann ergibt sich daraus von
selbst eine Ausgestaltung, aus der z.B. Toleranz,
Achtung vor der Eigenart und der individuellen Beschaffenheit, Glaube an die eigenen Möglichkeiten und
Fähigkeiten, Vertrauen und ähnliche Ausgangspunkte abzuleiten sind."
    In Übereinstimmung mit seinen Überlegungen schlägt
sich auch die Schwachsinnigenfürsorge an die eigene
Brust. Die "Niederländische Gesellschaft zur Erforschung des Schwachsinns" hat am 30. und 31. März 1973
eine Studienkonferenz über die Zielsetzungen in der
Schwachsinnigenfürsorge abgehalten. Aus dem Bericht
von Bob van Zijderveld[28] einige bedeutsame Bemerkungen:
    "Die allgemeine Tendenz geht dahin: von der Abson-
derung der geistig Behinderten wegzukommen und Integration und Normalisierung in größerem Maße zu fördern."
    "Es wird danach gestrebt, den geistig Behinderten
von den allen zugänglichen Einrichtungen, die die Gesellschaft zu bieten hat, so viel wie möglich Gebrauch
machen zu lassen."
    "Wollen wir eigentlich immer noch mehr aus den
geistig Behinderten herauspressen? Sie um jeden Preis
zu einem Verhalten konditionieren, das von den Nicht-
Schwachsinnigen als menschlich beurteilt wird? Oder
haben wir zu entdecken, wie sie am besten in Harmonie
mit uns leben können, ihnen manchmal separierend,
manchmal integrierend, manchmal normalisierend entge-
gentretend, abhängig von Ort, Zeit und Möglichkeiten,
sowohl vom Standpunkt des geistig Behinderten, wie
vom Standpunkt des Gesunden aus gesehen?"
    Andererseits jedoch kommt man nicht an dem vorbei,
was Professor Speyer[29] bereits 1964 feststellte, und
was noch nichts von seiner Gültigkeit verloren hat:
    "Immer noch werden besonders die Imbezillen unter-
schätzt, immer noch glaubt man, sie beschäftigen zu
müssen. Aber gerade durch dieses Beschäftigen bleibt
der Imbezille und der Leichtdebile in seinem Verhalten
eben dieser Imbezille."
    Es wird, mit anderen Worten, beständig danach ge-
trachtet werden müssen, das Leistungsvermögen des Behinderten im Gleichgewicht zu halten, ohne seine psychische Behinderung mit Gewalt zu leugnen.

---

28 Maandblad geestelijke volksgesondheit, Mai 1973
29 A.a.O.

Es ist ferner nicht zu unterschätzen, daß neben den zu Anfang dieses Abschnittes genannten "Professionellen" nun auch Patienten, ehemalige Patienten und Elternvereinigungen selbst zunehmend die Öffentlichkeit suchen. Sie vor allem können wesentlich zur Mentalitätsveränderung beitragen.

Durch die eigene Haltung und Einstellung, die man in der Gesellschaft an den Tag legt, wird man in Zusammenarbeit mit den "Professionellen" danach trachten müssen, die Vorurteile, die dem psychisch gestörten Menschen gegenüber bestehen, zu beseitigen.

Schließlich wird sowohl hinsichtlich der psychisch Kranken, wie auch der geistig Behinderten die Auffassung propagiert und sich durchsetzen müssen, daß sie unsere Mitmenschen sind und daß es deshalb nicht damit getan ist, sie irgendwohin verschwinden zu lassen, um von einer besonders dafür ausgesuchten Bevölkerungsschicht versorgt zu werden.

"Dafür bezahlen wir gern, dann sind wir sie los" ist eine wenig tolerante Einstellung. Sie zeugt aber gleichzeitig von der Abwehr gegen eine Konfrontation mit unbekannten und ungewünschten Aspekten des Menschseins. Proteste der Bevölkerung, wenn diese Konfrontation näher rückt, z.B. durch Errichtung von Heimen und Unterkünften mit familienähnlichem Charakter mitten unter uns, legen Zeugnis von dieser Abwehr ab, mit welchem intellektuellen Mäntelchen sie auch behängt werden mögen. Nicht nur die im Bereich der Psychiatrie und Psychotherapie Beschäftigten, sondern vor allem die Ex-Patienten und soweit möglich die geistig Behinderten selbst oder die Elternvereinigungen werden die Mentalitätsveränderungen zuwege bringen können.

Körperlich Behinderte sind bereits streitbarer geworden. Sie haben unter anderem erreicht, daß bei Neubauten öffentlicher Einrichtungen (Post, Arbeitsamt usw.) keine Drehtüren und Türschwellen mehr eingebaut werden und daß neben den großen Treppen Rollstuhlrampen angelegt werden.

Für geistig Behinderte gibt es jedoch andere Schwellen, die dann auch auf andere Art abgetragen werden müssen. Die Vereinigung von Ex-Patienten, die Stiftung Pandora und die Elternvereinigungen müßten zu dem Zweck eine Public-Relations-Abteilung aufbauen, die gezielte Aufklärung in die Öffentlichkeit bringen kann.

Auch könnten sie durch Aktionsgruppen die Wirksamkeit ihrer Unternehmungen vergrößern. Sich über Zweck

und Mittel völlig im klaren zu sein, ist dabei von
großer Bedeutung, damit die Aktionen nicht das Gegenteil bewirken, nämlich die Verstärkung der vorherrschenden Abwehr.

Zum Schluß dieses Abschnittes einige Bemerkungen
über Arbeit in der Gesellschaft, und den Einfluß, den
sie auf die Arbeitstherapie ausübt.

Es gibt eine Anzahl von Faktoren, die eine Verschiebung im Arbeitsmuster bewirkt haben. Als die für die
Arbeitstherapie wichtigsten sind anzusehen:
- schwere, menschenunwürdige Arbeit wird mehr und
  mehr durch Maschinenarbeit ersetzt;
- einfache und kombinierte Verrichtungen werden von
  Präzisionsapparaten übernommen, so daß dem Menschen
  die Gefahr droht, eine der Maschinen untergeordnete
  Rolle spielen zu müssen;
- durch die höhere Produktivität ist ein hoher Lebensstandard entstanden. Höhere Löhne lassen Arbeits-
  kräfte teurer werden, was weitere Automatisierung
  zur Folge hat, und damit die Anzahl der Arbeitsplätze verringert;
- andererseits ist das Bildungsniveau der Bevölkerung,
  u.a. durch die immer länger werdende Schulpflicht,
  gestiegen. Viele Menschen fühlen sich nunmehr für
  weniger begehrte Arbeiten zu gebildet. Die dadurch
  freiwerdenden Plätze werden heute zu einem guten
  Teil von Gastarbeitern eingenommen;
- die Arbeitszeit ist auf die heutige 40-Stunden-
  Woche heruntergedrückt worden;
- der erhöhte Lebensstandard und mehr Freizeit sorgen
  dafür, daß die Menschen in größerem Maße Besitz erwerben, und damit in Zusammenhang steht auch die
  "do it yourself"-Welle;
- Arbeit wird im Dienst an der Gesellschaft verrichtet und ist noch immer ein Mittel zum Erwerb des
  Lebensunterhalts, auch wenn die Arbeitsteilung
  fortschreitet.

Für die Arbeitstherapie bedeutet diese Entwicklung:
a) Will sie ihrer Zielsetzung, der Wiedererlangung
   der Arbeitsfähigkeit, entsprechen, dann wird sie
   mit der Arbeitsentwicklung in der Gesellschaft
   Schritt halten müssen. Darum muß sie in der Lage
   sein, sinnvolle und in der Gesellschaft vorkommende
   Arbeitsmodalitäten anzubieten.
b) Wenn sie mit den Zukunftsperspektiven Schritt hält,
   wird sie Verrichtungen, die heute noch als Arbeit
   gelten, in Zukunft als Hobby unterrichten müssen.

Mit anderen Worten, handwerkliche Arbeiten werden als "do-it-yourself"-Verfahren zu neuem Leben erwachen müssen und damit die Instandhaltung des persönlichen Eigentums und die Freizeitgestaltung fördern können.

c) Sie wird sich zu vergegenwärtigen haben, daß Arbeit noch immer das beste Mittel ist, der Realität zu begegnen, und daß sie für die Lebenssituation von Behinderten gleichsam emanzipatorische Funktionen übernehmen kann hinsichtlich der Befreiung von Beschränkungen, der Beseitigung von Behinderungen und des Erwerbs von gleichen Rechten.

8.3 Zukünftige Formen der Arbeitstherapie

Welche Zukunft der Arbeitstherapie beschieden sein wird, ist nicht genau vorauszusehen. Als einflußreicher interner Faktor ist vor allem die fortschreitende Professionalisierung des Berufes zu betrachten. Die multidisziplinären Möglichkeiten werden mehr als früher in positiver Ausrichtung angewandt werden müssen. In dem Maße, in dem man anderen Disziplinen mit größerer Sachkenntnis auf gleicher Ebene gegenübertreten kann, werden die anderen Disziplinen auch eher bereit sein, arbeitstherapeutische Gesichtspunkte zu unterstützen.

Wenn beim Funktionieren der verschiedenen Disziplinen die Integration anfängt, Gestalt anzunehmen, und man sich dadurch der gegenseitigen Abhängigkeit aller Beteiligten bewußt, oder wieder mehr bewußt wird, erhält man vielleicht eine breitere Grundlage für Forschung. Eine Sammlung auf nationaler Ebene von dem, was auf dem eigenen Fachgebiet vor sich geht, kann unter anderem durch Publikationen, durch die Verständigung mit anderen Anstalten und durch die Formulierung und Durchsetzung von berufsfördernden Aufgaben vonseiten der Berufsverbände gefördert werden. Kurz: Eine Klarstellung des Berufsbildes wird in starkem Maße von dem Einsatz der in diesem Beruf Beschäftigten selbst abhängen. Das Ausmaß, in dem das Personal seine Kenntnisse und sein Wissen zu propagieren und konkretisieren vermag, wird das zukünftige Funktionsniveau der Arbeitstherapie mitbestimmen.

Man kann sich gegen Enttäuschungen dadurch wappnen, daß man gemeinsam ein Stück gesunder Kollegialität aufbaut. Darunter ist zu verstehen, daß man es lernt,

sich dem anderen gegenüber offen zu halten, so daß
aufbauende Kritik möglich, und vor allem auch gegenseitige Hilfe gegeben wird, um die praktische Ausprägung der eigenen Funktion zu optimalisieren.

Bei einigen externen Faktoren, die die Arbeitstherapie
beeinflussen können, handelt es sich um:
a) eine größere Toleranz der Gesellschaft gegenüber
   dem "anders sein";
b) veränderte Ansichten bezüglich der resozialisierenden Aspekte, die man heute noch mit Freiheitsbe-
   raubung, bzw. Isolierung aus der Gemeinschaft, verbunden sieht.
   Es sollte vor allem für erwachsene und jugendliche
   Delinquenten, aber auch für psychisch Kranke und
   geistig Behinderte nach anderen wirksamen erzie-
   herischen und resozialisierenden Möglichkeiten innerhalb der Gemeinschaft gesucht werden. Die aufge-
   zwungene Isolierung fördert bekanntlich nicht gerade den Gemeinschaftssinn; sie wird als Ablehnung
   durch die Gesellschaft erlebt, und Ablehnung fordert
   nun einmal nicht höheren Einsatz, sondern eher Negativismus heraus;
c) durch die Intensivierung der Behandlungsmöglichkeiten wird ein schnellerer Durchlauf in den Anstalten erreicht. Für die große, ziemlich konstante
   Gruppe der chronischen Patienten sollte man zu einer
   nuancierteren Gestaltung des Verbleibs in der Anstalt kommen. Eine Arbeitstherapie wird umso nöti-
   ger;
d) in dem Maße, in dem die Prävention verbessert wird,
   werden psychische Störungen in früher Jugend
   schneller erkannt und frühzeitiger der Behandlung
   zugänglich gemacht. Dadurch wird die altersmäßige
   Zusammensetzung und infolgedessen die Behandlungs-
   methodik beeinflußt.

Zu welchen Veränderungen und neuen Möglichkeiten für
die Arbeitstherapie wird dies alles führen können?
   Sowohl innerhalb wie außerhalb der Klinik werden
Verlagerungen auftreten.

8.3.1 Innerhalb der Anstalt

In dem Maße, in dem die Toleranz gegenüber dem sog.
Abweichenden in der Gesellschaft zunimmt, werden die
Kriterien für die Einweisung eine Änderung erfahren.
Denn unter dem Einfluß der größeren Toleranz wird die

gesellschaftliche Norm, nach der ein bestimmtes Verhalten für sozialschädlich gehalten wird, sich im Zuge neuer Betrachtungsweisen wandeln. Abweichendes Verhalten wird großzügiger beurteilt und von der Gesellschaft länger hingenommen werden. Die Anzahl der langfristig aus der Gesellschaft abgesonderten Menschen wird dadurch eher ab- als zunehmen. Für psychisch Behinderte gilt, daß im Zusammenhang mit der Forderung nach intensiverer Aufmerksamkeit für die Gruppe der langfristig Isolierten auch die Gestaltung der Arbeitstherapie in stärkerem Maße differenziert betrachtet werden sollte.

Diese nuanciertere Betrachtung sollte sich hauptsächlich beschäftigen mit:
a) dem Finden von klarer zu formulierenden Zielsetzungen für langfristig Verbleibende (Forschung);
b) dem Abstecken von Phasierungen, und zwar für Beschäftigungen mit Arbeitscharakter für diese Patientengruppe;
c) der Intensivierung der begleitenden Betreuung auf einem qualitativ hohen Kontaktniveau (Carkhuff und Berendson).
d) der Zusammenstellung kleinerer Gruppen, so daß je Gruppe zweckmäßiger an der Entwicklung der persönlichen Möglichkeiten und Fähigkeiten des Patienten gearbeitet werden kann. Sowohl die Kontakte mit dem Patienten als auch dessen Arbeitsverhalten dürften somit günstig beeinflußt werden.

Was die geistig Behinderten anbelangt, gilt, daß für die schwersten Formen von Oligophrenie die Notwendigkeit allumfassender Pflege und Versorgung bestehen bleibt. Arbeitstherapie und Selbstbeschäftigungen mit Arbeitscharakter werden für diese pflegebedürftige Gruppe nicht möglich sein.
Für die Gruppe der Schwerimbezillen und Debilen werden sich bei Intensivierung der Integrationspolitik große Möglichkeiten einer gesellschaftlichen Wiedereingliederung ergeben, die sich sowohl auf die Wohn-Unterbringung wie auf die Arbeit (Tagesstätten, beschützende Werkstätten, aber auch normale Betriebe) erstreckt. Für die Arbeitstherapie wird das bedeuten, daß sie sich mehr den Lern- und Entwicklungsfähigkeiten zuzuwenden haben wird. Mit anderen Worten: Der Aspekt der Einübung von Verhaltensmustern, die eine Selbstbehauptung des Patienten innerhalb der Gesellschaft ermöglichen, wird nachdrücklich hervorgehoben werden müssen. Die Betonung wird hauptsächlich auf der

Verhaltensbeeinflussung durch das Mittel Arbeit liegen, für einen wichtigen Teil jedoch auch auf das
obengenannte Ziel: die Optimalisierung der sozialen
Chancen. Zum Zwecke der gesellschaftlichen Integration
dieser Gruppen wird es als arbeitstherapeutische Aufgabe zu betrachten sein, ihnen auf praktische Weise
beizubringen, mit Geld umzugehen, öffentliche Verkehrs-
mittel zu benutzen, auf die Post zu gehen usw.

Das Arbeitstherapiegeschehen wird sich deshalb von
der räumlichen Gebundenheit zu lösen haben, in der es
sich gegenwärtig befindet. Im Interesse der Integration wird auch eine engere Koordination zwischen Be-
schäftigungs-, Spiel-, Entspannungs- und Bewegungstherapie in einem klarer strukturierten Tagesprogramm
zustande kommen müssen.

Augenblicklich wird die Förderung von Lern- und Entwicklungsfähigkeiten innerhalb der Arbeitstherapie
durch folgende Schwierigkeiten gehemmt:

1. Eine Gruppe "besser funktionierender" Patienten
   erfordert einen geringeren Betreuungseinsatz. Vom
   Standpunkt der Entwicklungs- und Integrationsoptik
   aus hätte man sich jedoch das Gegenteil zu überlegen. Denn gerade wenn die Betreuung intensiviert
   würde - z.B. ein Betreuer für fünf statt für fünf-
   zehn Personen - könnte das Integrationsziel vielleicht schneller erreicht werden.
2. Den am schlechtesten Ausgerüsteten werden sehr einfache Verrichtungen angeboten. Diese bestehen entweder aus beziehungslosen Teilaufgaben oder aus
   abstumpfenden Objekten.
   Häufig wird in diesen Fällen zu wenig an Abwechs-
   lung bei den Tätigkeiten gedacht. Man läßt diese
   Patienten zu lange bei derselben Arbeit. Intensivierung der motorischen Entwicklung durch Abwechs-
   lung mit Spielelementen wäre für diese Gruppe sehr
   wichtig.
3. In vielen Einrichtungen für geistig Behinderte wird
   die BAZ-Skala von Crooymans und Sondorp für die Arbeitstherapie verwendet. Leider wird in dieser Skala die Qualität des Verhaltens bzw. der Verrichtungen eher geschätzt als gemessen. Es wird für
   die Gruppe der Oligophrenen an einer genaueren
   Qualitätsbestimmung und einer besseren Aufstellung
   von Schwierigkeitsgraden je Objekt zu arbeiten sein.
   Gleichzeitig wird es möglich sein müssen, genauer
   festzustellen, welches Funktionsniveau auf dem Ar-
   beitsgebiet für einen Patienten möglich ist, wobei
   man vor allem zu berücksichtigen hat, was nach einer sehr langen Lernzeit noch möglich ist.

Indikationen zu spezifischer Tagesprogrammierung
wären dann klarer zu stellen und für eine größere Anzahl von Patienten könnten damit Möglichkeiten zur
Überleitung im Blickfeld erscheinen.
Der Eröffnungsansprache von Staatssekretär J. Mertens anläßlich der Einweihung einer neuen Abteilung
für geistig Behinderte in Amersfoort "De Stapsteen",
abgedruckt im Staatsanzeiger vom 31.1o.1973, entnehmen
wir das Folgende:
"... eine Untersuchung des Dr. Veeger-Institutes
hat vor einigen Jahren aufs neue die Aufmerksamkeit
darauf gelenkt, daß viele in- und ausländische Sachverständige auf medizinischem und sozialem Gebiet und
auch anderer Disziplinen eine weitreichende Bedeutung
damit verbinden, daß Schwachsinnigen Arbeitsmöglichkeiten verschafft werden.
Bei der Erläuterung dieser Bedeutung wurde darauf
hingewiesen, daß man der Gefahr einer Unterschätzung
entgegenzutreten habe, auf die Förderung einer Entwicklung in Richtung einer relativen Selbständigkeit
und eines Erwachsenseins eigener Art, auf die Verringerung von Anpassungsstörungen des Selbstwertsgefühls
bei den Schwachsinnigen und darauf, daß die Aufnahme
in einer Arbeitsgemeinschaft oft die sozialen Chancen
vergrößert und eine vollständige Besserung im gesellschaftlichen und psychischen Funktionieren zustande
bringen kann."
Mertens zufolge ist die quantitative Bedeutung des
Anteils der Arbeitsplätze für geistig Behinderte in
beschützenden Werkstätten nicht gering. Zur Veranschaulichung gibt er an, daß 1966 8.5ooo Oligophrene
eine Stellung in beschützenden Werkstätten hatten.
Ende 1972 war diese Anzahl auf mehr als 13.600 gestiegen. Mehr als 30% davon waren jünger als 25 Jahre,
beinah 30% 25 - 34 Jahre und ungeführ 20% waren 35 -
44 Jahre. Die meisten dieser Arbeitnehmer, etwa 11.000,
fanden eine Aufgabe in der industriellen Produktion
der beschützenden Werkstätten. Ungefähr 2.000 waren
auf dem kulturtechnischen Sektor dieser Werkstätten
tätig, während einige Dutzend Leute eine Beschäftigung
in der Verwaltung hatten.
Nachdrücklich erklärt J. Mertens, daß für die Integration eines geistig Behinderten in das Arbeitsleben
gilt, daß sie nur dann sinnvoll und vorteilhaft ist,
wenn sie seinen Bedürfnissen entspricht und ihm zum
Vorteil gereicht.
Ein erfreuliches Zeichen ist ferner, daß Mertens
auch mit Nachdruck auf die Anwendung der Paragraphen

25 und 26 des niederländischen Gesetzes zur Schaffung
von Arbeitsplätzen in beschützenden Werkstätten hingewiesen hat. Diese Paragraphen haben ergänzende, begleitende Maßnahmen im Verband dieser Werkstätten zum
Ziel.
Daß die Arbeitstherapie in Anstalten für geistig
Behinderte sich stärker auf Anschluß einrichten muß,
damit eine Überleitung reibungsloser vor sich gehen
kann, wird niemand bestreiten.

Sowohl in den psychiatrischen Zentren als auch in den
Anstalten wird die Arbeitstherapie vor eine schwere
Aufgabe gestellt werden, da
a) die arbeitstherapeutische Zielsetzung für die Patienten mit kurzer Verweildauer in einem kürzeren
   Zeitraum erreicht werden muß; dies erfordert einen
   hohen Einsatz bei Patienten und begleitenden Betreuern;
b) die arbeitstherapeutische Zielsetzung für länger
   verbleibende Patienten derart intensiviert werden
   muß, daß mehr Betreuungspersonal für spezifisch
   abgestimmte Zielprogrammierungen eingesetzt werden
   kann.

8.3.2 Außerhalb der Anstalt

Daneben wird der Arbeitstherapie eine Funktion außerhalb der Anstalt zugebilligt werden müssen. Gegenwärtig wird diese Funktion noch kaum erkannt. Es geschieht
regelmäßig, daß ein Patient aus der Anstalt entlassen
wird, ohne Ahnung von der Arbeitstherapie zu haben.
Die Gefahr, daß er rückfällig wird und erneut eingewiesen werden muß, ist besonders groß.
Zu allererst wird die Arbeitstherapie in das Ent-
lassungverfahren einbezogen werden müssen. Außerdem
jedoch sollte ihre Funktion außerhalb der Anstalt in
Form einer wirksamen Nachsorge klarer Gestalt annehmen. Der Vorgang der Überleitung zu einem Arbeitsplatz
innerhalb der Gesellschaft, sei es in einer beschützenden Werkstatt, sei es in einem Betrieb, weist große
Mängel auf. Man hat dabei zu denken an Faktoren wie:
- die Länge des Arbeitstages;
- die Schwere des Arbeitstages;
- die Art der Arbeit, die sich häufig von den Beschäftigungen in der Arbeitstherapie stark unterscheiden;
- den Toleranzunterschied hinsichtlich abweichenden
  Verhaltens.

Um diese Mängel zu verringern, müßte die Nachsorge
gerichtet werden auf:
1. engere Zusammenabeit mit den beschützenden Werkstätten und Betrieben,
2. engere Zusammenarbeit mit den Arbeitsämtern, vor
   allem mit den Sachbearbeitern für die Vermittlung
   von Behinderten,
3. eine unterstützende Begleitung in der neuen Arbeitssituation: eine kurze arbeitstherapeutische Betreuung, getragen von der Arbeitstherapie der Anstalt,
   in welcher der Patient zuletzt gewesen ist.

Was diesen letzteren Punkt angeht, wird der Arbeitstherapeut durch die Beziehung, die er zu dem Patienten
hat, dessen Schwierigkeiten schneller erkennen und
ihm dabei helfen können, wodurch die Grundlage für
Selbstvertrauen gelegt werden kann. Je nach den auftretenden Anpassungsschwierigkeiten könnte eine derartige arbeitstherapeutische Begleitung durch die Anstalt eine Woche bis maximal drei Wochen dauern. Dagegen könnte man einwenden, daß eine solche Betreuung
sehr arbeitsintensiv und somit sehr kostspielig ist.
Wenn damit jedoch das Risiko eines Rückfalles und
folglich einer Wiedereinweisung stark verringert werden könnte, würde man damit der Desintegration des
Patienten vorbeugen und die hohen Kosten einer erneu-
ten Behandlung einsparen.
   Eine experimentelle Phase, während der die Ergebnisse einer derartigen Nachsorge genau geprüft werden,
wäre jedenfalls die Mühe wert.

8.3.3 Prävention

Schließlich hat unseres Erachtens die Arbeitstherapie
in Zukunft eine allgemeine gesellschaftliche Funktion
zu erfüllen: die der Prävention. Da die Gesellschaft
wird lernen müssen, denjenigen unter uns, die "anders"
sind, toleranter gegenüberzutreten, werden psychisch
Kranke und geistig Behinderte in stärkerem Maße mitten
unter uns leben.
   Da jeder von uns ein Recht auf Arbeit hat, werden
wir ihnen auch bei der Arbeit begegnen.
   Die bloße Anerkennung als Mensch unter Menschen
reicht dann nicht aus, um in dieser Gesellschaft bestehen zu können. Mit Sicherheit werden sie effektive
Hilfeleistungen nötig haben, um zu lernen, den Stress
zu verarbeiten und sich zu behaupten. Diese Hilfe
könnte bewerkstelligt werden durch die Einführung der

Arbeitstherapie in den Betrieben. Sie müßte den Betrieben gegenüber jedoch eine unabhängige Stellung
einnehmen. Das würde bedeuten, daß Arbeitstherapeuten
nicht wirtschaftlich an die Betriebe gebunden sein
dürften. Einstellung und Bezahlung könnte z.B. behörd-
licherseits vom Gesundheitsamt vorgenommen werden. Die
Finanzierung des Arbeitstherapieprojektes könnte vielleicht durch die Sozialversicherung erfolgen.
    Es wäre z.B. an eine regionale Kooperation jener
Betriebe zu denken, in denen Arbeitstherapie möglich
ist. Neben der multidisziplinären Zusammenarbeit im
Bereich der psychosozialen Einrichtungen für Vorsorge
und Behandlung müßte die Arbeitstherapie in den Betrieben eng mit dem Personalbüro der Sozialabteilung zu-
sammenarbeiten. Eine Indikation zur Anstellung von
Kräften für die Arbeitstherapie in den Betrieben könnte z.B. darin begründet sein,

1. daß in den Betrieben psychisch Kranke und geistig
   Behinderte tätig sind (es sollte gesetzlich gere-
   gelt werden, daß Betriebe zur Anstellung eines gewissen Prozentsatzes von Behinderten verpflichtet
   sind, höher als das bis heute der Fall ist);
2. daß die Krankenkassen einen hohen Arbeitsausfall
   wegen Krankheiten psychosozialer Art melden;
3. daß anschließend an die Nachsorgebetreuung weitere
   begleitende Maßnahmen nötig sind, um Rückfälle zu
   vermeiden.

Angesichts dieser Indikationen und der oben erwähnten
regionalen Kooperation könnte an einen regionalen am-
bulanten Einsatz von Arbeitstherapeuten gedacht werden. Um zu verhindern, daß der Arbeitstherapeut in
die Rolle eines allroundmans hineingedrängt wird, werden hohe Anforderungen zu stellen sein an:
- die Institutionalisierung der Arbeitstherapie,
- professionelle Arbeitsbetreuung,
- interdisziplinäre Unterstützung.

Es wurde bereits dargelegt, daß es dieser Form der
Arbeitstherapie möglich sein müßte, unabhängig von
wirtschaftlich ausgerichteten Betriebsinteressen vorzugehen.
    Ihre Stellung wird unabhängig sein müssen, da die
Vertrauensgrundlage nicht gestört werden darf. Einerseits wird es dem Angestellten möglich sein müssen,
ohne Angst um die eigene Existenz, ungünstige und
krankmachende Arbeitssituationen anzuprangern. Andererseits muß es die Möglichkeit geben, daß der Therapeut Inhalt und Form seiner Arbeit mit einem Super-
visor oder einem anderen Sachverständigen bespricht.

Bei den externen Faktoren, die die Arbeitstherapie beeinflussen, wurde von einer Funktions-Erweiterung der Anstalten gesprochen.

In diesem Zusammenhang liegt es nun auf der Hand, daß Arbeitstherapie in Betrieben mit in diese Erweiterung einbezogen wird. Die beiden anderen Aspekte, die professionelle Arbeitsbetreuung und die interdisziplinäre Unterstützung, sind damit gesichert.

Regelmäßiges Evaluieren von Ziel, Funktion und Arbeitsweise trägt dazu bei, daß sich der Überblick vergrößert. Außerdem kann man über die Arbeitsbetreuung mit den Entwicklungsmöglichkeiten der Arbeitstherapie konfrontiert werden. Dadurch ergeben sich Prüfungsmöglichkeiten für die eigene Arbeitssituation. Interdisziplinäre Unterstützung ist wünschenswert, um die Hilfeleistung als Ganzes exakt abzustimmen und flexibler verlaufen zu lassen. Sie kann ebenfalls von großem Nutzen sein, wenn es darum geht, die Notwendigkeit von Veränderungen von verschiedenen Seiten zu unterstreichen.

Bleibt uns nur noch zu erklären, daß die damit skizzierte gesellschaftliche Funktion der Arbeitstherapie nur möglich wird, wenn die Gesellschaft bereit sein wird, ihr Streben nach immer mehr Wohlstand zugunsten eines Strebens nach mehr Lebensqualität zurückzustellen. Nur wenn man die fortschreitende Automatisierung einschränken kann, wird der Verlust humaner Arbeitsformen gebremst oder rückgängig gemacht werden können. Damit werden dann auch mehr Arbeitsplätze für "gestörte" und "geistig behinderte" Mitmenschen offen bleiben.

Nachwort: Die Situation der beschäftigungs- und arbeitstherapeutischen Ausbildung in der BRD (von W. Strehse)

I

In der Bundesrepublik Deutschland werden zur Zeit (Januar 1992) an 52 staatlich anerkannten Schulen Beschäftigungs- und Arbeitstherapeuten ausgebildet - an 47 in den alten, 5 in den neuen Bundesländern. 13 weitere Schulen sollen in Planung sein. Da stellen sich Fragen nach Bedarf und Qualität. Aber: Wer definiert den Bedarf? 1988 gab es 36 Schulen, im März 1980 18 Schulen und bis 1975 gar nur 7 im Bundesgebiet einschließlich West-Berlin. Die Ausbildungsstätten nahmen und nehmen jährlich je ca. 20-25 SchülerInnen auf. Die daraus resultierenden Zahlen jährlicher AbsolventInnen deckten - zumindest wohl bis Anfang der 80er Jahre - nur einen *Bruchteil* des Bedarfs infolge jahrelangen Mangels an Examinierten einerseits und der seit 1974 expandierenden Frühförderung, Behandlung und Rehabilitation andererseits.

Zum 1.1.1977 beschloß der Deutsche Bundestag ein bundeseinheitliches Gesetz (s. Anhang 1), das das Berufsbild des Beschäftigungs- und Arbeitstherapeuten (BT/AT) regelt und eine dreijährige Ausbildung festlegt. Vorher gab es zweijährige Kurse plus ein Berufsanerkennungsjahr nach verschiedenen landesrechtlichen Regelungen. Die *Arbeitstherapie* wurde 1977 in das Berufsbild und in die zum Gesetz ergangene Ausbildungs- und Prüfungsordnung des Beschäftigungstherapeuten (s. Anhang 2) einbezogen. Die jetzigen Schulen sind - hinsichtlich ihrer Trägerschaft und vielleicht auch Qualität - heterogener, als es bis 1980 der Fall war. Das Gesetz von 1977 löste - bedingt durch echten Nachholbedarf einerseits und Arbeitsmarktdruck (nötige Umschulungen) andererseits - einen wahren Boom von Schulgründungen aus; manche hatten Bedenken, wohin das führen würde. Waren die Ausbildungsstätten noch bis 1980 überwiegend an Krankenhäuser oder größere Kranken-/Behindertenanstalten angebunden, so findet sich im Schulverzeichnis des Berufsverbands der BT/AT nun eine bunte Vielfalt von Trägern und Unternehmen, die in den Ausbildungs"markt" einsteigen.

Der Bedarf an BT/AT war so groß, weil einmal der Nachholbedarf in diesem sehr interessanten Beruf so stark war (man bedenke, daß bis 1980 nur ca. 350 Examinierte jährlich ins Berufsleben traten), weil es sich traditionell um einen reinen "Frauen"beruf handelte mit Heirats- und Geburten"schwund", und weil zum anderen in den 70er Jahren die Rehabilitation "entdeckt" wurde. Auf dem Dubliner

Kongreß wurden die 70er Jahre zum Jahrzehnt der Rehabilitation erklärt, die Notwendigkeit der Frühförderung, aktivierenden Behandlung und therapeutischen Nachsorge von behinderten Kindern, kranken Erwachsenen, behinderten oder von Behinderung bedrohten Erwachsenen, die Probleme der Langzeitkranken und Frühinvaliden wurden anerkannt und setzten sich sozialpolitisch um. Es sprach sich auch herum, daß im Zusammenhang mit der demographischen Entwicklung und dem medizinischen Fortschritt in allen Industriestaaten die Zahl der Behinderten zunimmt und weiter zunehmen würde.

Die bundesdeutsche Rehabilitationspolitik seit 1970 fand Ausdruck in den zahlreichen Gesetzen von 1974, die Behinderte bzw. die Rehabilitation betrafen, und führte auch zu einer massiven Ausweitung der Stellenpläne im Medizinal-Assistenzbereich - dieses alles machte die Versäumnisse und bisherigen Ausbildungsengpässe drastisch sichtbar. Der Bedarf an BT/AT ließ sich damals - wie heute - nur schätzen, und so war auch 1977 die bundeseinheitliche Regelung des Berufsbilds - obwohl inhaltlich umstritten - doch historisch fällig. Einen weiteren Bewußtseins"schub" hinsichtlich der Probleme Langzeitkranker und Behinderter stellte das für 1981 ausgerufene Internationale Jahr der Behinderten dar.

Im Nachwort der 1. Auflage von 1981 habe ich geschrieben, "10 Jahre ... wird es sicher noch dauern, bis der eklatante Mangel an Fachkräften in diesem wichtigen Rehabilitationsberuf behoben ist." Diese 10 Jahre sind vergangen, und ein Blick in den Stellenanzeigenteil der Fachzeitschriften lehrt, daß der Mangel noch längst nicht behoben ist, und nach der deutschen Einheit ist die Lage völlig unübersichtlich. Zu der Veränderung in der Nachfragestruktur nach BT/AT hat sicher auch die Weiterentwicklung der Arbeitstherapie beigetragen, die ja erst 1977 in das "alte" Berufsbild der Beschäftigungstherapie aufgenommen wurde. Nicht zuletzt die Nachfrage nach diesem Buch und die Notwendigkeit eines *fünften* Neudrucks belegen dies ja hinreichend.

II

Das Berufsbild des Beschäftigungs- und Arbeitstherapeuten läßt sich etwa so umschreiben:

Beschäftigungs- und Arbeitstherapie ist eine Heilmaßnahme auf medizinisch-rehabilitativem Sektor, die geeignet ist, körperliche, seelische und geistige Behinderungen und Krankheiten zu beheben, ihrem Fortschreiten entgegenzuwirken oder verlorengegangene Funktionen zu kompensieren. Sie umfaßt Behandlungen, Übungen und Überprüfungsverfahren bei Patienten aus allen medizinischen Bereichen, insbesondere der

- Pädiatrie
- Psychiatrie
- Neurologie

- Orthopädie
- Unfallchirurgie
- Psychosomatik
- Inneren Medizin
- Onkologie
- Geriatrie
- Gerontopsychiatrie.

In Frühfördereinrichtungen, Tageskliniken, Tagesstätten, Einrichtungen der beruflichen und sozialen Rehabilitation, Sonderschulen, Altentagesstätten, Altenheimen und Werkstätten für Behinderte werden Arbeits-/BeschäftigungstherapeutInnen gebraucht. Seit ca. 10 Jahren können sich BT/AT, die bestimmte Voraussetzungen erfüllen, auch freiberuflich betätigen, d.h. ärztlich verordnete Leistungen mit den Krankenkassen abrechnen. Die Zahl niedergelassener, freiberuflich tätiger KollegInnen nimmt kontinuierlich zu.

In allen Berufsfeldern dienen klar indizierte Behandlungen der Eingliederung oder Wiedereingliederung von körperlich oder seelisch Kranken und Behinderten und von geistig Behinderten in das Berufsleben und in die "Gesellschaft", wie es so schön unbestimmt heißt.

Eingesetzt werden aktivierende Methoden unter Berücksichtigung psychologischer und pädagogischer Gesichtspunkte, wobei eigentlich immer der ganze Mensch, nicht das Symptom, der Schaden oder das Defizit, im Vordergrund stehen. Besonderer Schwerpunkt der Beschäftigungs- und Arbeitstherapie - und damit ihrer Abgrenzung zu anderen medizinischen Berufen - liegt hierbei vor allem

- im therapeutischen Einsatz von Material,
- in der Bezogenheit der angewandten Methoden auf bestimmte Körperfunktionen und Handlungsabläufe,
- in der integrierten Förderung verschiedener Bereiche motorischer, emotionaler und sozialer Fertigkeiten.

Die Behandlung wird aufgrund ärztlicher Diagnose und Verordnung nach einem vom Therapeuten selbständig erstellten Behandlungsplan durchgeführt. Dabei arbeitet der Beschäftigungs- und Arbeitstherapeut eng mit anderen Fachkräften zusammen, die am Behandlungs- und Rehabilitationsprogramm beteiligt sind (Krankenpflegekräfte, Krankengymnasten, Musiktherapeuten, Psychologen, Reha-Berater der Arbeitsverwaltung und der Kostenträger).

Beschäftigungs- und Arbeitstherapeuten sind Angestellte in nichtärztlichen medizinischen Fachberufen oder eben niedergelassene Therapeuten.

III

Die Ausbildung wird nach dem Gesetz über den Beruf des Beschäftigungs- und Arbeitstherapeuten, BeArbThG vom 25.5.1976 (Bundesgesetzblatt 1, S. 1246), sowie der Ausbildungs- und Prüfungsordnung für Beschäftigungs- und Arbeitstherapeuten (BeArbThAPrO vom 23.3.1977, BGBl. 1, Seite 509) durchgeführt. Sie dauert 3 Jahre. Zur weiteren Information verweisen wir auf die Kommentare: "Gesetz über den Beruf des Beschäftigungs- und Arbeitstherapeuten und Ausbildungs- und Prüfungsordnung für Beschäftigungs- und Arbeitstherapeuten" von Karsten Dohm/Wolfgang Raps, erschienen im Rehabilitations-Verlag, Bonn-Bad Godesberg 1977, und "Der Beschäftigungs- und Arbeitstherapeut" von Uwe Göbel/Peter Lichtenberg, Asgard-Verlag, St. Augustin 1977.

Die praktische Ausbildung wird in Abteilungen für Beschäftigungs- und Arbeitstherapie durchgeführt, die sich an Fachkliniken, Sonderschulen für körperbehinderte Kinder oder Rehabilitationszentren befinden. Die praktische Ausbildung erfolgt in enger Zusammenarbeit zwischen den einzelnen Fachkräften (Praktikumsleiter) und der Schule. Das jeweils letzte gültige Verzeichnis der staatlich anerkannten Schulen kann man anfordern beim Berufsverband der Beschäftigungs- und Arbeitstherapeuten in der BRD e.V., Postfach 2208, Mittelweg 8, W-7516 Karlsbad 2.

IV

Was läßt sich abschließend sagen?

- Wer eine gründliche Übersicht über die (west)deutsche Entwicklung bis 1987 sucht, findet diese bei Manfred Marquardt: "Geschichte und Aufgaben des Verbandes der Beschäftigungs- und Arbeitstherapeuten (Ergotherapeuten) e.V." erschienen im Wirtschaftsverlag, Wiesbaden 1988 (inzwischen vergriffen, aber in Bibliotheken zu finden).
- Die Bedeutung des Berufes wird nach meiner Einschätzung weiter zunehmen. Es ist wünschenswert, daß sich die Bundesregierung entschließt, den Begriff Ergotherapie endlich gesetzlich zu verankern. Es ist weiterhin wünschenswert, daß sich viele Menschen entschließen, diesen Beruf zu ergreifen, die demographische Entwicklung macht dies notwendig. Es ist dringend notwendig, daß die Gewerkschaften, der Berufsverband und - in ihrem ureigensten Interesse - auch die Arbeitgeber über gravierende Strukturverbesserungen in der Bezahlung und bei den Aufstiegs-Chancen in diesem Beruf nachdenken. Nicht nur nachdenken, sondern auch tarifpolitisch handeln: In den alten Bundesländern geht die Nachfrage nach Ausbildungsplätzen zurück, ein Großteil der qualifizierten Interessenten/Bewerber scheint in einem anderen Beruf oder im Fachhochschulstudium für sich die sinnvollere Alternative zu sehen. Ich fürchte, daß angesichts der zum Beispiel in der Psychiatrie und Geriatrie expandierenden Aufgabenfelder der Mangel an qualifizierten Kräften weiterhin bestehen bleibt - dies ist in niemandes Interesse.

Es gibt Überlegungen, ob die Ausbildung - wie in zahlreichen anderen Ländern - nicht als Studium an Fachhochschulen angesiedelt werden müßte. Auch dies wirft - neben interessanten Perspektiven - eine Unzahl von tarif- und berufspolitischen Fragen auf. Dieser interessante Beruf bleibt äußerst lebendig, nicht nur Christiane Haerlins anschaulicher Aufsatz: "Neue Aufgaben der Ergotherapie..." in der Fachzeitschrift Beschäftigungstherapie und Rehabilitation vom Januar 1992, Heft 1, 31. Jg., beweist dies.

Anhang 1

Bundesgesetzblatt, Jahrgang 1976, Teil I

Gesetz
über den Beruf des Beschäftigungs- und Arbeitstherapeuten
(Beschäftigungs- und Arbeitstherapeutengesetz - BeArbThG)

Vom 25. Mai 1976

Der Bundestag hat mit Zustimmung des Bundesrates das folgende Gesetz beschlossen:

I. Abschnitt
Die Erlaubnis

§ 1

Wer eine Tätigkeit unter der Berufsbezeichnung "Beschäftigungs- und Arbeitstherapeut" oder "Beschäftigungs- und Arbeitstherapeutin" ausüben will, bedarf der Erlaubnis.

§ 2

(1) Eine Erlaubnis nach § 1 wird erteilt, wenn der Antragsteller
1. nach einer dreijährigen Ausbildung die staatliche Prüfung für Beschäftigungs- und Arbeitstherapeuten bestanden hat.
2. sich nicht eines Verhaltens schuldig gemacht hat, aus dem sich die Unzuverlässigkeit zur Ausübung des Berufs ergibt, und
3. nicht wegen eines körperlichen Gebrechens, wegen Schwäche seiner geistigen oder körperlichen Kräfte oder wegen einer Sucht zur Ausübung des Berufs unfähig oder ungeeignet ist.

(2) Durch eine außerhalb des Geltungsbereiches dieses Gesetz erworbene abgeschlossene Ausbildung wird die Voraussetzung nach Absatz 1 Nr. 1 erfüllt, wenn die Gleichwertigkeit des Ausbildungsstandes anerkannt wird.

§ 3

(1) Die Erlaubnis ist zurückzunehmen, wenn bei ihrer Erteilung die Voraussetzung nach § 2 Abs.1 Nr. 2 nicht vorgelegen hat, die staatliche Prüfung nicht bestanden oder die Ausbildung nach § 2 Abs.2 nicht abgeschlossen war. Die Erlaubnis kann zurückgenommen werden, wenn bei ihrer Erteilung eine der Voraussetzungen nach § 2 Abs.1 Nr. 3 nicht vorgelegen hat.

(2) Die Erlaubnis ist zu widerrufen, wenn nachträglich die Voraussetzung nach § 2 Abs.1 Nr. 2 weggefallen ist.

(3) Die Erlaubnis kann widerrufen werden, wenn nachträglich eine der Voraussetzungen nach § 2 Abs.1 Nr.3 weggefallen ist.

(4) In den Fällen der Absätze 1 und 3 ist der Betroffene vor der Entscheidung zu hören.

§ 4

(1) Die Ausbildung nach diesem Gesetz wird an staatlich anerkannten Schulen für Beschäftigungs- und Arbeitstherapeuten durchgeführt.

(2) Zur Ausbildung wird zugelassen, wer eine abgeschlossene Realschulbildung, eine andere gleichwertige Ausbildung oder eine nach Hauptschulabschluß abgeschlossene Berufausbildung von mindestens zweijähriger Dauer nachweist.

(3) Auf die Dauer der Ausbildung werden angerechnet:
1. Unterbrechungen durch Ferien und
2. Unterbrechungen durch Schwangerschaft, Krankheit oder aus anderen,

vom Auszubildenden nicht zu vertretenden Gründen bis zur Gesamtdauer von zwölf Wochen.

(4) Die zuständige Behörde kann auf Antrag eine andere Ausbildung im Umfange ihrer Gleichwertigkeit auf die Ausbildung für Beschäftigungs- und Arbeitstherapeuten anrechnen, wenn die Durchführung der Ausbildung und die Erreichung des Ausbildungszieles dadurch nicht gefährdet werden. Eine nach bundesgesetzlichen Vorschriften abgeschlossene Ausbildung als Krankengymnast oder eine nach landesrechtlichen Vorschriften abgeschlossene Ausbildung als Erzieher ist mit mindestens einem Jahr anzurechnen.

§ 5

Der Bundesminister für Jugend, Familie und Gesundheit regelt durch Rechtsverordnung mit Zustimmung des Bundesrates in einer Ausbildungs- und Prüfungsordnung für Beschäftigungs- und Arbeitstherapeuten die Mindestanforderung an die Ausbildung, das Nähere über die staatliche Prüfung und die Urkunde für die Erlaubnis nach § 1. In der Rechtsverordnung ist vorzusehen, daß der Auszubildende während der Ausbildung an theoretischem und praktischem Unterricht und an einer praktischen Ausbildung teilzunehmen hat. In der Rechtsverordnung kann vorgesehen werden, daß der Schüler bei der Zulassung zur staatlichen Prüfung eine außerhalb der Ausbildung erworbene, bestimmten Erfordernissen entsprechende Ausbildung in Erster Hilfe nachzuweisen hat.

II. Abschnitt
Zuständigkeiten

§ 6

(1) Die Entscheidung nach § 2 Abs.1 und § 3 Abs. 1 trifft die zuständige Behörde des Landes, in dem der Antragsteller die Prüfung abgelegt hat.

(2) Die Entscheidungen nach § 2 Abs.1 in Verbindung mit § 2 Abs.2 und § 3 Abs.2 und 3 trifft die zuständige Behörde des Landes, in dem der Antragsteller oder der Inhaber der Erlaubnis
1. seinen Wohnsitz hat,
2. wenn die Zuständigkeit nach Nummer 1

nicht gegeben ist, seinen Wohnsitz begründen will, oder
3. wenn eine Zuständigkeit nach Nummer 1 oder 2 nicht gegeben ist, zuletzt seinen Wohnsitz gehabt hat.

(3) Die Entscheidung über die Anrechnung einer Ausbildung nach § 4 Abs.4 trifft die zuständige Behörde des Landes, in dem der Bewerber an einer Ausbildung teilnehmen will.

(4) Die Landesregierung bestimmt die zur Durchführung dieses Gesetzes zuständigen Behörden.

III. Abschnitt
Bußgeldvorschrift

§ 7

(1) Ordnungswidrig handelt, wer ohne Erlaubnis nach § 1 oder § 8 Abs.1 die Berufsbezeichnung "Beschäftigungs- und Arbeitstherapeut" oder "Beschäftigungs- und Arbeitstherapeutin" oder ohne Erlaubnis nach § 8 Abs.2 Satz 1 die Berufsbezeichnung "Beschäftigungs- und Arbeitstherapeut (Ergotherapeut)" oder "Beschäftigungs- und Arbeitstherapeutin (Ergotherapeutin)" führt.

(2) Die Ordnungswidrigkeit kann mit einer Geldbuße bis zu fünftausend Deutsche Mark geahndet werden.

IV. Abschnitt
Übergangsvorschriften

§ 8

(1) Als Erlaubnis im Sinne des § 1 gelten:
1. eine auf Grund der in § 10 bezeichneten Bestimmungen erteilte staatliche Anerkennung als "Beschäftigungstherapeut" oder "Beschäftigungstherapeutin",
2. eine durch ein Prüfungs- und Anerkennungszeugnis der Höheren Fachschule für Beschäftigungs- und Arbeitstherapie (Ergotherapie) der Landeshauptstadt München vor Inkrafttreten dieses Gesetzes oder nach Inkrafttreten dieses Gesetzes auf Grund einer vor seinem Inkrafttreten begonnenen Ausbildung verliehene Anerkennung als "Beschäftigungs- und Arbeitstherapeut (Ergotherapeut)" oder "Beschäftigungs- und Arbeitstherapeutin (Ergotherapeutin)" und

3. eine durch ein Prüfungs- und Anerkennungszeugnis der Städtischen Fachschule für Beschäftigungstherapie in München verliehene Anerkennung als "Beschäftigungstherapeut" oder "Beschäftigungstherapeutin".

(2) Eine in Absatz 1 genannte Anerkennung gilt auch als Erlaubnis, statt der Berufsbezeichung nach § 1 die durch die Anerkennung erworbene Berufsbezeichnung weiterzuführen. § 3 gilt entsprechend.

(3) Eine Ausbildung als "Beschäftigungstherapeut" oder "Beschäftigungstherapeutin", die vor Inkrafttreten dieses Gesetzes auf Grund der in § 10 bezeichneten Bestimmungen begonnen worden ist, wird nach diesen Bestimmungen abgeschlossen. Die Anerkennung wird in diesen Fällen ebenfalls nach diesen Bestimmungen erteilt.

(4) Wer beim Inkrafttreten diese Gesetzes mindestens fünf Jahre in der Beschäftigungs- und Arbeitstherapie tätig war, erhält beim Vorliegen der Voraussetzungen des § 2 Abs.1 Nr. 2 und 3 die Erlaubnis nach § 1, wenn er innerhalb von fünf Jahren nach Inkrafttreten dieses Gesetzes die staatliche Prüfung nach diesem Gesetz ablegt.

V. Abschnitt
Schlußvorschriften

§ 9

Dieses Gesetz gilt nach Maßgabe des § 13 Abs.1 des Dritten Überleitungsgesetzes vom 4. Januar 1952 (Bundesgesetzbl. I S. 1) auch im Land Berlin.

Rechtsverordnungen, die auf Grund dieses Gesetzes erlassen werden, gelten im Land Berlin nach § 14 des Dritten Überleitungsgesetzes.

§ 10

Dieses Gesetz tritt am 1. Januar 1977 in Kraft. Gleichzeitig treten, soweit sich nicht aus § 8 Abs.3 etwas anderes ergibt, außer Kraft:
1. die Allgemeine Anweisung des Senators für Gesundheit und Umweltschutz Berlin über die Ausbildung, staatliche Prüfung und Anerkennung von Beschäftigungstherapeuten vom 9. Juli 1974 (Amtsblatt für Berlin S. 1052),
2. die vorläufigen Vorschriften des Hessischen Ministers für Arbeit, Volkswohlfahrt und Gesundheitswesen über die staatliche Anerkennung von Beschäftigungstherapeuten vom 28. November 1963 (StAnz.·für das Land Hessen, S. 1393) mit Ausnahme des § 4,
3. der Erlaß des Niedersächsischen Sozialministers über die staatliche Anerkennung als Beschäftigungstherapeut und die Errichtung von Lehranstalten für Beschäftigungstherapie vom 24. März 1958 (Nds. MBl S. 299), zuletzt geändert durch den Erlaß des Niedersächsischen Sozialministers vom 22. April 1970 (Nds. MBl. S. 477), mit Ausnahme des § 4, und die Prüfungsordnung für Beschäftigungstherapeuten zu Abschnitt IV § 8 Abs.3 des Erlasses vom 24. März 1958.

Das vorstehende Gesetz wird hiermit verkündet.

Bonn, den 25. Mai 1976

Der Bundespräsident
Scheel

Der Bundeskanzler
Schmidt

Der Bundesminister
für Jugend, Familie und Gesundheit
Katharina Focke

Anhang 2

Ausbildungs- und Prüfungsordnung zum Gesetz über den Beruf des Beschäftigungs- /Arbeitstherapeuten - Auszug - (Bundesgesetzblatt, Jg. 1977, Teil I)

Theoretischer und praktischer Unterricht

	Stunden
1. Berufs-, Gesetzes- und Staatsbürgerkunde	60

   1.1 Gesetz über den Beruf des Beschäftigungs- und Arbeitstherapeuten, Geschichte des Berufs

   1.2 Aufgaben des Beschäftigungs- und Arbeitstherapeuten

   1.3 Gesetzliche Regelungen für die übrigen Berufe des Gesundheitswesens

   1.4 Strafrechtliche und bürgerlich-rechtliche Bestimmungen, die für die Ausübung des Berufes von Bedeutung sind

   1.5 Einführung in die Seuchen- und die Arznei- und Betäubungsmittelgesetzgebung

   1.6 Einführung in das Arbeits- und Sozialrecht einschließlich Rehabilitationsgesetze und Jugendschutzrecht; Unfallverhütungsvorschriften

   1.7 Grundbegriffe der Krankenhausbetriebs- und -verwaltungslehre

   1.8 Das öffentliche Gesundheitswesen und Dokumentation, Statistik und Datenverarbeitung in der Medizin

   1.9 Grundlagen der staatlichen Ordnung in der Bundesrepublik Deutschland

	Stunden
2. Gesundheitslehre und Hygiene	60

   2.1 Die Gesundheit und ihre Wechselbeziehungen

   2.2 Gesundheit und Lebensalter

   2.3 Gesundheitserziehung, Gesundheitsvorsorge, Früherkennung von Krankheiten

   2.4 Allgemeine Hygiene und Umweltschutz

   2.5 Persönliche Hygiene

296

298

Stunden

10.4.2 Arbeiten mit Holz
10.4.3 Arbeiten mit Metallen
10.4.4 Arbeiten mit Ton
10.4.5 Arbeiten mit Papier und Pappe
10.4.6 Arbeiten mit Leder und Rohr
10.4.7 Arbeiten mit Kunststoffen und sonstigem
      Material
10.5 Büroarbeiten

11. Bewegungserziehung, Spiel und musische Gestaltung   100
11.1 Bewegungserziehung
11.2 Darstellungs- und Gesellschaftsspiele
11.3 Musisches Gestalten
11.4 Tanz- und Bewegungsspiele
11.5 Anleitung und technische Hilfsmittel zur
    Freizeitgestaltung
11.6 Gestalten von Festen und Feiern

12. Hilfen zur Bewältigung von Verrichtungen des   80
täglichen Lebens des Kranken oder Behinderten
12.1 Selbsthilfetraining
12.2 Haushaltstraining

13. Fachspezifische Behandlungstechniken, insbesondere   240
in der Chirurgie, Orthopädie, Neurologie, Psychiatrie,
Kinder- und Jugendpsychiatrie, Pädiatrie und Geriatrie,
einschließlich Aufstellen von Behandlungsplänen und Anwenden von Prothesen, Orthesen und anderen Rehabilitationshilfen

14. Sprache und Schrifttum   100
14.1 Vortrag und Diskussion
14.2 Schriftliche Berichterstattung und Dokumentation
14.3 Arbeiten mit deutscher und fremdsprachlicher
    Fachliteratur

15. Grundlagen der Arbeitsmedizin   60
15.1 Arbeitsphysiologie einschließlich Training und
    Trainierbarkeit
15.2 Analyse von Arbeitsplatz- und Berufsbelastung;
    Leistungstests und Checklisten
15.3 Gewerbehygiene und Berufskrankheiten
15.4 Unfallverhütung

16. Einführung in die Arbeitswelt   40
16.1 Arbeitsbereiche
16.2 Arbeitsstätte und Arbeitsplatz

Stunden

16.3 Arbeitszeit, Arbeitsabläufe, Arbeitsentgelt
16.4 Maschinen- und Produktionskunde

17. Grundlagen der Arbeitstherapie   40
   17.1 Bedeutung der Arbeit im Rehabilitationsprozeß
   17.2 Allgemeine Arbeitsfähigkeiten
   17.3 Sozialkommunikativer Arbeitsanteil
   17.4 Instrumenteller Arbeitsanteil

18. Spezielle arbeitstherapeutische Aufgaben   60
   18.1 Organisation der Arbeit nach therapeutischen
        Stufenkonzepten
   18.2 Auftragsgewinnung
   18.3 Terminplanung
   18.4 Milieugestaltung in der Arbeitstherapie
   18.5 Leistungserfassung und Bezahlung
   18.6 Fragen der Berufsfindung
   18.7 Zusammenarbeit mit anderen Fachkräften inner-
        halb und außerhalb der Einrichtung

Insgesamt   2360

(Zusätzlich 1860 Stunden praktische Ausbildung in
4 klinischen Bereichen. Mindestens 4220 Stunden in
3 Jahren)

Anhang 3

Verband der Beschäftigungs- und Arbeits-
therapeuten (Ergotherapeuten) e.V.

Schriften zur ARBEITSTHERAPIE

sind zu beziehen über den Fachkreis Arbeitstherapie C. Haerlin, Schöne Aussicht 1a, 5000 Köln 90.

Bitte fordern Sie ein Inhaltsverzeichnis und eine Bestelliste an!

Stichworte aus dem Inhalt der Schriften:

I. Allgemeine Arbeitstherapie

- Was hat Arbeit mit Therapie zu tun
- Integration und Begrenzung zwischen BT und AT
- Konzept eines Curriculums zur AT
- AT im Landeskrankenhaus
- Wissenschaftliche Grundlagen der AT

II. Praktische Arbeitstherapie

- Dokumentationsmaterialien einer Reha-Einrichtung mit AT
- Arbeitshilfe zur Diagnostik von Rehabilitationsnotwendigkeiten
- Projektberichte zu arbeitstherapeutischen Aktivitäten im Beruflichen Trainingszentrum Wiesloch
- Anleitung zur Anwendung von Arbeitstherapie-Bögen

III. Allgemeine Rehabilitation

- Sozialisation, Kompetenz und Rolle bei psychisch Behinderten
- Schritte der beruflichen Rehabilitation am Beispiel England
- Definition und grundsätzliche Erläuterungen zur Rehabilitation psychisch Kranker
- Finanzierungsprobleme
- Beschreibung von Reha-Einrichtungen in der BRD
- Rehabilitationshilfen für psychisch Behinderte in Betrieben

IV. Umgang mit psychisch Kranken

- Wege zur Selbsthilfe

V. Literaturliste 1983

Literaturverzeichnis

BALLY, G.: De psychoanalyse van Sigmund Freud, Aula 132, 1961
BANNING, Prof.Dr.W.: Sociale ethiek, Service, Wassenaar.
BEECH, G.: Gedragstherapie, Aula, 1969.
BEEK, Dr.H.H.: De geestesgestoorden in de Middeleeuwen,
    Haarlem, 1969.
BEUGEN, M. VAN: Sociale technologie (en het instrumentele aspect
    van agogische actie), Van Gorcum, Assen, 1969.
BERG, Prof.Dr.J.H. VAN DER: Medische macht en medische ethiek,
    Callenbach N.V., Nijkerk.
BIERENBROODSPOT. P.: De therapeutische gemeenschap en het tradi-
    tionale psychiatrische ziekenhuis, Boom, Meppel, 1969.
BOEKESTIJN: Openbare les, 1963.
BUBER, M.: IK en GIJ, Bijleveld, 1966
CARKHUFF, ROBERT R. en BERENDSON, BERNHARD G.: Beyond couseling
    and therapy, Holt Rinehart and Winston Inc., 1970.
CARTWRIGHT, D. en ZANDER, A.: Group Dynamics, Research and
    Theory, 3e druk 1970, Tavistock publications.
C.B.S.: Statistisch zakboek 1973.
CLADDER, J.M.: Gedragstherapie bij kinderen, Swets en Zeitlinger,
    Amsterdam, 1971.
COHEN, A.K.: Sociologie van het afwijkend gedrag, Prisma -
    compendia, 1966.
COHEN, DRS. H.: Gedragsmanipulatie als aanpassing aan de samen-
    leving, St. Bio-wetenschappen en maatschappij, Utrecht.
CRUICKSHANK, W.: Buitenbeentjes, Lemniscaat, Rotterdam, 1967.
DELFGAAUW, DR. B.: De jonge Marx, Wereldvenster, 1962.
DIJKHUIS, J.H.: Het beoordelen in de psychologie, Bijleveld.
GELDER, E. VAN: Nederlandse munten, Aula, 213.
GROOT, A.B.DE: Methodologie, Mouton.
HARLFINGER, H.: Arbeit als Mittel psychiatrischer Therapie,
    Stuttgart 1968.
HART DE RUYTER, TH.: Inleiding tot de kinderpsychologie,
    Wolter/Noordhoff, Groningen, 1964.
HARTLEY, E.L. and HARTLEY, R.E.: Fundamentals of social psycho-
    logy, Alfred A. Knopf Inc. U.S.A. 1952.
KRECH, CRUTCHFIELD and BALLACHY: Individual in society, Mc.
    Graw-Hill Book Company, New York

304

KUIPER, PROF. DR. P.C.: Inleiding tot moderne psychiatrische
   denkwijzen, Bijleveld, 1967
LAING, R.D.: Het verdeelde zelf (een existentiële studie in
   gezondheid en waanzin), Boom, Meppel, 1960
LAING, R.D. en ESTERSON, A.: Gezin en waanzin, Boom, Meppel, 1964
LEO XIII, PAUS: Encycliek Rerum Novarum, 1891
LEWIN, K.: Resolving social conflicts, Harper and Brothers,
   New York
LOO, Dr. K.J.M. VAN DER: Bezigheidstherapie, De Toots, Heemstede.
MC, GREGOR, D.M.: De menseljke kant van het ondernemen,
   N. Samsom N.V.
MILIKOWSKI, DR. H.PH.: Lof der onaangepastheid, Van Loghum
   Slaterus, 1971.
MOOR, DR. W. DE en ORLEMANS, DR. J.W.G.: Inleiding tot de
   gedragstherapie, Van Loghum Slaterus, 1972
MORRIS, D.: De naakte aap. A.W. Bruna & Zn., 1968.
NOVEM: Wereld in wording, deel 3, 1959.
PHILIPS, H.U.: Essentials of social groupwork skill, Association
   Press, 1962.
POTHORN, H.: Aap en mens in de evolutie, Zomer en Keuing, 1970.
SCHUT, J.: Van dolhuys tot psychiatrisch centrum, De Toorts, 1970.
SCHUT, J.: Psychiatrische arbeidstherapie, De Toorts, Haarlem.
ROGERS, C. en LINGET, M.: Psychotherapie en menselijke
   verhoudingen, Spectrum 1960.
ROGERS, C.: Individueel (over encountergroepen), Alpha, 1970.
ROSCAM ABBING, DR. P.J.: Toegenomen verantwoordelijkheid,
   Callenbach, Nijkerk, 1972.
SCHEFF, TH.J.: De psychisch gestoorde en zijn milieu, Aula 416,
   1966.
SOCIALISTISCH ONDERWIJS FRONT: Marx voor scholieren.
SPANJE, M.J.A. VAN: Kind en pleeggezin, Van Loghum Slaterus,
   Deventer, 1968.
SPANJE, M.J.A. VAN: Het kind in de inrichting, Van Loghum
   Slaterus, Deventer, 1971.
SPURGEON ENGLISCH, O. and PEARSON, GERALD H.J.: Ontwikkeling
   en problematiek van het gevoelsleven, Van Loghum Slaterus,
   1956.
VERBERNE, PROF. DR. L.G.J.: Geschiedenis van Nederland in de
   jaren 1850-1925, Prisma 275 en 276, 1957.
VERBERNE, PROF. DR. L.G.J.: De Nederlandse arbeidersbeweging
   in de negentiende eeuw, Aula 23, 1959.
WILSON, C.: Van Freud naar Maslow, Lemniscaat, Rotterdam 1973.

Namenverzeichnis

Sachverzeichnis

308

EDITION SOZIAL

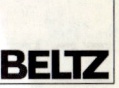

Karlheinz A. Geißler
Marianne Hege

KONZEPTE
SOZIALPÄDAGOGISCHEN
HANDELNS

Ein Leitfaden
für soziale Berufe

EDITION SOZIAL · BELTZ

Karlheinz A. Geißler
Marianne Hege

Konzepte sozialpädagogischen Handelns

Ein Leitfaden für soziale Berufe.
5. Auflage 1991. 259 Seiten.
Broschiert. DM 32,–
ISBN 3-407-55715-9

Eine anschauliche und kritische Einführung in die in der Praxis sozialer Arbeit verbreitetsten Gesprächs- und Beratungskonzepte. Vorgestellt werden: psychoanalytische, klientenzentrierte, kommunikationstheoretische, gruppendynamische und gruppenpädagogische Konzepte, Methoden und Verfahren.

»Geißler/Hege kommt das Verdienst zu, die meisten in der Gesprächsführung nützlichen therapeutischen Vorschläge für Sozialarbeiter und Sozialpädagogen in einem handlichen Buch zusammengefaßt und in ihren Grundzügen erklärt zu haben.«
C. Wolfgang Müller: Wie Helfen zum Beruf wurde, Bd.2

»Es verhilft zu einer Orientierung in einer oft unübersichtlich gewordenen Diskussion.«
Dieter Oelschlägel im Rundbrief, Verband für sozial-kulturelle Arbeit

Preisänderung vorbehalten

Beltz Verlag · Postfach 10 01 54 · 6940 Weinheim

B_73

EDITION SOZIAL

BELTZ

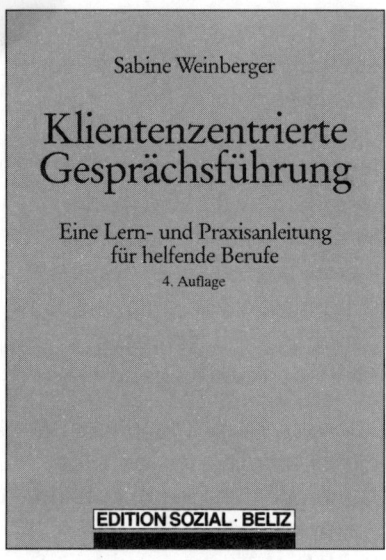

Sabine Weinberger

Klientenzentrierte Gesprächsführung

Eine Lern- und Praxisanleitung
für helfende Berufe.
4. Auflage 1990.
258 Seiten. Broschiert. DM 34,–
ISBN 3-407-55716-7

Ein einführendes Lehrbuch für den Umgang mit den Klienten in der psychosozialen Praxis.

»Sabine Weinbergers Lehrbuch hat in der jetzt vorliegenden Auflage kaum noch etwas mit den vorherigen Fassungen zu tun, und das hat ihrem Werk in der Tat ein optimales Profil verliehen. Die ersten ca. einhundert Seiten widmen sich der Darstellung des klientenzentrierten Konzeptes, eine Aufarbeitung, die ich selten so komprimiert, allgemeinverständlich, mit nachvollziehbaren Praxisbeispielen durchsetzt und durch sinnvolle Übungen und Aufgaben angereichert vorgefunden habe. Junior-Berater werden schwerlich eine bessere Einführung in diesen Ansatz finden.«
Michael Behr,
Zeitschrift der Gesellschaft
für wissenschaftliche
Gesprächspsychotherapie

Preisänderung vorbehalten

Beltz Verlag · Postfach 10 01 54 · 6940 Weinheim

B_82